U0358681

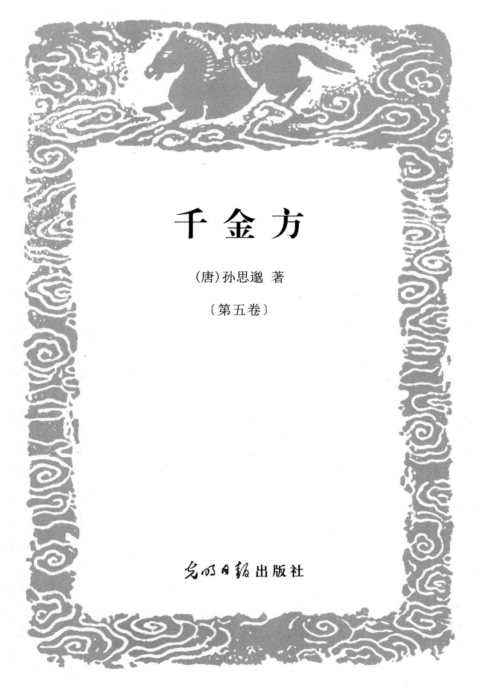

千金方

（唐）孙思邈 著

〔第五卷〕

光明日报出版社

唐本退

二十味

熏草 味甘，平，无毒。主明且，止泪，疗泄精。去臭恶气，伤寒头痛，上气腰痛。一名蕙草。生下湿地，三月采，阴干，脱节者良。

姑活 味甘，温，无毒。主大风邪气，湿痹寒痛。久服轻身，益寿耐老。一名冬葵子。生河东。

别羁 味苦，微温，无毒。主风寒湿痹，身重，四肢疼酸。寒邪历节痛。一名别枝，一名别骑，一名鳖羁。生蓝田川谷，二月八月采。

牡蒿 味苦，温，无毒。主充肌肤，益气，令人暴肥。不可久服，血脉满盛。生田野，五月八月采。

石下长卿 味咸，平，有毒。主鬼疰精物，邪恶气，杀百精益毒，老魅注易，亡走啼哭，悲伤恍惚。一名徐长卿。生陇西池泽山谷。

麋舌 味辛，微温，无毒。主霍乱，腹痛，吐逆，心烦。生水中，五月采。

练石草 味苦，寒，无毒。主五癃，破石淋，膀胱中结气。利水道小便。生南阳川泽。

弋共 味苦，寒，无毒。主惊气，伤寒，腹痛，羸瘦，皮中有邪气，手足寒。无色，生益州山谷。

蕈草 味咸，平，无毒。主养心气，除心温温辛痛，浸淫身热。可作盐花。生淮南平泽，七月采。

五色符 味苦，微温。主咳逆，五脏邪气，调中益气，明目，杀虫，青符白符赤符黑符黄符，各随色补其脏。白符，一名女木。生巴郡山谷。

襄草 味甘苦，寒，无毒。主温疟寒热，酸嘶邪气，辟不祥。生淮南山谷。

翘根 味甘，寒，平，有小毒。主下热气，益阴精，令人面悦好，明目。久服轻身耐老。以作蒸饮酒病人，生嵩高平泽，二月八月采。

鼠姑 味苦，平，寒，无毒。主咳逆上气，寒热鼠瘘，恶疮邪气。一名赊。生丹水。

船虹 味酸，无毒。主下气，止烦满。可作浴汤。药色黄，生蜀郡，立秋取。

屈草 味苦，微寒，无毒。主胸胁下痛，邪气，肠间寒热，阴痹。久服轻身，益气耐老，生汉中川泽，五月采。

赤赫 味苦，寒，有毒。主痂疡，恶败疮，除三虫邪气。生益州川谷，二月八月采。

淮木 味苦，平，无毒。主久咳上气，伤中虚赢，补中益气，女子阴蚀漏下，赤白沃。一名百岁城中木，生晋阳平泽。

占斯 味苦，温，无毒。主邪气湿痹，寒热疝疮，除水坚血癥，月闭无子，小儿躄不能行，诸恶疮痈肿，止腹痛，令女人有子。一名炭皮。生泰山山谷，采无时。

婴桃 味辛，平，无毒。主止泄肠澼，除热调中，益脾气，令人好色，美志。一名牛桃，一名英豆。实大如麦。多毛，四月采，阴干。

鸩鸟毛 有大毒，入五脏烂，杀人。其口，主杀蝮蛇毒，一名鸩日，生南海。

千金翼方卷第五　妇人一

论曰：妇人之病难疗，比之丈夫十倍费功。所以古人别立妇人之方焉。是以今方具在四卷，一卷泛疗妇人，三卷专论产后。好学者宜细意用心观之。乃得睹其深趣耳。

妇人求子第一

论一首　方七首

论曰：夫人求子者，服药须有次第，不得不知。其次第者，男服七子散，女服荡胞汤，及坐药，并服紫石门冬丸，则无不得效矣。不知此者，得力鲜焉。

七子散 主丈夫风虚，目暗，精气衰少，无子，补不足。方：

牡荆子 五味子 菟丝子 车前子 薪蓂子 石斛 薯蓣 干地黄 杜仲去皮，炙 鹿茸炙 远志各二两 附子炮，去皮 蛇床子 芎䓖各一两半 山茱萸 天雄炮，去皮 人参 茯苓 黄耆 牛膝各五分 桂心二两半 巴戟天三两 肉苁蓉七分 钟乳二两，无亦得

右二十四味，捣筛为散。酒服方寸匕，日二，不知，加至二匕，以知为度。忌生冷醋滑猪鸡鱼蒜油面，不能酒者，蜜和丸服亦佳。一方加覆盆子二两，行房法一依《素女经》，女人月信断一日为男，二日为女，三日为男，四日为女，以外无子，每日午时夜半后行事，生子吉，余时生子不吉。

荡胞汤 主妇人断绪二三十年，及生来无子并数数失子，服此皆有子长命无病。方：

朴消 桃仁去皮尖、两仁者，熬 茯苓 牡丹皮 大黄各三两 人参 桂心 芍药 厚朴炙 细辛 牛膝 当归 橘皮各二两 附子一两半，炮，去皮 虻虫去翅足，熬 水蛭各六十枚，熬

右一十六味，㕮咀，以酒五升，水六升，合渍一宿，煮取三升。分四服，日三，夜一服，每服相去三时辰，少时更服如常。覆被少取汗，汗不出，冬月著火笼。必下积血及冷赤脓如赤小豆汁，本为妇人子宫内有此恶物令然，或天阴脐下痛，或月水不调，为有冷血不受胎。若斟酌下尽，气力弱，大困，不堪更服，亦一日二三服即止；如大闷不堪，可食醋饭冷浆，一口即止，然恐去恶物不尽，不大得药力，若能忍服尽大好，一日后仍著导药。《千金》更有桔梗、甘草各二两。

坐导药方：

皂荚一两，炙，去皮子　五味子　干姜　细辛各三两　葶苈子熬　苦瓠各三分，《千金》作山茱萸　矾石烧半日　大黄　戎盐　蜀椒汗　当归各二两

右一十一味，捣筛，纳轻绢袋子中，如指许大，长三寸，盛药令满，纳子门中。坐卧任意，勿行走急，小便时即去之，仍易新者。一日当下青黄冷汁，汁尽止，即可幸御，自有子。若未见病出，亦可至十日安之。《千金》无葶苈，一本又有砒霜三分。著药后一日，乃服紫石天门冬丸。

紫石天门冬丸：

紫石英七日研之　乌头炮，去皮　天门冬各三两，去心　乌贼鱼骨　牛膝各一两半　人参　牡丹皮　桑寄生　干姜　细辛　厚朴炙　食茱萸　续断各五分　薯蓣一两半　柏子仁一两　牡荆子《千金》作牡蒙　禹余粮　紫葳　石斛　辛夷心　卷柏　当归　芎䓖　桂心　干地黄　甘草炙，各二两

右二十六味捣筛为末，炼蜜和丸如梧桐子，酒服十丸，日三，稍加至三十丸，慎如药法。

白薇丸　主久无子或断绪，上热下冷，百病皆疗。方：

白薇　车前子各三分　泽兰　太一余粮　赤石脂　细辛　人参　桃仁去皮尖，熬　覆盆子　麦门冬去心　白芷各一两半　紫石英　石膏研　藁本　䕡茹子　卷柏各五分　蒲黄　桂心各二两半　当归　芎䓖　蛇床子各一两　干姜　蜀椒汗　干地黄各三两　茯苓　远志去心　白龙骨各二两　橘皮半两

右二十八味，捣筛为末，炼蜜和丸如梧桐子。酒服十五丸，日再，增至四十丸，以知为度，亦可增至五十丸。慎猪鸡蒜生冷醋滑驴马等肉，觉有娠则止。秘之，勿妄传也。

庆云散 主丈夫阳气不足，不能施化，施化无成。方：

覆盆子 五味子各二升 菟丝子一升 白术熬令色变 石斛各三两 天雄一两，炮，去皮 天门冬九两，去心 紫石英二两 桑寄生四两

右九味，捣筛为散。先食酒服方寸匕，日三。素不耐冷者，去寄生，加细辛四两；阳气不少而无子者，去石斛，加槟榔十五枚，良。

承泽丸 主妇人下焦三十六疾，不孕绝产。方：

梅核仁 辛夷各一升 葛上亭长七枚 泽兰子五合 溲疏 藁本各一两

右六味，捣筛为末，炼蜜和丸如大豆。先食酒服二丸，日三，不知，稍增之。若腹中无积坚者，去亭长，加通草一两；恶甘者，和药先以苦酒搜散，乃纳少蜜，和为丸。

妇人积聚第二

方一十三首

牡蒙丸 主男子疝瘕，女子血瘕，心腹坚，积聚，乳余疾，小腹坚满贯脐痛，热中，腰背痛，小便不利，大便难，不下食，有伏蛊胪胀肿，久寒热，胃管有邪气。方：

牡蒙 苁蓉 乌喙炮去皮 石膏研 藜芦各三分 巴豆六十枚，去心皮，熬 干姜桂心各二两 半夏五分，洗

右九味，捣筛为末，别捣巴豆如膏，合诸药，令调和，捣至熟。以饮服如小豆二丸，日三。如不相得，入少蜜。

乌头丸 主心腹积聚，膈中气闷胀满，疝瘕，内伤瘀血，产乳众病及诸不足。方：

乌头炮去皮 巴豆去心皮，熬，各半两 人参 硝石各一两 大黄二两 戎盐一两半苦参 黄芩 蟅虫熬 半夏洗 桂心各三分

右一十一味，捣筛为末，纳蜜、青牛胆汁拌和，捣三千杵，丸如梧桐子大。宿不食，酒服五丸。卧须臾当下，黄者心腹积也；青如粥汁者，膈上邪气也；下崩血如腐肉者，内伤也；赤如血者，乳余疾也；如蛊刺者，虫也。下已必渴，渴饮粥，饥食酥糜，三日后当温食，食必肥浓，四十日

平复。

干姜丸 治妇人瘕结，胁肋下疾：

干姜一两半 芎藭 芍药各二两 前胡熬 干地黄熬 桃仁熬，去皮尖、两仁者 茯苓各一两 人参 当归各三两 杏仁熬，去皮尖，两仁者 朴硝 蜀椒汗 蛴螬熬 䗪虫熬 虻虫去翅足，熬 水蛭各一合，熬

右一十六味，捣筛为末，炼蜜和丸如梧桐子。未食以饮服三丸，可增至十丸。《千金》用大黄柴胡各二两，无前胡地黄。

生地黄丸 主妇人脐下结坚，大如杯升，月经不通，发热往来，下痢羸瘦，此为气瘕也。若生肉癥不可瘥，未生癥者可疗。方：

生地黄三十斤，捣绞取汁 干漆一斤，熬，捣筛为末

右二味，相和，微火煎，令可丸，药成，丸如梧桐子大，食后以酒服五丸。《千金》云：服三丸，《集验方》至七八丸止。

辽东都尉所上丸 主脐下坚癖，无所不疗。

恒山 巴豆去心皮，熬 大黄各一分 天雄二枚，大者炮 藋芦一两半，一方二两 干姜 人参 苦参 丹参 沙参 玄参 细辛 白薇各三分 龙胆 牡蒙各一两 芍药 附子炮去皮 狼牙 牛膝 茯苓各五分

右二十味，捣筛为末，炼蜜和丸。宿勿食，酒服五丸，日三。主大羸瘦而黄，月水不调，当十五日服之，下长虫，或下种种病，出二十五日，腹中所苦悉愈，肌肤充盛，五十日万病除矣，断绪者，皆有子也。

五京丸 主妇人腹中积聚，九痛七害，久寒腰中冷引小腹，害食苦下，或热痢，得冷便下。方：

干姜三两 黄芩一两 吴茱萸一升 附子炮，去皮 狼毒 当归 牡蛎各二两，熬

右七味，捣筛为末，炼蜜和丸如梧桐子大。酒日服五丸，加至十丸。此出京氏五君，故名五京丸。久患冷，当服之。

鸡鸣紫丸 主妇人腹中癥瘕积聚。

大黄二两 前胡 人参各四两 皂荚炙，去皮子 藜芦 巴豆去皮心，熬 礜石炼 乌喙炮，去皮，各半两 代赭五分 阿胶一两半，炙 桂心一分 杏仁去皮尖，熬 干姜 甘草各三分

右一十四味，捣筛为末，炼蜜和丸。鸡鸣时饮服一丸，如梧桐子，日

益一丸，至五丸止，仍从一丸起。下白者风也，赤者癥瘕也，青者疝也，黄者心腹病也，如白泔烂腐者水也。

炭皮丸 主妇人忧恚，心下支满，膈气腹热，月经不利，血气上抢心，欲呕不可眠，懈怠不勤。方：

炭皮 芎藭各一分 桂心 干姜 干漆熬 白术各一分半 蜀椒汗 黄芩 芍药 土瓜根 大黄炙 令烟出 虻虫各半两，去翅足，熬

右一十二味，捣筛为末，炼蜜和丸如梧桐子。饮服五丸，日三，不知稍增之。

七气丸 主妇人劳气、食气、胸满气、吐逆大下气，其病短气，胸胁满气结痛，小便赤黄，头重。方：

葶苈子熬 半夏各一两，洗 大黄 玄参 人参 苦参 麦门冬去心 黄芩 干姜 芎藭 远志去心，各一两半 硝石一两 瞿麦一两半

右一十三味，捣筛为末，炼蜜和丸如梧桐子。以酒服六丸，日一服，亦理呕逆，破积聚。

半夏汤 主妇人胸满心下坚，咽中贴贴，如有炙脔，咽之不下，吐之不出。方：

半夏一升，洗 生姜五两 茯苓 厚朴各四两

右四味，㕮咀，以水六升，煮取三升，分三服。《千金》有苏叶二两。

厚朴汤 主妇人下焦劳冷，膀胱肾气损弱，白汁与小便俱出。

厚朴如手大长四寸，去皮炙，削，以酒五升煮两沸，去滓，取桂心一尺绢筛，纳汁中调和。宿勿食，晓顿服之。

温经汤 主妇人小腹痛。方：

茯苓六两 芍药 土瓜根各三两 薏苡仁半升

右四味，㕮咀，以酒三升，渍一宿，晓加三升，水煎取二升，分再服之。

大补内黄耆汤 主妇人七伤，骨髓疼，小腹急满，面目黄黑，不能食饮，并诸虚不足，少气心悸不安。方：

黄耆 半夏各三两，洗 大枣三十枚 干地黄 桂心 人参 茯苓 远志去心 芍药 泽泻 五味子 麦门冬去心 白术 甘草各二两，炙 干姜四两

右一十六味，㕮咀，以水一斗半，煮取二升，一服五合，日三。

妇人乳疾第三

方六首

治乳坚方：

当归 芍药 黄耆 蒺藜子 鸡骨 附子炮，去皮 枳实各二两，炙 桂心三两 人参 薏苡仁各一两

右一十味，捣筛为散，酒服方寸匕，日三服。

治乳痈始作方：

大黄 楝实 芍药 马蹄炙

右四味，等分，捣筛为散。酒服方寸匕，取汗出瘥。《广济》云：治乳痈大坚硬，赤紫色，衣不得近，痛不可忍，经宿乃消。

排脓散 主乳痈。方：

铁粉 细辛 芎䓖 人参 防风 干姜 黄芩 桂心 芍药 苁蓉各一两 当归 甘草炙，各五分

右一十二味，捣筛为散。酒服方寸匕，日三夜一服，加至一匕半，服十日。脓血出多，勿怪，是恶物除。

生鱼薄乳痈方：

生鲫鱼长五寸 伏龙肝 大黄 莽草各六两

右四味，别捣鱼如膏，下筛，三物更捣令调，以生地黄汁和如粥，敷肿上，日五六，夜二三。

治乳痈，初有异则行此汤，并将丸补之即愈。方：

麦门冬一升，去心 黄芩 黄耆 芍药 茯苓 甘草炙 通草各二两 桑寄生 防风 人参各三两 糖八两 大枣十枚

右一十二味，㕮咀，以水一斗，煮取三升，去滓，纳糖，分四服。

次服天门冬丸：

天门冬五两，去心 通草 黄耆 防风 干地黄 桑寄生 人参各二两 羌活三两 大黄二两半 白芷一两半 升麻一两半 泽兰 茯神 天雄炮，去皮 黄芩 枳实炙 五

味子各一两

右一十七味，捣筛为末，炼蜜和丸，酒服二十丸，日二，加至三十丸。

妇人杂病第四

方一十三首

治妇人断产方：

故蚕子布一尺，烧一味，末，酒下，终身不复怀孕也。

治妇人无故尿血方：

龙骨五两

右一味，捣筛为散。酒服方寸匕，空腹服，日三，久者二十服愈。

又方：

鹿角屑 大豆黄卷 桂心各一两

右三味。捣筛为散，空腹酒服方寸匕，日三服。

又方

船故茹为散。酒服方寸匕，日三服，亦主遗尿。

治妇人遗尿不知出时方：

白薇 芍药各二两半

右二味，捣筛为散，酒服方寸匕，日三服。

又方：

矾石熬 牡蛎熬，各三两

右二味，捣筛为散，酒服方寸匕，亦治丈夫。

治妊娠得热病五六日，小便不利，热入五脏，方：

葵子一升 榆白皮一把，切

右二味，水五升，煮五沸，服一升，日三服。

又方：

葵子 茯苓各一两

右二味，捣筛为散。水服方寸匕，日三，小便利则止。

治妇人小便不通方：

葵子二升　朴硝一两

右二味，以水五升，煮取二升，分再服。

治妇人卒不得小便方：

杏仁七枚，熬令变色，去皮尖。

右一味，捣筛为散。以水服之，立下。

又方：

紫菀为末，井花水服三指撮，立通。

治丈夫妇人转胞不得小便八九日方：

滑石一两，碎　寒水石一两，碎　葵子一升

右三味，以水一斗煮取五升，服一升，即利。

妇人经服硫黄丸，忽患头痛项冷，冷歇又心胸烦热，眉骨眼眦痒痛，有时生疮，喉中干燥，四肢痛痒。方：

栝楼根　麦门冬去心　龙胆各三两　土瓜根八两　大黄二两　杏仁一升，去尖皮、两仁，熬

右六味，捣筛为末，别捣杏仁如泥，炼蜜和丸如梧桐子大。饮下十丸，日三，稍加至二十丸。

妇人面药第五

论一首　方三十九首

论曰：面脂手膏，衣香澡豆，仕人贵胜，皆是所要。然今之医门极为秘惜，不许子弟泄漏一法，至于父子之间亦不传示。然圣人立法，欲使家家悉解，人人自知。岂使愚于天下，令至道不行？拥蔽圣人之意，甚可怪也。

面脂，主面及皱靥黑皯，凡是面上之病悉皆主之。方：

丁香十分　零陵香　桃仁去皮　土瓜根　白蔹　白芨　栀子花　沉香　防风　当归　辛夷　麝香研　芎藭　商陆各三两　白芷　萎蕤　菟丝子　甘松香　藿香各十五分　蜀水花　青木香各二两　茯苓十四分　木兰皮　藁本　白僵蚕各二两半　冬瓜仁四两　鹅脂　羊髓各一升半　羊肾脂一升　猪胰六具　清酒五升　生猪肪脂三大升

右三十二味，切，以上件酒挼猪胰汁，渍药一宿于脂中，以炭火煎三上三下，白芷黄，绵滤贮器中，以涂面。

面脂方：

防风 芎藭 白芷 白僵蚕 藁本 萎蕤 茯苓 白蔹 细辛 土瓜根 栝楼仁 桃仁去皮尖 蜀水花 青木香 当归 辛夷各半两 鹅脂一升 羊肾脂一升 猪脂二升

右一十九味，细切，绵裹，酒二升，渍一日一夜，纳脂中，急火煎之，三上三下，然后缓火一夜，药成去滓。以寒水石粉半两纳脂中，以柳木篦热搅，任用之。

又方：

杏仁二升，去皮尖 白附子三两 密陀僧二两，研如粉 生白羊髓二升半 真珠十四枚，研如粉 白藓皮一两 鸡子白七枚 胡粉二两，以帛四重裹，一石米下蒸之，熟下，阴干

右八味，以清酒二升半，先取杏仁盆中研之如膏，又下鸡子白研二百遍，又下羊髓研二百遍，捣筛诸药纳之，研五百遍至千遍，弥佳。初研杏仁，即少少下酒薄，渐渐下使尽。药成，以指捻看如脂，即可用也，草药绢筛直取细如粉佳。

又方：

当归 芎藭 细辛各五分 蜀水花 密陀僧 商陆 辛夷 木兰皮 栝楼 白僵蚕 藁本 桃花 香附子 杜蘅 鹰屎 零陵香 萎蕤 土瓜根各三分 麝香 丁香各半两 白术二两 白芷七分 白附子 玉屑各一两 鹅脂在合 鹿髓一升 白蜡四两 猪膏二两 羊髓一升

右二十九味，细切，醋浸密封一宿。明晓以猪膏煎三上三下，以白芷黄为药成，去滓，搅数万遍，令色白，敷面，慎风日，良。

面膏方：

杜蘅 牡蛎熬，一云杜若 防风 藁本 细辛 白附子 白芷 当归 木兰皮 白术 独活 萎蕤 天雄 茯苓 玉屑各一两 菟丝子 防己 商陆 栀子花 橘皮一云橘仁 白蔹 人参各三两 甘松香 青木香 藿香 零陵香 丁香各二两 麝香半两 白犬脂 白鹅脂无鹅脂以羊髓代之 牛髓各一升 羊胰三具

右三十二味，以水浸膏髓等五日，日别再易水；又五日，日别一易

水；又十日，二日一易水。凡二十日止，以酒一升接羊胰令消尽，去脉，乃细切香于瓷器中浸之，密封一宿，晓以诸脂等合煎三上三下，以酒水气尽为候。即以绵布绞去滓，研之千遍，待凝乃止，使白如雪，每夜涂面，昼则洗却，更涂新者，十日以后色等桃花。《外台》有冬瓜仁、藤芜花，无白蔹、人参。

面膏 主有䵟𪒟及痦瘰并皮肤皴劈。方：

防风 藁本 辛夷 芍药 当归 白芷 牛膝 商陆 细辛 密陀僧 芎䓖 独活 鸡舌香 零陵香 萎蕤 木兰皮 麝香 丁香 未穿真珠各一两 蕤仁 杏仁各二两，去皮尖 牛髓五升 油一升 腊月猪脂三升，炼 獐、鹿脑各一具，若无獐鹿，羊脑亦得

右二十五味，先以水浸脑髓使白，藿香以上㕮咀如麦片，乃于脑髓脂油内煎之，三上三下，即以绵裹搦去滓，乃纳麝香及真珠末，研之千遍，凝即涂面上，甚妙。今据药止二十六味，后云"藿香以上"，而方中无藿香，必脱漏三味也。

又方：

香附子十枚大者 白芷一两 零陵香二两 茯苓一大两，细切 蔓菁油二升，无即猪脂代之 牛髓 羊髓各一斗 白蜡八两 麝香半两

右九味，切，以油髓微火煎五物，令色变，去滓，纳麝香，研千遍，凝。每澡豆洗面而涂之。

面药方：

朱砂研 雄黄研 水银霜各半两 胡粉二团 黄鹰屎一升

右五味，合和，净洗面，夜涂之。以一两药和面脂，令稠如泥，先于夜欲卧时，澡豆净洗面，并手干拭，以药涂面，厚薄如寻常涂面厚薄，乃以指细细熟摩之，令药与肉相入乃卧，一上经五日五夜，勿洗面，止就上作妆即得，要不洗面。至第六夜洗面涂，一如前法。满三度洗更不涂也，一如常洗面也，其色光净，与未涂时百倍也。

悦泽面方：

雄黄研 朱砂研 白僵蚕各一两 真珠十枚，研末

右四味，并粉末之，以面脂和胡粉，纳药和搅，涂面作妆，晓以醋浆水洗面讫，乃涂之，三十日后如凝脂。五十岁人涂之面如弱冠，夜常涂

之，勿绝。

令面生光方：

密陀僧研，以乳煎之，涂面即生光。

令面白媚好方：

白附子 白芷 杜若 赤石脂 白石脂 杏仁去皮尖 桃花 瓜子 牛膝 鸡矢白 萎蕤 远志去心

右一十二味，各三分，捣筛为末。以人乳汁一升，白蜜一升和，空腹服七丸，日三服。

鹿角涂面方：

鹿角一握 芎䓖 细辛 白菠 白术 白附子 天门冬去心 白芷各二两 杏仁二七枚，去皮尖 牛乳三升

右一十味，鹿角先以水渍之百日令软，总纳乳中，微火煎之令汁竭，出角，以白练袋盛之，余药勿收，至夜，取牛乳石上摩鹿角涂面，晓以清浆水洗之，令老如少也。一方用酥三两。

急面皮方：

大猪蹄一具，治如食法，水二升，清浆水一升，不渝釜中煎成胶，以洗面。又和澡豆夜涂面，晓以浆水洗，令面皮急矣。

治妇人令好颜色方：

女菀二两半 铅丹五分

右二味，捣筛为散。酒服一刀圭，日再服，男十日，女二十日知，则止，黑色皆从大便出，色白如雪。

又方：

白瓜子五分 白杨皮三分 桃花一两

右三味，捣筛为散，以饮服方寸匕，日三服，三十日面白，五十日手足白。一云欲白加瓜子，欲赤加桃花。

令人面手白净**澡豆**方：

白藓皮 白僵蚕 白附子 鹰矢白 白芷 芎䓖 白术 青木香一方用藁本 甘松香 白檀香 麝香 丁香各三两 桂心六两 瓜子一两，一方用土瓜根 杏仁三十枚，去皮尖 猪胰三具 白梅三七枚 冬瓜仁五合 鸡子白七枚 面三升

右二十味，先以猪胰和面曝令干，然后合诸药捣筛为散，又和白豆屑二升，用洗手面。十日内色白如雪，二十日如凝脂。《千金》有枣三十枚，无桂心。

又方：

麝香二分　猪胰两具　大豆黄卷一升五合　桃花一两　菟丝子三两　冬葵子五合，一云冬瓜子　白附子二两　木兰皮三两　萎蕤二合　栀子花二两　苜蓿一两

右一十一味，以水浸猪胰三四度易水，血色及浮脂尽，乃捣诸味为散，和令相得，曝，捣筛，以洗手面，面净光润而香。一方若无前件可得者，直取苜蓿香一升，土瓜根、商陆、青木香各一两，合捣为散，洗手面大佳。

澡豆方：

细辛半两　白术三分　栝楼二枚　土瓜根三分　皂荚五挺，炙，去皮子　商陆一两半　冬瓜仁半升　雀矢半合　菟丝子二合　猪胰一具，去脂　藁本　防风　白芷　白附子　茯苓　杏仁去皮尖　桃仁去皮尖，各一两　豆末四升　面一升

右一十九味，捣细筛。以面浆煮猪胰一具令烂，取汁和散作饼子，曝之令干，更熟捣细罗之，以洗手面甚佳。

又方：

丁香　沉香　青木香　桃花　钟乳粉　真珠　玉屑　蜀水花　木瓜花各三两　奈花　梨花　红莲花　李花　樱桃花　白蜀葵花　旋复花各四两　麝香一铢

右一十七味，捣诸花，别捣诸香，真珠、玉屑别研成粉，合和大豆末七合，研之千遍，密贮勿泄。常用洗手面作妆，一百日其面如玉，光净润泽，臭气粉滓皆除，咽喉臂膊皆用洗之，悉得如意。

治面疱疮瘢三十年以上，并冷疮虫瘢令灭方：

斑蝥去翅足，熬　巴豆去心皮，熬，各三枚　胡粉　鹅脂　金淘沙　密陀僧　高良姜　海蛤各三两

右八味，为粉，以鹅脂和，夜半涂，晓以甘草汤洗之。

治面䵟䵳方：

矾石烧　硫黄　白附子各一两

右三味，细研，以大醋一盏，浸之一宿，净洗面涂之，慎风。

治面疱方：

白附子 青木香 麝香 由跋 细辛各二两

右五味，细末，水和之，涂面日三。《外台》方无细辛。

又方：

木兰皮五两，取厚者 栀子仁六两

右二味，为散，以蜜浆服方寸匕，日三服。

治面疱甚如麻豆，痛痒，搔之黄水出，及黑色黯黮不可去。方：

冬瓜子 柏子仁 茯苓 冬葵子

右四味，等分，捣筛饮服方寸匕，日三服。《外台方》无冬瓜子。

白膏 主面齇疱疥痈恶疮。方：

附子十五枚 蜀椒一升 野葛一尺五寸

右三味，切，醋渍一宿，猪膏一斤，煎附子黄，去滓涂之，日三。

栀子丸 治酒齇鼻疱。方：

栀子仁三升 芎䓖四两 大黄六两 好豉熬，三升 木兰皮半斤 甘草炙，四两

右六味，捣筛为末，炼蜜和丸如梧桐子，以饮服十丸，日三服，稍加至二十五丸。

又敷方：

蒺藜子 栀子仁 豉各一两，熬 木兰皮半斤，一方无

右四味，为末，以醋浆水和之如泥，夜涂上，日未出时以暖水洗之，亦灭瘢痕。

又方：

鸬鹚矢一斤

右一味，捣筛，腊月猪脂和如泥，夜涂之。

飞水银霜方：

水银一斤 朴硝八两 大醋半升 黄矾十两 锡二十两，成炼二遍者 玄精六两 盐花三斤

右七味，先炼锡讫，又温水银令热，乃投锡中，又捣玄精黄矾令细，以绢筛之，又捣锡令碎，以盐花并玄精等合和，以醋拌之令湿，以盐花一斤藉底，乃布药令平，以朴硝盖上讫，以盆盖合，以盐灰为泥，泥缝固际

干之，微火三日，武火四日，凡七日去火，一日开之。扫取极须勤心守，勿令须臾间懈慢，大失矣。

炼粉方：

胡粉三大升，盆中盛水，投粉于中熟搅，以鸡羽水上扫取，以旧破鸡子十枚，去黄泻白于瓷碗中，以粉置其上，以瓷碗密盖之，五升米下蒸之，乃曝干研用，敷面百倍省，面有光。

灭瘢方：

衣鱼二枚　白石脂一分　雁屎三分　白附子一分　白僵蚕半两

右五味，为末，腊月猪脂和敷，慎生冷风日，令肌腻。

灭瘢方：

丹参　羊脂

右二味，和煎敷之，灭瘢神妙。

又方：

以蜜涂之佳。

又方：

取禹余粮、半夏等分捣末，以鸡子黄和，先以新布拭瘢上令赤，以涂之，勿见风，涂之二十日，十年瘢并灭。

手膏方：

桃仁　杏仁各二十枚，去皮尖　橘仁一合　赤㼮十枚　大枣三十枚　辛夷　芎藭　当归　牛脑　羊脑　白狗脑各二两，无白狗，诸狗亦得

右一十一味，先以酒渍脑，又别以酒六升煮赤㼮以上药，令沸停冷，乃和诸脑等，然后碎辛夷三味，以绵裹之，去枣皮核，合纳酒中，以瓷器贮之。五日以后，先净讫，取涂手，甚光润，而忌近火炙手。

治手足皲裂血出疼痛。方：

取猪胰著热酒中以洗之即瘥。

治冬月冒涉冻凌，面目手足瘃坏，及始热疼痛欲瘃。方：

取麦窠煮取浓汁，热渍手足兼洗之，三五度即瘥。

治手足皲冻欲脱。方：

椒　芎藭各半两　白芷一分　防风一分　姜一分，作盐

右五味，以水四升，煎令浓，涂洗之三数遍即瘥。

治冻伤十指欲堕。方：

取马矢三升，煮令麻沸渍，冷易之，半日愈。

熏衣沾衣香第六

方六首

熏衣香方：

薰陆香八两 藿香 览探各三两，一方无 甲香二两 詹糖五两 青桂皮五两

右六味，末，前件干香中，先取硬者粘湿难碎者，各别捣，或细切咬咀，使如黍粟，然后一一薄布于盘上，自余别捣，亦别布于其上，有须筛下者，以纱，不得木，细别煎蜜，就盘上以手搜搦令匀，然后捣之，燥湿必须调适，不得过度，太燥则难丸，太湿则难烧，湿则香气不发，燥则烟多，烟多则惟有焦臭，无复芬芳。是故香须复粗细燥湿合度，蜜与香相称，火又须微，使香与绿烟而共尽。

沾衣香方：

沉香 苜蓿香各五两 丁香 甘松香 藿香 青木香 艾纳香 鸡舌香 雀脑香各一两 麝香半两 白檀香三两 零陵香十两

右一十二味，各捣令如黍粟麸糠等物，令细末，乃和令相得，若置衣箱中，必须绵裹之，不得用纸，秋冬犹著，盛热暑之时令香速沾，凡诸草香不但须新，及时乃佳，若欲少作者，准此为大率也。

干香方：

丁香一两 麝香 白檀 沉香各半两 零陵香五两 甘松香七两 藿香八两

右七味，先捣丁香令碎，次捣甘松香，合捣讫，乃和麝香合和沾衣。

五香丸并汤 主一切肿，下气散毒，心痛。方：

丁香 藿香 零陵香 青木香 甘松香各三两 桂心 白芷 当归 香附子 槟榔各一两 麝香一铢

右一十一味，捣筛为末，炼蜜和捣千杵，丸如梧子大，含咽令津尽，日三夜一，一日一夜用十二丸，当即觉香，五日身香，十日衣被香。忌食

五辛。其汤法：取槟榔以前随多少皆等分，以水微微火上煮一炊久，大沸定，纳麝香末一铢，勿去滓，澄清，服一升。凡丁肿口中喉中脚底背甲下痈疽痔漏皆服之，其汤不瘥作丸含之，数以汤洗之。一方有豆蔻，无麝香。

十香丸 令人身体百处皆香。方：

沉香 麝香 白檀香 青木香 零陵香 白芷 甘松香 藿香 细辛 芎䓖 槟榔 豆蔻各一两 香附子半两 丁香三分

右一十四味，捣筛为末，炼蜜和绵裹如梧子大，日夕含之，咽津味尽即止，忌五辛。

香粉方：

白附子 茯苓 白术 白芷 白蔹 白檀各一两 沉香 青木香 鸡舌香 零陵香 丁香 藿香各二两 麝香一分 粉英六升

右一十四味，各细捣筛绢下，以取色青黑者，乃粗捣纱下，贮粉囊中，置大合子内，以粉覆之，密闭七日后取之，粉香至盛而色白。如本欲为香粉者，不问香之白黑，悉以和粉。粉虽香而色至黑，必须分别用之，不可悉和之，粉囊以熟帛双紃作之。

令身香第七

方一十三首

香身方：

甘草五分，炙 芎䓖一两 白芷三分

右三味，捣筛为散，以饮服方寸匕，日三服。三十日口香，四十日身香。

又方：

瓜子 松根白皮 大枣各一两

右三味为散，酒服方寸匕，日二服，百日衣被皆香。

又方：

瓜子 芎䓖 藁本 当归 杜蘅 细辛 防风各一分

右七味，捣筛为散，食后以饮服方寸匕，日三服。五日口香，十日

身香，二十日肉香，三十日骨香，五十日远闻香，六十日透衣香。一方有
白芷。

治诸身体臭方：

竹叶十两 桃白皮四两

右二味，以水一石二斗，煮取五斗，浴身即香也。

治诸腋臭方：

伏龙肝为末，和作泥敷之，瘥。

又方：

牛脂和胡粉三合，煎令可丸，涂之。

又方：

三年苦酒和石灰涂之。

又方：

赤铜屑以大醋和铜器中，炒令极热，以布裹熨腋下，冷则易之，瘥。

又方：

青木香二两 附子 石灰各一两 矾石半两，烧 米粉一升

右五味，捣筛为散，如常粉腋良。

又方：

马齿草一束，捣碎，以蜜和作团，纸裹之，以泥纸上厚半寸，曝干，
以火烧熟破取，更以少许蜜和，仍令热勿使冷也，先以生布揩之，然后药
夹腋下令极痛，亦忍不能得，然后以手巾勒两臂著身即瘥。

石灰散方：

石灰一升 青木香 枫香 薰陆香 丁香 阳起石各二两 橘皮二两 矾石四两

右八味，并熬，捣筛为散。以绵作袋，粗如四指，长四寸，展使著
药，先以布揩令痛，夹之也。

又方：

石灰五合 马齿草二两 矾石三两，烧 甘松香一两

右四味，合捣筛，先以生布揩病上，令黄汁出，拭干，以散敷之，满
三日瘥，永除。

又方：

二月社日，盗取社家糜馈一团，猥地摩腋下三七遍，掷著五道头，勿令人知，永瘥，人知即不效。

生发黑发第八

方一十九首

治发薄不生方：

先以醋泔清洗秃处，以生布揩令火热，腊月脂并细研铁生煎三沸，涂之日三遍。

生发须膏方：

附子 荆实各二两 松叶 柏叶各三两 乌鸡脂三合

右五味，㕮咀，合盛新瓦瓶中，阴干百日出，捣以马鬐膏和如薄粥，涂头发如泽法裹絮中，无令中风，三十日长。

生发膏 令发速长而黑，敷药时特忌风。方：

乌喙 莽草 续断 皂荚 泽兰 白术 细辛 竹叶各一两 防风 辛夷各一两 柏叶细切，四两 杏仁别捣 松叶各三两 猪脂三升

右一十四味，切，先以三年大醋三升渍令一宿，纳药脂中，煎三上三下，膏成去滓，涂发及顶上。《千金》有石楠。

生发膏 主发鬓秃落不生。方：

升麻 茅苊各二两 莽草 白芷 防风各一两 蜣螂四枚 马鬐脂 驴鬐脂 雄鸡脂一云熊脂 猪脂 狗脂各五合

右十一味，药五味，脂取成煎者，并切，以醋渍一宿，晓合煎之，沸则停火，冷更上，一沸停，三上三下，去滓敷头，以当泽用之，三十日生矣。

又方：

羊矢灰灌取汁洗之。三日一洗，不过十洗，即生矣。

治发落方：

柏叶切，一升 附子二两

右二味，捣筛，猪脂和，作三十丸。洗发时即纳一丸泔中，发不落。

其药以布裹密器贮，勿令泄气。

长发方：

蔓荆子三升 大附子三枚

右二味，㕮咀，以酒一斗二升渍之。盛瓷瓶中，封头二十日。取鸡肪煎以涂之，泽以汁栉发。十日长一尺，勿逼面涂。

又方：

麻子仁三升 秦椒三升

右二味，合以泔渍一宿，以沐发长矣。

又方：

麻子二升 白桐叶一把

右二味，以米泔汁煮去滓，适寒温，沐二十日长矣。

治发落方：

石灰三升，水拌令湿，炒令极焦，停冷，以绢袋贮之，以酒三升渍之，密封。冬二七日，春秋七日，取酒温服一合，常令酒气相接，七日落止，百日服之，终身不落，新发生也。

又方：

桑白皮一石，以水一石煮三沸，以沐发三过即止。

令白发还黑方：

陇西白芷 旋复花 秦椒各一升 桂心一尺

右四味，捣筛为散，以井花水服方寸匕，日三服，三十日还黑，禁房室。

又方：

乌麻九蒸九曝，捣末，枣膏和丸，久服之。

又方：

八角附子一枚 大醋半升

右二味，于铜器中煎取两沸，纳好矾石大如棋子一枚，消尽纳脂三两，和令相得，下之搅至凝，纳竹筒中，拔白发，以膏涂上，即生黑发。

发黄方：

腊月猪膏和羊矢灰、蒲灰等分敷之，三日一为取黑止。

又方：

以醋煮大豆，烂，去豆，煎冷稠，涂发。

又方：

熊脂涂发梳之，散头床底伏地一食顷，即出，形尽当黑。用之不过一升。

染发方：

石榴三颗，皮叶亦得。针沙如枣核许大，醋六升，水三升，和药合煮，得一千沸即熟，灰汁洗干染之。

瓜子散 治头发早白。又主虚劳脑髓空竭，胃气不和，诸脏虚绝，血气不足，故令人发早白，少而生算发及忧愁早白，远视眈眈，风泪出，手足烦热，恍惚忘误，连年下痢，服之一年后，大验。

瓜子一升 白芷去皮 当归 芎䓖 甘草炙，各二两

右五味，捣筛为散，食后服方寸匕，日三，酒浆汤饮任性服之。一方有松子二两。

千金翼方卷第六　妇人二

产后心闷第一

治产后心闷，眼不得开方：

当产妇头顶上取发如指大，令人用力挽之，眼即开。

单行羚羊角散　治产后心闷，是血气上冲心，方：

羚羊角一枚，烧成灰

右一味，捣筛为散，取东流水服方寸匕，若不瘥，须臾更服，取瘥止。

单行羖羊角散　治产后心闷，方：

羖羊角烧作灰

右一味，捣筛为散，以温酒服方寸匕，若不瘥，须臾更服，取瘥止。亦治产难。

单行生赤小豆散　主产后心闷，方：

赤小豆

右一味，捣筛为散，以东流水服方寸匕，不瘥，须臾更服，即愈。

产后虚烦第二

方一十三首

薤白汤　治产后胸中烦热逆气，方：

薤白切　半夏洗去滑　人参　甘草炙　知母各二两　麦门冬半升，去心　石膏四两，打碎，绵裹　栝楼三两

右八味，㕮咀，以水一斗三升，煮取四升，分为五服，日三夜再，热甚加石膏知母各一两。

竹根汤 主产后虚烦，方：

竹根_{细切，一斗五升}

右以水二斗，煮取七升，去滓，纳小麦二升，大枣二十枚，复煮麦熟，又纳甘草一两，炙麦门冬一升去心，汤成去滓，温服五合，不瘥，更服取瘥，若短气亦服之，极佳。

人参当归汤 主产后烦闷不安，方：

人参 当归 芍药 麦门冬_{去心} 粳米_{一升} 干地黄 桂心_{各一两} 大枣二十枚，_{去核} 淡竹叶_{切，三升}

右九味，㕮咀，以水一斗二升，先煎竹叶及米取八升，去滓，纳药煮取三升，适寒温分三服，若烦闷不安者，当取豉一升，以水三升煮取一升，尽服之甚良。

甘竹茹汤 主产后内虚，烦热短气，方：

甘竹茹 人参 茯苓 黄芩 甘草_{炙，各一两}

右五味，㕮咀，以水六升煮取二升，分三服。

知母汤 主产后乍寒乍热，通身温热，胸心烦闷，方：

知母_{三两} 黄芩 芍药_{各二两} 桂心 甘草_{各一两}

右五味，㕮咀，以水五升，煮取二升五合，分为三服。_{一方不用桂心，加生地黄。}

竹叶汤 主产后心烦闷不解，方：

生淡竹叶_切 麦门冬_{去心} 小麦_{各一升} 大枣_{十四枚，擘} 茯苓 生姜_{各三两，切} 甘草_{二两，炙}

右七味，㕮咀，以水一斗，先煮竹叶小麦取八升，纳诸药，煮取三升，分为三服。若心中虚悸者，加人参二两；若其人食少无气力者，可更加白粳米五合；气逆者加半夏二两。

淡竹茹汤 主产后虚烦，头痛短气欲死，心中闷乱不起，方：

生淡竹茹_{一升} 麦门冬_{五合，去心} 小麦_{五合} 大枣_{十四枚，一方用石膏} 生姜_{三两，切，一方用于姜} 甘草_{炙，一两}

右六味，㕮咀，以水八升煮竹茹、小麦，减一升，仍纳诸药，更煮取二升，分为二服，羸人分为三服，若有人参，纳一两，若无人参，纳茯苓一两半亦佳。人参、茯苓皆治心烦闷及心惊悸，安定精神，有即为良，无自依本方服一剂，不瘥，更作服之。若逆气者加半夏二两，洗去滑。

单行白犬骨散 主产后烦闷不食，方：

白犬骨烧之捣筛，以水和服方寸匕。

单行小豆散 治产后烦闷不能食，虚满，方：

小豆三七枚，烧作屑，以冷水和，顿服之。

单行蒲黄散 治产后苦烦闷，方：

蒲黄

右一味，以东流水和服方寸匕，极良。

治产后虚热往来，心胸中烦满，骨节疼及头痛，壮热，晡时辄甚，又似微疟，方：

蜀漆叶 黄芩 桂心 甘草炙，各一两 生地黄一斤 黄耆 知母各三两 芍药二两

右八味，㕮咀，以水一斗，先煮地黄取七升，去滓，下诸药，煮取二升五合，分三服，汤治寒热不损人。

芍药汤 治产后虚热头痛，方：

白芍药 干地黄 牡蛎各五两。熬 桂心三两

右四味，㕮咀，以水五升，煮取三升半，分三服，汤不损人，无毒。亦治腹中急痛，若通身发热，更加黄芩二两，大热即除。

鹿角屑豉汤 主妇人堕身，血不尽去，苦烦闷，方：

鹿角屑，一两 香豉一升半

右二味，以水三升，先煮豉三沸，去滓，纳鹿角屑，搅令调，顿服，须臾血下。

阴脱第三

方八首

石灰坐渍法 主产后阴道不闭，方：

石灰一升，熬令能烧草

右一味，以水二斗投灰中，适寒温入汁中坐渍之，须臾复易如常法。此是神秘方不传，已治人有验。

当归散 治妇人阴脱：

当归 黄芩各二两 芍药五分 猬皮半两 牡蛎二两半，熬

右五味，捣筛为散，酒服方寸匕，日三服，禁举重，良。

黄芩散 治妇人阴脱：

黄芩 猬皮各半两 芍药一两 当归三分 牡蛎熬 松皮及实百日阴干，烧灰，一方用狐茎 竹皮各二两半

右七味，捣筛为散，饮服方寸匕，日三服，禁劳，勿冷食。

硫黄散 治妇人阴脱：

硫黄半两 乌贼鱼骨半两 五味子三铢

右三味，捣下筛，以粉其上，良，日再三粉之。

治妇人阴脱，铁精羊脂敷方：

羊脂煎讫，适冷暖涂上，以铁精敷脂上，多少令调，以火炙布，温以熨上，渐推纳之，末磁石酒服方寸匕，日三服，亦治脱肛。

治妇人阴痒脱方：

矾石熬

右一味，末之，每旦空腹酒和服方寸匕，日三服。

又方：

取车轵脂敷之即愈。

当归汤 治妇人产后脏中风，阴肿，洗方：

当归 独活各三两 白芷 地榆皮 矾石各二两，熬

右五味，㕮咀，以水一斗五升，煮取一斗二升，以洗浴之。

恶露第四

方一十八首

治产后瘕病，**烧秤锤酒方**：

铁秤锤烧令极赤，投于酒一升中，浸令无声，出锤，顿服之，不瘥更作。

紫汤 治产后恶露未尽，又兼有风，身中急痛。

取大豆一升，先取新布揩之令光，生熬，令豆不复声才断，以清酒一升投豆中，停三沸，漉去滓，每服一升，日三夜一服。

干地黄汤 治产后恶露不尽，除诸疾，补不足。

干地黄三两 芎䓖 桂心 黄耆 当归各三两 细辛 人参 茯苓 防风 芍药 甘草炙，各一两

右一十一味，㕮咀，以水一斗，煮取三升，分为三服，日再夜一。

桃仁汤 主产后往来寒热，恶血不尽，方：

桃仁五两，去皮尖及双仁 吴茱萸二升 黄耆 当归 芍药各二两 生姜 柴胡去苗 百炼酥各八两

右八味，㕮咀，四物以酒一斗，水二升合煮，取三升，绞去滓。适寒温，先食服一升，日三服。

厚朴汤 主产后腹中满痛，恶露不尽，方：

厚朴炙 干姜炮 桂心各四两 黄芩 芍药 干地黄 茯苓 大黄各三两 桃仁去尖皮 虻虫熬，去翅足 甘草炙，各二两 芒硝一两 枳实炙 白术各五两

右一十四味，㕮咀，以水一斗，清酒三升，合煮，取三升，绞去滓，下芒消令烊，适寒温，服一升，日三。一方用栀子十四枚。

泽兰汤 主妇人产后恶露不尽，腹痛不除，小腹急痛，痛引腰背，少气力，方：

泽兰 生地黄 当归各二两 生姜 芍药各两 大枣十枚，擘 甘草一两半，炙

右七味，切，以水九升，煮取三升，分为三服，堕身欲死者，服之亦瘥。

甘草汤 主产后余血不尽，逆抢心胸，手足冷，唇干腹胀短气。

甘草炙 芍药 桂心各三两 大黄四两 阿胶三两

右五味，㕮咀，以东流水一斗，煮取三升，绞去滓，纳阿胶令烊，分为三服，一服入腹，面即有颜色，一日一夜尽此三服，即下恶血，将养如

新产妇也。

大黄汤 治产后恶露不尽。

大黄 当归 生姜 牡丹去心 芍药 甘草炙，各一两 吴茱萸一升

右七味，㕮咀，以水一斗，煮取四升，分为四服，一日令尽，极佳，加人参二两，**名人参大黄汤**。

当归汤 治产后血留下焦不去：

当归 桂心 甘草炙，各二两 芎䓖 芍药各三两 干地黄四两

右六味，㕮咀，以水一斗，煮取五升，分为五服。

柴胡汤 治产后往来寒热，恶露不尽。

柴胡去苗 生姜各二两，切 桃仁五十枚，去皮尖 当归 芍药 黄耆各三两 吴茱萸二升

右七味，㕮咀，以清酒一斗三升，煮取三升，先食服一升，日三服。《千金》以水煮。

大黄汤 主产后余疾，有积血不去，腹大短气，不得饮食，上冲心胸，时时烦愦逆满，手足烦疼，胃中结热。

大黄 黄芩 甘草炙，各一两 蒲黄半两 大枣三十枚，擘

右五味，㕮咀，以水三升，煮取一升，清朝服，至日中当利，若下不止，进冷粥半升，即止，若不下，与少热饮自下，人羸者半之。《千金》名蒲黄汤，有芒硝一两。

栀子汤 治产后儿生处空，留血不尽，小腹绞痛。

栀子三十枚，以水一斗，煮取六升，纳当归芍药各三两，蜜五合，生姜五两，羊脂一两，于栀子汁中，煎取二升，分为三服。

大黄汤 产后血不流，方：

大黄 黄芩 当归 芍药 芒消 甘草炙，各一两 桃仁 杏仁各三十枚，去皮尖

右八味，㕮咀，以水一斗，煮取三升，去滓，纳芒令烊，分为四服，法当下利，利若不止，作白粥饮一杯暖服，去一炊久，乃再服。

生地黄汤 治产后三日或四五日，腹中余血未尽，绞痛强满，气息不通。

生地黄五两　生姜三两　大黄　细辛　甘草炙　桂心　黄芩　茯苓　芍药　当归各一两半　大枣二十枚，擘

右一十一味，㕮咀，以水八升，煮取二升五合，分为三服，禁生冷等。良。

大黄干漆汤 治新产后有血，腹中切痛。

大黄　干漆熬　干地黄　干姜　桂心各一两

右五味，㕮咀，以水清酒各五升，煮取三升，去滓，温服一升，血当下，若不下，明日更服一升，满三服，病无不瘥。

麻子酒 治产后血不去。

麻子五升，捣，以酒一斗渍一宿，明旦去滓，服一升，先食服，不瘥复服一升，不吐下，不得与男子交通，一月将养如初产法。

升麻汤 治产后恶物不尽，或经一月半岁一岁。

升麻三两，以酒五升，煮取二升，分再服，当吐下恶物，莫怪之，极良。

大黄苦酒 治产后子血不尽。

大黄八铢，切，以苦酒二升合，煮取一升，适寒温服之，即血下，甚良。

心痛第五

方四首

羊肉桂心汤 主产后虚冷心痛，方：

羊肉三斤　桂心四两　当归　干姜　甘草炙，各三两　吴茱萸　人参　芎䓖　干地黄各二两

右九味，㕮咀，以水一斗煮肉，取汁五升，去肉纳药，煮取二升半，分为三服。一方有桔梗三两。

蜀椒汤 主产后心痛，此大寒冷所为，方：

蜀椒二合，汗，去目、闭口者　当归　半夏洗，去滑　桂心　甘草炙　茯苓　人参各

二两　芍药三两　蜜一升　生姜汁五合

右一十味，㕮咀，以水九升煮椒令沸，然后纳药，煮取二升半，去滓，纳姜汁及蜜，复煎取一升半，一服五合，渐加至六合尽，勿吃冷食，佳。

治产后心痛，方一云大岩蜜汤：

干地黄　当归　独活　芍药　细辛　桂心　干姜　小草　甘草炙，各三两　吴茱萸一升

右一十味，㕮咀，以水九升，煮取三升，分三服。《千金》用蜜五合。

芍药汤　主产后心痛，此大寒冷所为，方：

芍药　桂心各三两　当归　半夏洗去滑　茯苓各二两　蜀椒二合，汗　生姜汁五合　蜜一升

右八味，㕮咀，以水七升，煮取二升，去滓，纳姜汁及蜜，复煎取二升五合，一服五合，渐加至六合，其服药每相去一炊久再服，忌冷食。

腹痛第六

方一十六首

干地黄汤　主产后两胁满痛，兼除百病。

干地黄　芍药各二两　生姜五两　当归　蒲黄各三两　桂心六两　大枣二十枚，擘　甘草炙，一两

右八味，㕮咀，以水一斗，煮取二升半，分三服。

芍药汤　主产后腹痛。

芍药四两　茯苓三两　人参　干地黄　甘草各二两

右五味，㕮咀，以清酒兼水各六升，煮取三升，分服，日三。

猪肾汤　治产后腹痛。

猪肾一枚　茱萸一升　黄耆　当归　芎藭　人参　茯苓　干地黄各二两　生姜切　厚朴炙　甘草炙，各三两　桂心四两　半夏五两，洗去滑

右一十三味，㕮咀，以水二斗煮猪肾令熟，取一斗，吹去肥腻，纳

药，又以清酒二升，煮取三升，分为四服，日三夜一服。

又方：

羊肉一斤半 葱白一斤 干姜 当归 桂心各三两 芍药 芎䓖 干地黄 甘草炙，各二两

右九味，㕮咀，先以水二斗煮肉，取一斗，去肉纳药，煎取三升，分为四服，一日令尽。

吴茱萸汤 主妇人先有寒冷胸满痛，或心腹刺痛，或呕吐，或食少，或肿，生后益剧，或寒，或下更剧，气息绵惙欲绝，皆主之。

吴茱萸二两 防风 桔梗 干姜 干地黄 当归 细辛 甘草炙，各半两

右八味，㕮咀，以水四升，煮取一升五合，分为三服。

缓中葱白汤 主产后腹痛少气。

葱白 当归 人参 半夏洗去滑 细辛各二两 天门冬去心 芍药 干姜 甘草炙，各六两 生地黄取汁 吴茱萸各一升

右一十一味，㕮咀，以水七升，煮取二升，一服一升，日夜服之令尽。

羊肉当归汤 主产后腹中、心下切痛，不能食，往来寒热，若中风乏气力，方：

羊肉三斤，去脂 当归二两 黄芩一方用黄耆 芎䓖 防风各一两，一方用人参 生姜五两 芍药 甘草炙，各三两

右八味，㕮咀，以水二斗煮肉，取一斗，出肉，纳诸药煎取三升，分为三服。

蒲黄汤 主产后余疾，胸中少气，腹痛头疼，余血未尽，除腹中胀满欲绝，方：

蒲黄 生姜 生地黄各五两 芒硝二两 桃仁二十枚，去皮尖 芎䓖 桂心各一两 大枣十五枚，擘

右八味，㕮咀，以水九升，煮取二升五合，去滓，纳芒硝，分为三服，良验。

败酱汤 主产后疾痛引腰腹，如锥刀刺，方：

败酱三两

右一味，切，以水四升，酒二升，微火煎取二升，适寒温，服七合，日三，食前服之，大良。《千金》有桂心、芎䓖各一两半，当归一两，为四味。

芎䓖汤 主产后腹痛。

芎䓖二两 女萎五分 黄芩 前胡 桃仁去皮尖 桂心各一两 芍药 大黄各一两半 蒲黄五合 生地黄切，一升半 甘草二两，炙 当归三分

右一十二味，㕮咀，以水一升酒三升合，煮取三升，分为四服，日三夜一服。《千金》有黄耆，无黄芩。

独活汤 主产后腹痛，引腰脊拘急，方：

独活 当归 芍药 生姜 桂心各三两 大枣一十枚，擘 甘草二两，炙

右七味，㕮咀，以水八升煮取三升，分三服，相去如十里久进之。

芍药黄耆汤 治产后心腹痛，方：

芍药四分 黄耆三两 白芷 桂心 生姜 甘草炙，各二两 大枣十枚，擘

右七味，㕮咀，以酒并水各五升，合煮取三升，空腹服一升，日三服。《千金》有人参、当归、芎䓖、地黄、茯苓为十二味。

桃仁芍药汤 治产后疾痛，方：

桃仁半升，去尖皮 芍药三两 芎䓖 当归 干漆熬 桂心 甘草炙，各二两

右七味，㕮咀，以水八升，煮取三升，分为三服，服别相去一炊久，再服。

单行茱萸酒 治产后腹内疾痛，方：

吴茱萸一升，以酒三升，渍一宿，煎取半升，顿服之，亦可再服之。

单行桂酒 主产后疾痛及卒心腹痛，方：

桂心三两，切，以酒三升煮取二升，分为三服。

单行生牛膝酒 主产后腹中甚痛，方：

生牛膝根五两，切，以酒五升，煮取二升，分为二服，若用干牛膝，须以酒渍之然后可煮。

虚损第七

羊肉黄耆汤 主产后虚乏，当补益，方：

羊肉三斤 黄耆 麦门冬各三两，去心 大枣三十枚，擘 干地黄 茯苓 当归 芍药 桂心 甘草炙，各二两

右一十味，㕮咀，以水二斗煮肉，取一斗，去肉，纳药，煎取三升，分为三服，大良。

鹿肉汤 主产后虚闷劳损，补之，方：

鹿肉四斤 干地黄 芍药 茯苓 黄耆 麦门冬去心 甘草各二两，炙 芎䓖 当归 人参各三两 生姜六两 大枣二十枚，擘 半夏一升，洗去滑

右一十三味，㕮咀，以水三斗煮肉，取二斗，去肉，纳药，煎取三升，分为四服，日三夜一服。

獐骨汤 治产后虚乏，五劳七伤，虚损不足，脏腑冷热不调，方：

獐骨一具，剉 远志去心 黄耆 芍药 橘皮 茯神 厚朴炙 芎䓖 甘草炙，各三两 当归 干姜 防风 独活各二两 生姜切 桂心各四两

右一十五味，㕮咀，以水三斗，煮獐骨，取一斗，去滓，纳药煮取三升，分为四服。

羊肉汤 主产后及伤身大虚，上气，腹痛兼微风，方：

羊肉二斤，无羊肉，用獐肉代 麦门冬七合，去心 生地黄五两 大枣十二枚，擘 黄耆 人参 独活 桂心 茯苓 甘草炙，各二两

右一十味，㕮咀，以水二斗煮肉，取一斗，去肉纳药，煮取三升半，分为四服，日三夜一服。《千金》有干姜。

羊肉生地黄汤 主产后三日，补中理脏，强气力，消化血，方：

羊肉二斤 芍药三两 生地黄切，二升 当归 芎䓖 人参 桂心 甘草炙，各二两

右八味，㕮咀，以水二斗煮肉，取一斗，去肉，纳药煎取三升，分为

四服，日三夜一服。

羊肉杜仲汤 治产后腰痛咳嗽，方：

羊肉四斤 杜仲炙 紫菀 桂心 当归 白术各三两 细辛 五味子 款冬花 厚朴炙 附子炮，去皮 萆薢 人参 芎劳 黄耆 甘草炙，各二两 生姜八两，切 大枣三十枚，擘

右一十八味，㕮咀，以水二斗煮肉，取一斗，去肉，纳药，煎取三升，分温三服。

当归建中汤 治产后虚赢不足，腹中疾痛不止，吸吸少气，或若小腹拘急挛痛引腰背，不能饮食，产后一月日，得服四五剂为善，令人强壮内补，方：

当归四两 桂心三两 甘草炙，二两 芍药六两 生姜三两 大枣十二枚，擘

右六味，㕮咀，以水一斗，煮取三升，分为三服，一日令尽，苦大虚，纳饴糖六两作汤成，纳之于火上暖，令饴糖消，若无生姜，则以干姜三两代之。若其人去血过多，崩伤内衄不止，加地黄六两，阿胶二两，合八种，作汤成，去滓，纳阿胶，若无当归，以芎劳代之。

内补芎劳汤 主妇人产后虚赢，及崩伤过多，虚竭，腹中疾痛。

芎劳 干地黄各四两 芍药五两 桂心二两 大枣四十枚，擘 干姜

右七味，㕮咀，以水一斗二升，煮取三升，分为三服，若不瘥，更作至三剂，若有寒苦微下，加附子三两，炮，主妇人虚赢少气，七伤损绝，腹中拘急痛，崩伤虚竭，面目无色及唾血，甚良。

大补中当归汤 治产后虚损不足，腹中拘急，或溺血，小腹苦痛，或从高堕下犯内，及金疮血多内伤，男子亦宜服之。

当归 干姜 续断 桂心各三两 干地黄六两 芍药四两 芎劳 麦门冬去心 白芷 甘草炙，各二两 大枣四十枚，擘 吴茱萸一升

右一十二味，㕮咀，以酒一斗渍药一宿，明旦以水八升合煮，取五升，去滓，分温五服，日三夜二服。有黄耆，入二两为佳。

缓中汤 主妇人产后腹中拘急，及虚满少气，产后诸虚不足，宽中补寒。

吴茱萸一升　干姜　当归　白芷　人参　甘草炙，各二两　麦门冬去心　半夏洗去滑，各三两　芍药六两　细辛一两　生地黄一斤，取汁

右一十一味，㕮咀，以水一斗，煮取三升，去滓，纳地黄汁，更上火合煎三两沸，温服一升，日三服，若无当归，以芎䓖四两代之。

大补汤　治产后虚不足，少气乏力，腹中拘急痛及诸疾痛，内崩伤绝，虚竭里急，腰及小腹痛。

当归　干地黄　半夏洗去滑　桂心各三两　吴茱萸一升，一本无　人参　麦门冬去心　芎䓖　干姜　甘草炙　白芷各二两　芍药四两　大枣四十枚，擘

右一十三味，㕮咀，以水一斗，煮取三升，分三服。

当归芍药汤　治产后虚损，逆害饮食，方：

当归一两半　芍药　人参　桂心　生姜切　甘草炙，各一两　干地黄二两　大枣二十枚，擘

右八味，㕮咀，以水七升，煮取三升，分为三服。

鲍鱼汤　主产后腹中虚极，水道闭绝，逆胀，咽喉短气，方：

鲍鱼一斤半　麻子仁　细辛　茯苓　生姜切　五味子各一两　地黄五两

右七味，㕮咀，以水一斗煮鲍鱼如食法，取汁七升，纳药煎取三升，分为三服，大有神验。

厚朴汤　主产后四日之中血气虚，口干嘘吸，方：

厚朴炙　枳实炙　生姜各三两　芍药　五味子　茯苓　前胡各一两　人参半两　大枣二十枚，擘

右九味，㕮咀，以水六升，煮取二升五合，分为三服，适寒温服，禁冷物。

生地黄汤　主产后虚损少气，方：

生地黄　人参　知母　桂心　厚朴炙　甘草炙，各二两　赤小豆三升

右七味，㕮咀，以水二斗五升煮地黄取一斗，去滓，纳药，煎取三升，分为三服。

气奔汤　主妇人奔豚气，积劳，脏气不足，胸中烦燥，关元以下如怀五千钱状，方：

厚朴_炙 当归 细辛 芍药 桔梗 石膏_碎 桂心_{各三两} 大黄_{五两} 干地黄_{四两} 干姜 泽泻 黄芩 甘草_{炙，各五两}

右一十三味，㕮咀，以水一斗，煮取三升，分温三服，服三剂，佳。《千金》有吴茱萸，无大黄。

杏仁汤 治产后虚气，方：

杏仁_{去皮尖，双仁者} 苏叶_{各一升} 半夏_{一两，洗} 生姜_{十两} 桂心_{四两} 人参 橘皮 麦门冬_{去心} 白前_{各三两}

右九味，㕮咀，以水九升，煮取二升五合，分三服。

千金翼方卷第七 妇人三

虚乏第一

方十二首

柏子仁丸 主妇人五劳七伤，羸弱瘦削，面无颜色，饮食减少，貌失光泽，及产后半身枯悴，伤坠断绝，无子，令人肥白。能久服，夫妇不相识。神方：

柏子仁 白石英 钟乳 干姜 黄耆各二两 泽兰九分，取叶熬 藁本 芜荑各三两 芎藭二两半 防风五分 蜀椒一两半，去目及闭口者，汗 人参 紫石英 石斛 赤石脂 干地黄 芍药 五味子 秦艽 肉苁蓉 厚朴炙 龙骨 防葵 细辛 独活 杜仲炙 白芷 茯苓 桔梗 白术 桂心各一两 当归 甘草炙，各七分

右三十三味，捣筛为末，炼蜜和丸如梧子，空肚暖酒服十丸，不知，稍增至三十丸，以知为度，禁食生鱼肥猪肉生冷。《千金》有乌头，无秦艽、龙骨、防葵、茯苓。

小泽兰丸 治妇人产后虚损补益，方：

泽兰九分，取叶熬 芜荑熬 藁本 厚朴炙 细辛 人参 柏子仁 白术各三分 蜀椒去目、闭口者，汗 白芷 干姜 食茱萸 防风各一两 石膏二两桂心半两 当归 芎藭 甘草炙，各七分，一方有芍药一两

右一十八味，捣筛为末，炼蜜和丸梧子大，温酒服二十丸，渐加至三十丸，日三服，忌食生鱼肥猪肉。《千金》无干姜，有茯苓。

大五石泽兰丸 主妇人产后虚损，寒中，腹中雷鸣，缓急风，头痛寒热，月经不调，绕脐恻恻痛，或心下石坚，逆害饮食，手足常冷，多梦纷纭，身体痹痛，荣卫不和，虚弱不能动摇，方：

泽兰九分，取叶熬 石膏 干姜 白石英 阳起石各二两 芎藭 当归各七两 人参 石斛 乌头炮去皮 白术 续断 远志去心 防风各五分 紫石英 禹余粮 厚朴炙 柏子仁 干地黄 五味子 细辛 蜀椒去目，闭口者，汗 龙骨 桂心 茯苓各一两

半 紫菀 山茱萸各一两 白芷 藁本 芜荑各三两 钟乳 黄耆 甘草炙,各二两半

右三十三味，捣筛为末，炼蜜和丸如梧桐子，酒服二十丸，渐加至三十丸。《千金》无阳起石。

小五石泽兰丸 主妇人劳冷虚损，饮食减少，面失光色，腹中冷痛，月候不调，吸吸少气无力，补益温中，方：

泽兰九分,取叶熬 藁本 柏子仁 厚朴炙 白术各一两 芍药 蜀椒去目、闭口者,汗 山茱萸 人参各五分 紫石英 钟乳 白石英 肉苁蓉 矾石烧 龙骨 桂心各一两半 石膏 干姜 阳起石各二两 芜荑三分,熬 赤石脂 当归 甘草各七分,炙

右二十三味，捣筛为末，炼蜜和丸如梧子，酒服二十丸，加至三十丸，日三服。

大补益当归丸 治产后虚羸不足，胸中少气，腹中拘急疼痛，或引腰背痛，或产后所下过多不止，虚竭乏气，腹中痛，昼夜不得眠，及崩中，面目失色，唇口干燥。亦主男子伤绝，或从高堕下，内有所伤之处，或损血吐下及金疮等，方：

当归 芎䓖 续断 干姜 阿胶炙 甘草炙,各四两 附子炮、去皮 白芷 吴茱萸 白术各三两 干地黄十两 桂心二两 赤芍药二两

右一十三味，捣筛为末，炼蜜和丸如梧子，酒服二十丸，日三夜一，渐加至五十丸，若有真蒲黄，可加一升为善。

白芷丸 治妇人产后所下过多，及崩中伤损，虚竭少气，面目失色，腹中痛，方：

白芷 续断 干姜 当归各三两 附子一两,炮,去皮 干地黄五两 阿胶三两,炙

右七味，捣筛为末，炼蜜和丸如梧子，酒服二十丸，日四五服，无当归，用芎䓖代之。亦可加蒲黄一两为善，无续断，用大蓟根代之。

甘草丸 主妇人产后心虚不足，虚悸少气，心神不安，或若恍恍惚惚不自觉，方：

甘草三两,炙 人参 泽泻 桂心各一两 大枣五枚 远志去心 茯苓 麦门冬去心 菖蒲 干姜各二两

右一十味，捣筛为末，炼蜜和丸如大豆许，酒服二十丸，日四五服，

夜二服，不知稍增，若无泽泻，用术代之，若胸中冷增干姜。

大远志丸 主妇人产后心虚不足，心下虚悸，志意不安，时复愦愦，腹中拘急痛，夜卧不安，胸中吸吸少气。药内补伤损，益气，安志定心，主诸虚损，方：

远志去心 茯苓 桂心 麦门冬去心 泽泻 干姜 人参 当归 独活 阿胶炙 菖蒲 甘草炙 白术各三两 干地黄五两 薯蓣二两

右一十五味，捣筛为末，炼蜜和丸如梧子。空腹温酒服二十丸，日三服，不知稍加至三十丸。大虚，身体冷，少津液，加钟乳三两为善，钟乳益精气，安心镇志，令人颜色美，至良。

人参丸 主产后大虚，心悸，志意不安，恍惚不自觉，心中畏恐，夜不得眠，虚烦少气，方：

人参 茯苓 麦门冬去心 甘草炙，各三两 桂心一两 大枣五十枚，作膏 菖蒲 泽泻 薯蓣 干姜各二两

右一十味，捣筛为末，炼蜜枣膏和丸如梧子大。空腹酒下二十丸，日三夜一服，不知稍增至三十丸。若有远志得二两纳之为善。气绝纳当归独活各三两更善。此方亦治男子虚，心悸不定，至良。

生地黄煎 治妇人产后虚羸短气，胸胁逆满风寒，方：

生地黄八两 茯苓 麦门冬各一斤，去心 桃仁半升，去皮尖 甘草一尺，炙 人参三两 石斛 桂心 紫菀各四两

右九味，合捣筛，以生地黄汁八升，淳清酒八升，合调铜器中炭火上，纳鹿角胶一斤，数搅之得一升，次纳饴三升，白蜜三升，于铜器中釜汤上煎令调，药成。先食服如弹丸一枚，日三，不知稍加至二丸。

地黄羊脂煎 治产后诸病，羸瘦，欲令肥白，食饮平调，方：

生地黄汁一斗 生姜汁 白蜜各五升 羊脂二斤

右四味，先煎地黄汁令得五升，次纳羊脂煎令减半，纳姜汁复煎令减，纳蜜着铜器中，重汤煎如饴状。取煎如鸡子大一枚，投温酒中，饮，日三服。

生饮白草汁 治产后劳复及肾劳，方：

白草一把

右一味，捣绞取汁。顿服，瘥。劳复生虫，去滓取汁，洗眼中虫出。又屋漏水洗赤虫出。

盗汗第二

方四首

鲤鱼汤 主妇人体虚，流汗不止，或眠中盗汗，方：

鲤鱼二斤 葱白切，一升 豉一升 干姜 桂心一两

右五味，先以水一斗煮鱼取六升，去鱼纳诸药，微火煮取二升，分再服，取微汗即愈。

竹皮汤 治妇人汗血、吐血、尿血、下血。

竹皮三升 干地黄四两 人参半两 芍药 当归 桔梗 桂心各二两 芎劳 甘草炙，各二两

右九味，㕮咀，以水七升，煮取三升，分三服。

吴茱萸汤 治妇人产后虚羸盗汗，时淅淅恶寒。

吴茱萸三两

右一味，以清酒三升渍之半日，所煮令蚁鼻沸减得二升。分服一升，日再，间日饮。

猪膏煎 治妇人产后体虚寒热，自汗出。

猪膏 生姜汁 白蜜各一升 清酒五合

右四味，合煎令调和，五上五下，膏成。随意以酒服，瘥。当用炭火上煎。

下乳第三

方一十六首

钟乳 汤治妇人乳无汁。

钟乳 白石脂 消石各一分 通草 生桔梗各二分

右五味，㕮咀，以水五升煮，三上三下，余一升，去滓，纳消石令

烊，绞服无多少，若小儿不能乳，大人嗍之。

漏芦汤 治妇人乳无汁。

漏芦 通草各二两 钟乳一两 黍米一升

右四味，咬咀，黍米宿渍，揩挞取汁三升，煮药三沸。去滓饮之，日三服。

鲫鱼汤 妇人下乳汁。

鲫鱼长七寸 猪肪半斤 漏芦 钟乳各二两

右四味，咬咀，药切，猪脂鱼不须洗，清酒一斗二升合煮，鱼熟药成，去滓。适寒温，分五服，即乳下，良。饮其间相去须臾一饮，令药力相及。

又方：

通草 钟乳 栝楼实 漏芦各三两

右四味，咬咀，以水一斗，煮取三升，去滓。饮一升，日三服。

又方：

通草 钟乳各四两

右二味，切，以酒五升渍一宿，明旦煮沸，去滓。服一升，日三服，夏冷服，冬温服之。

又方：

石膏四两，碎。以水二升煮三沸。稍稍服一日，令尽。

又方：

栝楼实一枚青色大者，无大者用小者两枚，无青色者黄色者亦好。

右一味，熟捣，以白酒一斗，煮取四升，去滓。服一升，日三服。

又方：

鬼箭五两

右一味，切，以水六升，煮取四升。一服八合，日三服。亦可烧灰，水服方寸匕。

鼠肉臛方 治妇人乳无汁。

鼠肉五两 羊肉六两 獐肉半斤

右三味，作臛，勿令疾者知之。

鲍鱼大麻子羹 治妇人产后下乳。

鲍鱼肉三斤 麻子人一升

右二味，与盐豉葱作羹，任意食之。

又方：

通草 钟乳

右二味等分，捣筛，作面粥。服方寸匕，日三服。百日后，可兼养两儿。通草横心白者是，勿取羊桃根，色黄者无益。

又方：

麦门冬去心 钟乳 通草 理石

右四味，等分捣筛。空腹酒服方寸匕，日三服。

又方：

漏芦三分 钟乳 栝楼根各五分 蛴螬三合

右四味，捣筛。先食糖水服方寸匕，日三服。

又方：

栝楼根三两 钟乳四两 漏芦 滑石 通草各二两 白头翁一两

右六味，捣筛为散。酒服方寸匕，日再服。

又方：

钟乳 通草各五分 云母二两半 屋上败草二把，烧作灰 甘草一两，炙

右五味，捣筛为散。食后以温漏芦水服方寸匕，日三服，乳下为度。

又方：

麦门冬去心 钟乳 通草 理石 干地黄 土瓜根 蛴螬并等分

右七味，捣筛为散。食后酒服方寸匕，日三服。

中风第四

方一十一首

甘草汤 治产后在褥，中风背强，不能转动，名曰风痉。

甘草炙 干地黄 麦门冬去心 前胡 黄芩 麻黄去节 栝楼根各二两 芎䓖一两
葛根半斤 杏仁五十枚，去皮尖、双仁

右一十味，㕮咀，以水一斗酒五升，合煮葛根，取八升，去滓，纳诸
药。煮取二升，分再服。一剂不瘥，更作之，大良。《千金》无前胡。

羌活汤 治产后中风，身体痹疼痛。

羌活 防风 乌头炮去皮 桂心 芍药 干地黄各三两 防己 女萎 麻黄去节，
各一两 葛根半斤 生姜六两 甘草二两，炙

右一十二味，㕮咀，以水九升，清酒三升合煮，取三升，服五合，日
三夜一服，极佳。

治产后中风时烦方：

知母 石膏碎 芍药 甘草炙，各二两 半夏一升，洗 生姜切 防风 白术各三两
独活四两 桂心四两

右一十味，㕮咀，以水一斗清酒五升合煮。取三升，分三服。

独活汤 治产后中风，口噤不得言。

独活五两 防风 秦艽 桂心 当归 附子炮，去皮 白术 甘草炙，各二两 木
防己一两 葛根 生姜各三两

右一十一味，㕮咀，以水一斗二升，煮取三升，分三服。

竹叶汤 治产后中风，发热，面正赤，喘气头痛。

淡竹叶 葛根各三两 人参一两 防风二两 大附子一枚，炮，去皮 生姜五两 大
枣十五枚，擘 桔梗 桂心 甘草炙，各一两

右一十味，㕮咀，以水一斗煮取二升半，分二服，温覆使汗出；颈项
强，用大附子煎药，扬去沫；若呕者，加半夏半升，洗。

防风汤 治产后中风里急短气。

防风 葛根 当归 芍药 人参 干姜 甘草炙，各二两 独活五两

右八味，㕮咀，以水九升，煮取三升，分为三服。

治产后魇言鬼语，由内虚未定，外客风邪所干，方：

羊心一枚 远志去心 芍药 黄芩 牡蛎熬 防风 甘草炙，各二两 干地黄 人
参各三两

右九味，㕮咀，以水一斗煮羊心取五升，去心，纳诸药。煎取三升，分为三服。

鹿肉汤 治产后风虚，头痛壮热，言语邪僻。

鹿肉三斤 半夏一升，洗去滑 干地黄 阿胶炙 芎䓖各二两 芍药 独活 生姜切 黄耆 黄芩 人参 甘草炙，各三两 桂心二两 秦艽五两 茯神四两，一云茯苓

右一十五味，㕮咀，以水二斗煮肉，得一斗二升，去肉下药，煎取三升，纳胶令烊。分四服，日三夜一服。

防风酒 治产后中风。

防风 独活各一斤 女萎 桂心各二两 茵芋一两 石斛五两

右六味，㕮咀，以清酒二斗渍三宿，初服一合，稍加至三四合，日三服。

木防己膏 治产后中风。

木防己半斤 茵芋五两

右二味，切，以苦酒九升渍一宿，猪膏四升煎，三上三下，膏成。炙手摩之千遍佳。

独活酒 治产后中风，方：

独活一斤 桂心三两 秦艽五两

右三味，㕮咀，以酒一斗五升，渍三日，饮五合，稍加至一升，不能饮，随性多少。

心悸第五

方四首

治产后忽苦心中冲悸，或志意不定，恍恍惚惚，言语错谬，心虚所致，方：

人参 茯苓各三两 茯神四两 大枣三十枚，擘 生姜八两 芍药 当归 桂心 甘草各二两

右九味，㕮咀，以水一斗，煮取三升，分服，日三。

治产后忽苦心中冲悸不定，志意不安，言语误错，惚惚愦愦不自觉，方：

远志去心 人参 麦门冬去心 当归 桂心 甘草炙，各二两 茯苓五两 芍药一两 生姜六两 大枣二十枚，擘

右一十味，㕮咀，以水一斗，煮取三升。分三服，日三，羸者分四服。产后得此是心虚所致。无当归，用芎劳。若其人心胸中逆气，则加半夏三两，洗去滑。

治产后暴苦心悸不定，言语谬误，恍恍惚惚，心中愦愦，此是心虚所致，方：

茯苓五两 芍药 桂心 当归 甘草炙，各三两 生姜六两 大枣三十枚，擘 麦门冬去心，一升

右八味，㕮咀，以水一斗，煮取三升。分三服。无当归，用芎劳代。若苦心不定，加人参、远志各二两；若苦烦闷短气，加生竹叶一升，先以水一斗三升煮竹叶取一斗，纳药；若有微风加独活三两，麻黄二两，桂心二两，用水一斗五升；若颈项苦急背中强者，加独活、葛根、麻黄、桂心各三两，生姜八两，以水一斗五升，煮取三升半，分四服，日三夜一服。

治产后心冲恐悸不定，恍恍惚惚，不自知觉，言误错误，虚烦短气，志意不定，此是心虚所致，方：

远志去心，二两 人参 茯神 当归 芍药 甘草炙，各三两 大枣三十枚，擘 麦门冬一升，去心

右八味，㕮咀，以水一斗，煮取三升，分三服。若苦虚烦短气者，加生淡竹叶一升，以水一斗二升，煮取一斗，乃用诸药；胸中少气者，益甘草一两为善。

下痢第六

方一十七首

阿胶汤 治产后下痢。

阿胶 当归 黄檗 黄连各一两 陈廪米一升 蜡如棋子三枚

右六味，㕮咀，以水八升煮米蟹目沸，去米纳药，煮取二升，去滓，纳胶蜡令烊。分四服，一日令尽。

桂心汤 治产后余寒，下痢便脓血赤白，日数十行，腹痛时时下血。

桂心 甘草各二两 白蜜一升 干姜二两 当归三两 赤石脂十两，绵裹 附子一两，炮去皮，破

右七味，㕮咀，以水六升，煮取三升，纳蜜再沸。分三服。

羊脂汤 治产后下痢，诸疗不断。

羊脂五两 当归 干姜 黄檗 黄连各三两

右五味，㕮咀，以水九升，煮取三升，去滓，纳脂令烊。分三服。

治产后下痢，虚乏羸瘦，方：

黄雌鸡一只，治如食法去脏，勿中水 赤小豆二升 吴茱萸 独活 人参 黄连 甘草各二两 黄耆 麦门冬去心 当归各三两 大枣三十枚，擘

右一十一味，㕮咀，以水二斗煮鸡豆，令余一斗，去鸡豆澄清，纳药煮取三升。分三服。鸡买成死者，勿杀。

治产后寒热下痢，方：

鹿肉三斤 葱白一把 人参 当归 黄芩 桂心 甘草各一两 芍药二两 豉一升 生姜切 干地黄各三两

右一十一味，㕮咀，以水二斗煮肉取一斗，纳诸药煮取三升。分三服。

当归汤 治产后下痢腹痛。

当归 龙骨各三两 干姜 白术各二两 芎藭二两半 熟艾 附子炮去皮 甘草炙，各一两

右八味，㕮咀，以水六升煮取三升。分三服，一日令尽。

白头翁加阿胶甘草汤 治产后下痢兼虚极。

白头翁二两 黄连 秦皮 黄檗各三两 阿胶 甘草各二两

右六味，㕮咀，以水七升，煮取三升，去滓，纳胶令烊。分三服。

鳖甲汤 治产后早起中风，冷泄痢及带下。

鳖甲如手大，炙令黄 白头翁一两 当归 黄连 干姜各二两 黄檗长一尺，广

三寸

右六味，㕮咀，以水七升，煮取三升，分三服。《千金》无白头翁。

干地黄汤 治产后下痢。

干地黄一两 白头翁 干姜 黄连各一两 蜜蜡方寸 阿胶如手掌大，一枚

右六味，㕮咀，以水五升，煮取二升半，去滓，纳胶蜡令烊。分三服，相去一炊顷。《千金》无干姜。

生地黄汤 治产后忽著寒热下痢。

生地黄五两 黄连 桂心 甘草各一两 淡竹皮二升 大枣二十枚，擘 赤石脂二两

右七味，㕮咀，以水一斗煮竹皮取七升，去滓纳药，煮取二升五合。分为三服。

蓝青丸 治产后下痢。

蓝青熬 鬼臼各一两半 附子炮，一两 蜀椒汗，一两半 黄连五两，去毛 龙骨 当归各三两 黄檗 人参 茯苓各一两 厚朴炙 阿胶炙 艾 甘草炙，各二两，一方用赤石脂四两

右一十四味，捣筛为末，炼蜜和丸如梧子。空腹以饮服二十丸。

赤石脂丸 治产后下痢。

赤石脂三两 当归 黄连 干姜 秦皮 白术 甘草炙，各二两 蜀椒汗 附子各一两，炮，去皮

右九味，捣末，炼蜜和丸如梧子大，饮服二十丸，日三服。

治产后下痢**赤散方**：

赤石脂三两 桂心一两 代赭二两

右三味，捣筛为散。酒服方寸匕，日三，夜一服。十日当愈。

治产后下痢**黑散方**：

麻黄去节 贯众 桂心各一两 干漆熬 细辛各二两 甘草三两，炙

右六味，捣筛为散。麦粥服五指撮，日再，五日当愈。

治产后下痢**黄散方**：

黄连 大黄各二两 黄芩 䗪虫熬 干地黄各一两

右五味，捣筛为散，酒服方寸匕，日三服，十日愈。《千金》无大黄。

治妊娠及产后寒热下痢方：

黄檗一斤 黄连一升 栀子二十枚

右三味，㕮咀，以水五升，渍一宿，煮三沸，服一升，一日一夜令尽，呕者，加橘皮一把，生姜二两。

治妇人痢，欲痢辄先心痛腹胀满，日夜五六十行，方：

神曲熬 石榴皮各八两 黄檗切 黄连切 乌梅肉 艾叶各一升 防己二两 附子五两，炮 干姜 阿胶各三两，炙

右一十味，捣筛为末，炼蜜和丸如梧桐子大。饮服二十丸，日三，渐加至三十四十丸。

淋渴第七

方一十一首

桑螵蛸汤 治产后小便数。

桑螵蛸三十枚，炙 鹿茸炙 黄耆各三两 生姜四两 人参 牡蛎熬 甘草炙，各二两

右七味，㕮咀，以水六升，煮取二升半。分三服。

栝楼汤 治产后小便数兼渴。

栝楼根 黄连 麦门冬去心，各二两 桑螵蛸二十枚，炙 人参 生姜切 甘草炙，各三两 大枣十五枚，擘

右八味，㕮咀，以水七升，煮取二升半。分三服。

鸡腜胵汤 治产后小便数。

鸡肶胵二十具 鸡肠三具，洗 厚朴炙 人参各二两 生姜五两 麻黄四两，去节 大枣二十枚，擘 当归 干地黄 甘草炙，各二两

右一十味，㕮咀，以水一斗煮鸡腜胵、肠、枣取七升，去滓，内药，煎取三升半，分三服。

治妇人结气成淋，小便引痛，上至少腹，或时溺血，或如豆汁，或如

胶饴，每发欲死，食不生肌，面目萎黄，师所不能疗，方：

贝齿四枚，烧 葵子一升 滑石三两 石膏五两

右四味，㕮咀，以水七升，煮取二升，去滓，纳猪肪一合，更煎三沸，适寒温，分三服。病不瘥，更合服。

石韦汤 治产后卒淋、血淋、气淋。

石韦去毛 黄芩 通草各一两 榆皮五两 大枣三十枚，擘 葵子二升 生姜切 白术各三两，一方用芍药 甘草一两，炙

右九味，㕮咀，以水八升，煮取二升半。分三服。

葵根汤 治产后淋涩。

葵根切，一升，一云干者二两 车前子 乱发烧 大黄 桂心 滑石各一两 通草三两 生姜六两，切

右八味，㕮咀，以水七升，煮取二升半。分为三服。《千金》有冬瓜汁七合。

茅根汤 治产后淋。

白茅根一斤 桃胶 甘草炙，各一两 鲤鱼齿一百枚，擘 生姜三两，切 人参 地麦各二两 瞿麦 茯苓各四两

右九味，㕮咀，以水一斗，煮取二升半。分三服。

鼠妇散 治产后小便不利。

鼠妇七枚熬黄酒服之。

滑石散 治产后淋涩。

滑石五分 通草 车前子 葵子各一两

右四味，捣筛为散，以醋浆水服方寸匕，稍加至二匕。

竹叶汤 治产后虚弱少气力。

竹叶 人参 茯苓 甘草炙，各一两 大枣十四枚，擘 麦门冬五两，去心 小麦五合 生姜切 半夏洗，各三两

右九味，㕮咀，以水九升，煮竹叶小麦取七升，去滓，纳药更煮取二升半。服五合，日三夜一服。

栝楼汤 治产后渴不止。

栝楼根_{四两}　人参　麦门冬_{各三两，去心}　大枣_{三十枚，擘}　土瓜根_{五两}　干地黄

甘草_{炙，各二两}

右七味，㕮咀，以水八升，煮取二升半。分三服。

千金翼方卷第八 妇人四

崩中第一

方三十六首

治妇人五崩，身体羸瘦，咳逆烦满少气，心下痛，面上生疮，腰大痛，不可俯仰，阴中肿如有疮之状，毛中痒，时痛，与子脏相通，小便不利，常头眩，颈项急痛，手足热，气逆冲急，烦不得卧，腹中急痛，食不下，吞醋噎，苦肠鸣，漏下赤白黄黑汁，大臭如胶污衣状，热即下赤，寒即下白，多饮即下黑，多食即下黄，多药即下青，喜怒心中常恐，一身不可动摇，大恶风寒。**鳖甲散方**：

鳖甲炙 干姜各三分 芎䓖 云母 代赭各一两 乌贼鱼骨 龙骨 伏龙肝 白垩 猬皮炙，各一分 生鲤鱼头 桂心 白术各半两 白僵蚕半分

右一十四味，捣筛为散，以淳酒纳少蜜。服方寸匕，日三夜二服。久病者十日瘥，新病者五日瘥。若头风小腹急，加芎䓖、桂心各一两，佳。忌生冷猪鸡鱼肉。

治妇人崩中漏下赤白青黑，腐臭不可近，令人面黑无颜色，皮骨相连，月经失度，往来无常，小腹弦急，或苦绞痛，上至于心，两胁肿胀，令人倚坐，气息乏少，食不生肌肤，腰背疼痛，痛连两脚，不能久立，但欲得卧，神验。**大慎火草散方**：

慎火草 白石脂 鳖甲炙 黄连 细辛 石斛 芎䓖 干姜 芍药 当归 熟艾 牡蛎熬 禹余粮各二两 桂心一两 蔷薇根皮 干地黄各四两

右一十六味，捣筛为散。空腹酒服方寸匕，日三服，稍增至二匕。若寒多加附子及椒，用椒当汗，去目闭口者；热多加知母黄芩，加石斛两倍；白多加干姜白石脂；赤多一方云青黑加桂心、代赭各二两。

治妇人崩中及痢，一日夜数十起，大命欲死，多取诸根煎丸，得入腹

即活。若诸根难悉得者，第一取蔷薇根，令多多乃合之。遇有酒以酒服，无酒以饮服。其种种根当得二斛为佳。**蔷薇根煎**方：

蔷薇根　柿根　菝葜　悬钩根各一斛

右四味，皆剉，合著釜中，以水淹使上余四五寸，水煮使三分减一，去滓。无大釜，稍煮如初法，都毕，会汁煎如饴，可为丸如梧桐子大。服十丸，日三服。

治妇人崩中去赤白，或如豆汁，**伏龙肝汤**方：

伏龙肝如弹丸大，七枚　赤石脂　桂心　艾　甘草炙，各二两　生地黄切，四升　生姜二两

右七味，㕮咀，以水一斗煮取三升。分四服，日三夜一服。

治妇人崩中，血出不息，逆气虚烦，**熟艾汤**方：

熟艾一升　蟹爪一升　淡竹茹一把　伏龙肝半斤　蒲黄二两　当归一两　干地黄　芍药　桂心　阿胶　茯苓各二两　甘草五寸，炙

右一十二味，㕮咀，以水一斗九升煮艾，取一斗，去滓纳药，煮取四升，纳胶令烊尽，一服一升，一日令尽，羸人以意消息。之，可减五六合。

治妇人崩中漏血不绝，**地榆汤**方：

地榆根　柏叶各八两　蟹爪　竹茹各一升　漏芦三两　茯苓一两　蒲黄三合　伏龙肝半斤　干姜　芍药　当归　桂心　甘草炙，各二两

右一十三味，㕮咀，以水一斗五升煮地榆根，减三升，纳诸药，更煮取四升。分服，日三夜一服。

治妇人产后崩中去血，逆气荡心，胸生疮，烦热，**甘草芍药汤**方：

甘草炙　芍药　当归　人参　白术各一两　橘皮一把　大黄半两

右七味，㕮咀，以水四升，煮取二升，分再服，相去一炊顷。

治妇人崩中下血，**榉柳叶汤**方：

榉柳叶三斤　麦门冬去心　干姜各二两　大枣十枚，擘　甘草一两，炙

右五味，㕮咀，以水一斗，煮榉柳叶取八升，去滓，纳诸药，又煮取三升。分三服。

治妇人暴崩中，去血不止，**蓟根酒**方：

大小蓟根各一斤，切

右二味，以酒一斗渍五宿，服之，随意多少。

治妇人崩中赤白不绝，困笃，**禹余粮丸**方：

禹余粮五两 乌贼鱼骨三两 白马蹄十两，炙令黄 龙骨三两 鹿茸二两，炙

右五味，捣筛炼蜜和丸如梧子，酒服二十丸，日二服，不知，稍加至三十丸。

治妇人积冷，崩中去血不止，腰背痛，四肢沉重虚极，**大牛角中仁散**方：

牛角中仁一枚，烧 防风二两 干地黄 桑耳 蒲黄 干姜 赤石脂 禹余粮 续断 附子炮，去皮 白术 龙骨 矾石烧 当归各三两 人参一两

右一十五味，捣筛为散，温酒服方寸匕。日三服，不知，渐加之。

治妇人崩中下血，虚羸少力，调中补虚止血，方：

泽兰熬，九分 蜀椒去目、闭口者，汗，七分 代赭 藁本 桂心 细辛 干姜 防风各一两 干地黄 牡蛎熬，各一两半 柏子仁 厚朴炙，各三分 当归 芎䓖 甘草炙，各七分 山茱萸 芜荑各半两

右一十七味，捣筛为末，炼蜜和丸如梧子。空腹酒服十丸，日三服，渐加至二十丸，神效。一方用白芷龙骨各三分，人参七分，为二十味。

治妇人崩中下血，切痛不止。方：

桑耳赤色 牡蛎熬令变色，各三两 龙骨二两 黄芩 芍药 甘草炙，各一两

右六味，捣筛为散。酒服方寸匕，日三服，稍增，以知为度。

治妇人伤中崩中绝阴，使人怠惰，不能动作，胸胁心腹四肢满，而身寒热甚，溺血。**桑根煎**方：

桑根白皮细切一斗，麻子仁三升，淳清酒三斗，煮得一斗，绞去滓，大枣百枚去皮核，饴五升，阿胶五两，白蜜三升，复煎，得九升，下干姜末，厚朴阔二寸，长二尺末，蜀椒末三味，各一升，桂心长一尺二寸，甘草八两，糵米末一升，干地黄四两，芍药六两，玄参五两，丸如弹丸，日三枚。

又方：

小蓟根叶剉 母各剉十斤

右一味，以水五斗，合釜中煮烂熟，去滓，纳铜器中，煎余四升。分四服，一日令尽。"莙"字未详，不敢刊正。

治妇人崩中方：

白茅根二斤 小蓟根五斤

右二味，切，以水五斗合煎取四升，分稍稍服之。

治妇人崩中去血及产后余病，**丹参酒**方：

丹参 地黄 忍冬 地榆 艾各五斤

右五味，先燥熟舂之，以水渍三宿，去滓，煮取汁，以黍米一斛，酿如酒法，熟。初服四合，稍增之，神良。

治妇人崩中去赤白方：

取倚死竹蛭，烧末，饮服半方寸匕，神良。

治妇人崩中漏下方：

取梧桐木长一尺，烧作灰，捣筛为散。以温酒服方寸匕，日三服。

治妇人白崩中，方：

芎䓖二两 干地黄 阿胶 赤石脂 桂心 小蓟根各二两

右六味，㕮咀，以酒六升，水四升合煮，取三升，去滓，纳胶令烊尽，绞去滓。分三服。《千金》有伏龙肝如鸡子大七枚。

治妇人白崩中，**马通汁**方：

白马通汁二升 干地黄四两 芎䓖 阿胶 小蓟根 白石脂 桂心各二两 伏龙肝如鸡子大，七枚

右八味，㕮咀，以酒七升，合马通汁煮取三升，去滓纳胶，令烊尽。分三服。

治妇人带下五贲，一曰热病下血；二曰寒热下血；三曰月经未断为房室，即漏血；四曰经来举重伤妊脉，下血；五曰产后脏开经利。五贲之病，外实内虚，**小牛角䚡散**方：

小牛角䚡五枚，烧令赤 龙骨一两 禹余粮 干姜 当归各二两 阿胶炙 续断各

三两

右七味，捣筛为散。空腹酒服方寸匕，日三服。《千金》有赤小豆、鹿茸、乌贼鱼骨，为十味。

治妇人缦下十二病绝产，一曰白带，二曰赤带，三曰经水不利，四曰阴胎，五曰子脏坚，六曰子脏僻，七曰阴阳患痛，八曰腹强—作内强，九月腹寒，十曰五脏闭，十一曰五脏酸痛，十二曰梦与鬼为夫妇。**龙骨散**方缦下《千金》作淳下：

龙骨三两 白僵蚕五枚 乌贼鱼骨 代赭各四两 半夏洗 桂心 伏龙肝 干姜 黄檗各二两 石韦去毛 滑石各一两

右一十一味，捣筛为散。温酒服方寸匕，日三服。多白加乌贼鱼骨、白僵蚕各二两；多赤加代赭五两；小腹寒，加黄檗二两；子脏坚，加姜桂各二两。各随疾增之。服药三月，有子住药。药太过多，生两子。当审方取药。寡妇童女不可妄服。

治产后下血不止，方：

菖蒲五两，剉

右一味，以清酒五升，煮取二升。分二服。

治妇人下血，**阿胶散**方：

阿胶八两，炙 乌贼鱼骨二两 芍药四两 当归一两

右四味，捣筛为散，以蜜溲如麦饭。先食，以葱羹汁服方寸匕，日三夜一服。一方桑耳一两。

治诸去血蛊，方：

鹿茸炙 当归各三两 瓜子五合 蒲黄五两

右四味，捣筛为散。酒服方寸匕，日三服，不知稍增。

治妇人漏血崩中，**鲍鱼汤**方：

鲍鱼 当归各三两，切 阿胶炙，四两 艾如鸡子大三枚

右四味，以酒三升水二升合煮，取二升五合，去滓，纳胶烊令尽。一服八合，日三服。

治妇人三十六疾，胞中病，漏下日不绝，**白垩丸**方：

邯郸白垩 牡蛎_熬 禹余粮 白芷 乌贼鱼骨 干姜 龙骨 白石脂 桂心 瞿麦 大黄 石韦_{去毛} 白薇 细辛 芍药 黄连 附子_{炮，去皮} 钟乳 茯苓 当归 蜀椒_{汗，去目闭口者} 黄芩 甘草_{炙，各半两}

右二十三味，捣筛为末，炼蜜和丸如梧桐子大。酒服五丸，日二，不知渐加至十丸。

治妇人漏血不止，大崩中方：

龙骨 芎䓖 附子_{炮，去皮} 芍药 禹余粮 干姜_{各三两} 赤石脂_{四两} 当归 桂心_{各一两} 甘草_{五分，炙}

右一十味，捣筛为散。以温酒服方寸匕，日三服，稍加至二匕。白多更加赤石脂一两。

治妇人漏血，积月不止，**马通汤**方：

赤马通汁_{一升，取新马矢绞取汁，干者水浸绞取。无赤马凡马亦得} 当归 阿胶_炙 干姜_{各一两} 生艾_{一把} 书墨_{半弹丸大}

右六味，㕮咀，以水八升，清酒二升，合煮取三升，去滓，纳马通汁及胶，微火煎取二升。适寒温，分再服，相去一炊顷饮之。

治妇人白漏不绝，**马蹄屑汤**方：

白马蹄_{炙令焦，屑} 赤石脂_{各五两} 禹余粮 乌贼鱼骨 龙骨 牡蛎_熬 干地黄 当归_{各四两} 附子_{二两，炮去皮} 白僵蚕_{一两，熬} 甘草_{二两，炙}

右一十一味，㕮咀，以水一斗六升，煮取三升半。分四服，日三夜一服。

治妇人漏血不止，方：

干地黄 大黄_{各六两} 芎䓖_{四两} 阿胶_{五两} 人参 当归 甘草_{炙，各三两}

右七味，㕮咀，以酒一斗，水五升合煮，取六升，去滓，纳胶烊令尽。一服一升，日三夜一服。

治妇人白漏不绝，**马蹄丸**方：

白马蹄_{四两，炙令黄} 乌贼鱼骨 白僵蚕 赤石脂_{各二两} 禹余粮 龙骨_{各三两}

右六味，捣筛为末，炼蜜和丸如梧子。酒服十丸，不知渐加至二十丸。

治妇人漏下，**慎火草散**方：

慎火草十两，熬令黄　当归　鹿茸一作鹿角　阿胶炙，各四两　龙骨二分

右五味，捣筛为散。先食，酒服方寸匕，日三服。

治妇人漏下不止，**蒲黄散**方：

蒲黄半升　鹿茸炙　当归各二两

右三味，捣筛为散。酒服半方寸匕，日三服，不知渐加至一方寸匕。

治妇人胞落不安，血漏下相连，月水过度，往来或多或少，小腹急痛上抢心，胁胀，食不生肌，方：

蝉甲三两，炙　禹余粮　干地黄各六两　蜂房炙　蛇皮炙，各一两　猬皮一具，炙　干姜　防风　乌贼鱼骨　桑螵蛸炙　䗪虫熬　甘草炙，各二两

右一十二味，捣筛为末，炼蜜和丸如梧桐子大。空腹酒服十丸，日三服，渐加至二十丸。

月水不利第二

方三十四首

治妇人月水不利，闭塞绝产十八年，服此药二十八日有子。**金城太守白薇丸**方：

白薇　细辛各五分　人参　杜蘅　半夏洗　厚朴炙　白僵蚕　牡蒙各三分　牛膝　沙参　干姜各半两　附子炮，一两半　秦艽半两　当归三分　蜀椒一两半，去目、闭口者，汗　紫菀三分　防风一两半

右一十七味，捣筛，炼蜜和为丸，如梧桐子。先食，酒服三丸，不知稍增至四五丸。此药不用长服，觉有身则止。《崔氏》有桔梗、丹参各三分。

治经年月水不利，胞中有风冷，故须下之。**大黄朴硝汤**方：

大黄　牛膝各五两　代赭　干姜　细辛各一两　水蛭熬　虻虫去翅足，熬　芒硝各二两　桃仁三升，去皮尖、双仁者　麻子仁五合　牡丹皮　紫葳一云紫菀。各三两　甘草炙，三两　朴硝三两

右一十四味，㕮咀，以水一斗，煮取三升，去滓，纳硝烊令尽。分三服，五更即服，相去一炊顷自下，之后将息，勿见风。

治妇人月水不利，小腹坚急，大便不通，时时见有物下如鼻涕，或如鸡子白，皆胞中风冷也，方：

大黄四两 吴茱萸二升 芍药三两 当归 干地黄 黄芩 干姜 芎䓖 桂心 牡丹皮 芒硝 人参 细辛 甘草炙，各二两 水蛭熬 虻虫各五十枚，去翅足，熬 桃仁五十枚，去皮尖 黄雌鸡一只，治如食法，勿令中水

右一十八味，㕮咀，以清酒五升渍药一炊久，又别以水二斗煮鸡取一斗，去鸡下药，合煮取三升，绞去滓，纳芒硝烊令尽，搅调，适寒温服一升，日三服。

治月水不利小腹痛，方：

牡丹皮 当归 芎䓖 黄芩 大黄 干姜 人参 细辛 硝石 芍药 桂心 甘草炙，各二两 水蛭熬 虻虫去翅足，熬 桃仁各五十枚，去皮尖 蛴螬十三枚，熬 干地黄三两 黄雌鸡一只，治如食法

右一十八味，㕮咀，以清酒五升渍一宿，别以水二斗煮鸡，取一斗五升，去鸡纳药，煮取三升，去滓，纳硝石烊令尽。适寒温，一服一升，日三服。

治久寒月水不利，或多或少，方：

吴茱萸三升 生姜一斤 桂心一尺 大枣二十枚，擘 桃仁去皮尖，五十枚 人参 芍药各三两 小麦 半夏洗，各一升 牡丹皮四两 牛膝二两 水蛭熬 䗪虫熬 虻虫去翅足，熬 甘草炙，各一两

右一十五味，㕮咀，以清酒三升水一斗，煮取三升，去滓。适寒温服一升，日三服。不能饮酒者，以水代之。汤临欲成，乃纳诸虫。病人不耐药者则饮七合。

治妇人月水不利，腹中满，时自减，并男子膀胱满急，**抵党汤方**：

大黄二两 桃仁三十枚，去皮尖两仁，炙 水蛭二十枚，熬 虎杖炙，二两。一云虎掌

右四味，㕮咀，以水三升，煮取一升。顿服之，当即下血。

又方：

当归 桂心 干漆熬 大枣擘 虻虫去翅足，熬 水蛭各二两，熬 芍药 细辛 黄

芩 萎蕤 甘草炙，各一两 吴茱萸 桃仁各一升，去皮尖两仁

右一十三味，㕮咀，以酒一斗渍一宿。明旦煮之取三升，分三服。

治妇人月水不利，方：

当归 芍药 干姜 芒硝 吴茱萸各二两 大黄四两 桂心三两 甘草炙，一两
桃仁去皮尖，三十枚

右九味，㕮咀，以水九升，煮取三升，去滓，纳芒硝烊令尽。分三服。

治妇人胸胁满，月水不利，时绕脐苦痛，手足烦热，两脚酸，**温经丸**方：

干姜 吴茱萸 附子炮，去皮 大黄 芍药各三两 黄芩 干地黄 当归 桂心
白术各二两 人参 石韦各一两，去毛 蜀椒一合，去目及闭口，汗 桃仁七十枚，去皮尖
及双仁，熬 薏苡仁一升

右一十五味，捣筛为末，炼蜜和丸如梧桐子。先食，酒服一丸，日三服，不知稍加之，以知为度。

治妇人月水不利，手足烦热，腹满不欲寐，心烦，**七熬丸**方：

大黄半两，熬 前胡 芒硝各五分 干姜三分 茯苓二分半 杏仁去皮尖双仁，一分半，熬 蜀椒去目及闭口，汗 葶苈各二分，熬 桃仁二十枚，去皮尖、双仁，熬 水蛭半合，熬 虻虫半合，去翅足，熬

右一十一味，捣筛为末，炼蜜和丸如梧桐子，饮服七丸，日三服，渐加至十丸，治寒先食服之。《千金》有芎藭三分。

治妇人带下，寒气血积，腰腹痛，月水时复不调，手足厥逆，气上荡心，害饮食，方：

茯苓 枳实炙 干姜各半两 芍药 黄芩 桂心 甘草炙，各一两

右七味，㕮咀，以水四升，煮取二升。分二服，服别相去一炊顷。诸月水不调，皆悉主之。

治妇人月水不调，或月前或月后，或如豆汁，腰痛如折，两脚疼，胞中风冷，**牡丹大黄汤**方：

牡丹皮三两 大黄 朴硝各四两 桃仁一升，去皮尖、双仁者 阳起石 人参 茯

苓　水蛭熬　虻虫去翅足，熬　甘草炙，各二两

右一十味，㕮咀，以水九升，煮取三升，去滓，纳朴硝令烊尽。分三服，服别相去如一炊顷。

治妇人月水不调，或在月前，或在月后，或多或少，乍赤乍白，**阳起石汤**方：

阳起石二两　附子一两，炮，去皮　伏龙肝五两　生地黄切，一升　干姜　桂心　人参　甘草炙，各二两续断　赤石脂各三两

右一十味，㕮咀，以水一斗，煮取三升二合。分四服，日三夜一服。

治月水不调，或一月再来，或两月三月一来，或月前或月后，闭塞不通，宜服**杏仁汤**，方：

杏仁去皮尖、双仁　桃仁去皮尖、双仁　虻虫去翅足，熬　水蛭熬，各三十枚　大黄三两

右五味，㕮咀，以水六升，煮取二升五合，分为三服。一服其病当随大小便有所下，若下多者，止勿服；若少者，则尽二服。

治妇人产生余疾，月水时来，腹中绞痛，方：

朴硝　当归　薏苡仁　桂心各二两　大黄四两　代赭　牛膝　桃仁去皮尖、两仁，熬。各一两

右八味，捣筛为末，炼蜜和丸如梧桐子。先食，酒服五丸，日三服，不知稍增之。

治妇人经水来绕脐痛，上抢心胸，往来寒热，如疟状，方：

薏苡仁　代赭　牛膝各二两　茯苓一两　大黄八两　䗪虫二十枚，熬　桃仁五十枚，去皮尖双仁，熬　桂心五寸

右八味，捣筛为散。宿不食，明朝空腹温酒服一钱匕。

治妇人月事往来腰腹痛，方：

䗪虫四枚，熬　女青　芎藭各一两　蜀椒去目及闭口，汗　干姜　大黄各二两　桂心半两

右七味，捣筛为散。先食，酒服一刀圭。服之十日，微去下，善养之佳。

治妇人月事不通，小腹坚痛不得近，**干漆汤**方：

干漆熬 大黄 黄芩 当归 芒硝 桂心各一两 附子一枚，炮，去皮 吴茱萸一升 萎蕤 芍药 细辛 甘草炙，各一两

右一十二味，㕮咀，以清酒一斗渍一宿，煮取三升，绞去滓，纳芒硝烊令尽。分三服，服别相去一炊顷。

又方：

大黄三两 桃仁一升，去皮尖及双仁 芒硝 土瓜根 当归 芍药 丹砂研，各二两

右七味，㕮咀，以水九升煮取三升，去滓，纳丹砂末及芒硝，烊令尽。为三服，服别相去一炊顷。《千金》有水蛭二两。

治月水不通，心腹绞痛欲死，通血止痛，**岩蜜汤**方：

吴茱萸 大黄 当归 干姜 虻虫去翅足，熬 水蛭熬 干地黄 芎藭各二两 栀子仁十四枚 桃仁去皮尖，一升，熬 芍药三两 细辛 甘草炙，各一两 桂心一两 牛膝三两 麻仁半升

右一十六味，㕮咀，以水九升，煮取二升半。分三服，日三服，服相去一炊顷。

治血瘕，月水瘀血不通，下病散坚血，方：

大黄 细辛 朴硝各一两 硝石 附子炮，去皮 虻虫去翅足，熬，各三分 黄芩 干姜各一两 芍药 土瓜根 代赭 丹砂各二两，研 牛膝一斤 桃仁二升，去皮尖、双仁 蛴螬二枚，炙

右一十五味，㕮咀，水酒各五升渍药一宿，明旦乃煮取四升，去滓，纳朴硝、硝石烊令尽。分四服，服别相去如一炊顷，去病后宜食黄鸭羹。

又方：

水蛭熬 土瓜根 芒硝 当归各二两 桃仁一升，去皮尖 大黄 桂心 麻子 牛膝各三两

右九味，㕮咀，以水九升，煮取三升，去滓，纳芒硝烊令尽。分三服，服别相去一炊顷。

治月水不通，结成癥坚如石，腹大骨立，宜破血下癥物，方：

大黄　硝石熬，令沸定，各六两　蜀椒去目、闭口，汗，一两　代赭　干漆熬　芎藭　茯苓　干姜　虻虫去翅足熬，各二两　巴豆二十枚，去皮心，熬

右一十味，捣筛为末，别治巴豆令如脂，炼蜜丸如梧桐子大。酒服三丸，渐加至五丸，空腹为始，日二服。《千金》有丹砂、柴胡、水蛭、土瓜根，为一十四味。

治产后月水往来，乍多乍少，仍不复通，里急，下引腰身重，**牛膝丸**方：

牛膝　桂心　大黄　芎藭各三两　当归　芍药　人参　牡丹皮各二两　水蛭熬　虻虫熬，去翅足　䗪虫熬，各十枚　蛴螬熬　螌蝥虫各四十枚，一方无

右一十三味，捣筛为末，炼蜜和丸如梧桐子大。空腹，温酒下五丸，日三服，不知渐增至十丸。

治月水闭不通，洒洒往来寒热，方：

虻虫一两，去翅、足，熬　桃仁十两，去皮尖双仁，熬　桑螵蛸半两　代赭　水蛭熬　蛴螬熬，各二两　大黄三两

右七味，捣筛为末，别捣桃仁如膏，乃合药，炼蜜和为丸，如梧桐子大。酒服五丸，日二服。

治月水不通，手足烦热，腹满，默默不欲寐心烦，方：

芎藭五两半　芒硝　柴胡各五两　茯苓二两　杏仁五合，去皮尖、双仁，熬　大黄一斤　蜀椒去目闭口者，汗　水蛭熬　虻虫去翅足，熬，各半两　桃仁一百枚，去皮尖、双仁，熬　䗪虫熬　牡丹皮各二两　干姜六两　葶苈子五合，熬令紫色

右一十四味，捣筛为末，别捣桃仁杏仁如泥，炼蜜和为丸，如梧桐子大。空腹酒服七丸，日三服，不知稍增之。此方与前七熬丸同，多三味。

治腰腹痛月水不通利，方：

当归四两　芎藭　人参　牡蛎熬　土瓜根　水蛭熬，各二两　虻虫去翅足，熬　丹砂研　乌头炮，去皮　干漆熬，各一两　桃仁五十枚，去皮尖、两仁，熬，别捣如泥

右一十一味，捣筛为末，炼蜜和丸如梧桐子大。空腹，酒服三丸，日三服。

治月闭不通，不欲饮食，方：

大黄一斤 柴胡 芒硝各五两 牡蛎熬，一两 葶苈子二两，熬令紫色，别捣 芎䓖二两半 干姜三两 蜀椒汗，一十两，去目及闭口者 茯苓三两半 杏仁五合，熬，别捣如膏 蝱虫熬，去翅足 水蛭熬，各半两 桃仁七十枚，去皮尖、双仁，熬，别捣如膏

右一十三味，捣筛为末，和前件葶苈、桃仁、杏仁等脂，炼蜜和为丸，如梧桐子大。饮服七丸，日再。亦与七熬丸同，多二味。

治月水不通六七年，或肿满气逆，腹胀癥瘕，服此方数有神效。**大蝱虫丸方：**

蝱虫四百枚，去翅足，熬 水蛭三百枚，熬 蛴螬一升，熬 干地黄 牡丹皮 干漆熬 土瓜根 芍药 牛膝 桂心各四两 黄芩 牡蒙 桃仁熬，去皮尖、双仁，各三两 茯苓 海藻各五两 葶苈五合，熬令紫色 吴茱萸二两

右一十七味，捣筛为末，别捣桃仁葶苈如脂，炼蜜和为丸，如梧桐子大。酒服七丸，日三服。《千金》有芒硝、人参。

治月水不通闭塞，方：

牛膝一斤 麻子仁三升，蒸之 土瓜三两 桃仁二升，熬，去皮尖、双仁

右四味，以酒一斗五升渍五宿。一服五合，渐增至一升，日一服，多饮益佳。

治妇人产后风冷，留血不去，停结月水闭塞，方：

菴茼子 桃仁去皮尖、双仁，熬 麻子仁碎，各二升

右三味，以酒三斗，合煮至二斗。一服五合，日三服，稍加至一升，佳。

治月水闭不通，结瘕，腹大如缸，短气欲死。**虎杖煎方：**

虎杖一百斤，去头脑，洗去土，曝燥，切 土瓜根汁 牛膝汁各二斗

右三味，以水一斛渍虎杖一宿，明旦煎余二斗，纳土瓜牛膝汁，搅令调，于汤器中煎使如饴糖。酒服一合，日二夜一服。当下，若病去，但令服尽。

治带下月经闭不通，方：

大黄六两 朴硝五两 桃仁去皮尖及双仁 蝱虫去翅足，各一升，并熬

右四味，捣筛为末，别捣桃仁如膏，以淳苦酒四升，以铜铛著火上煎

减一升，纳药三校子，又减一升，纳朴硝，煎如饧可止，丸如鸡子，投一升美酒中。当宿不食服之。至日西下，或如豆汁，或如鸡肝凝血虾蟆子，或如膏，此是病下也。

治月水不通，阴中肿痛。**菖蒲汤**方：

菖蒲 当归各二两 葱白切，小一升 吴茱萸 阿胶熬，各一两

右五味，㕮咀，以水九升，煮取三升，纳胶烊令尽。分为三服。

损伤第三

方七首

治妇人因其夫阴阳过度，玉门疼痛，小便不通。**白玉汤**方：

白玉二两半 白术 泽泻各二两 肉苁蓉 当归各五两

右五味，㕮咀，先以水一斗煮玉五十沸，去玉纳药，煎取二升。分三服，每服相去一炊顷。

治妇人伤丈夫，苦头痛，欲呕心闷。**桑白皮汤**方：

桑白皮半两 干姜一累 桂心五寸 大枣二十枚，擘

右四味，㕮咀，以水二大升，煮取八合。分二服。《千金》云，以酒一斗煮三四沸，去滓，分温服之，适衣，无令汗出。

治妇人嫁痛，单行方：

大黄三分

右一味，切，以好酒一升煮十沸，顿服。

治妇人小户嫁痛连日，方：

芍药半两 生姜切 甘草炙，各三分 桂心一分

右四味，㕮咀，以酒二升煮三沸，去滓。适寒温，分服。

治妇人小户嫁痛单行，方：

牛膝五两

右一味，切，以酒三升煮再沸，去滓。分三服。

治妇人小户嫁痛，方：

乌贼鱼骨二枚

右一味，烧成屑。以酒服方寸匕，日三服，立瘥。

治妇人妊身，为夫所动欲死。**单行竹沥汁**方：

取淡竹断两头节留中节，以火烧中央，以器承两头得汁饮之，立瘥。

千金翼方卷第九　伤寒上

论曰：伤寒热病，自古有之。名贤濬哲，多所防御。至于仲景，特有神功，寻思旨趣，莫测其致。所以医人未能钻仰。尝见太医疗伤寒，惟大青知母等诸冷物投之，极与仲景本意相反。汤药虽行，百无一效。伤其如此，遂披《伤寒大论》，鸠集要妙，以为其方。行之以来，未有不验。旧法方正，意义幽隐，乃令近智所迷。览之者，造次难悟；中庸之士，绝而不思。故使闾里之中，岁致夭枉之痛，远想令人慨然无已。今以方证同条，比类相附，须有检讨，仓卒易知。夫寻方之大意，不过三种：一则桂枝，二则麻黄，三则青龙。此之三方，凡疗伤寒不出之也。其柴胡等诸方，皆是吐下发汗后不解之事，非是正对之法。术数未深，而天下名贤，止而不学，诚可悲夫！又有仆隶卑下，冒犯风寒，天行疫疠，先被其毒。悯之酸心，聊述兹意，为之救法。方虽是旧，弘之惟新。好古君子，嘉其博济之利，无嗤诮焉。

太阳病用桂枝汤法第一

五十七证　方五首

论曰：伤寒与痉病湿病及热暍相滥，故叙而论之。

太阳病，发热无汗，而反恶寒，是为刚痉。

太阳病，发热汗出，而不恶寒，是为柔痉一云恶寒。

太阳病，发热，其脉沉细，是为痉。

太阳病，发其汗，因致痉。

病者身热足寒，颈项强，恶寒，时头热面赤，目脉赤，独头动摇，是为痉。

右件痉状。

太阳病而关节疼烦，其脉沉缓，为中湿。

病者一身尽疼烦，日晡即剧，此为风湿，汗出所致也。

湿家之为病，一身尽疼，发热，而身色似熏黄也。

湿家之为病，其人但头汗出而背强，欲得被覆。若下之早，即哕，或胸满，小便利，舌上如胎。此为丹田有热，胸上有寒，渴欲饮则不能饮，而口燥也。

湿家下之，额上汗出，微喘，小便利者，死；下利不止者，亦死。

问曰：病风湿相搏，身体疼痛，法当汗出而解。值天阴雨，溜下不止。师云此可发汗，而其病不愈者，何故？答曰：发其汗，汗大出者，但风气去，湿气续在，是故不愈。若治风湿者，发其汗，微微似欲出汗者，则风湿俱去也。

病人喘，头痛鼻窒而烦，其脉大，自能饮食，腹中独和，无病。病在头，中寒湿，故鼻窒。纳药鼻中即愈。

右件湿状。

太阳中热，暍是也。其人汗出恶寒，身热而渴也。

太阳中暍，身热疼重，而脉微弱。此以夏月伤冷水，水行皮肤中也。

太阳中暍，发热恶寒，身重而疼痛，其脉弦细芤迟。小便已，洗然手足逆冷，小有劳热，口前开板齿燥。若发其汗，恶寒则甚；加温针，发热益甚；数下之，淋复甚。

右件暍状。

太阳之为病，头项强痛而恶寒。

太阳病，其脉浮。

太阳病，发热，汗出而恶风，其脉缓，为中风。

太阳中风，发热而恶寒。

太阳病，三四日不吐下，见芤，乃汗之。

夫病有发热而恶寒者，发于阳也；不热而恶寒者，发于阴也。发于阳者七日愈，发于阴者六日愈。以阳数七、阴数六故也。

太阳病头痛，至七日以上自愈者，其经竟故也。若欲作再经者，针足阳明，使经不传则愈。

太阳病，欲解时，从巳尽未。

风家表解而不了了者，十二日愈。

太阳中风，阳浮而阴濡弱，浮者热自发，濡弱者汗自出，啬啬恶寒，淅淅恶风，翕翕发热，鼻鸣干呕者，桂枝汤主之。

太阳病，发热汗出，此为荣弱卫强，故使汗出，以救邪风，桂枝汤主之。

太阳病，头痛发热，汗出恶风，桂枝汤主之。

太阳病，项背强几几，而反汗出，恶风，桂枝汤主之。本论云：桂枝加葛根汤。

太阳病下之，其气上冲，可与桂枝汤；不冲，不可与之。

太阳病三日，已发汗、吐、下、温针，而不解，此为坏病，桂枝汤复不中与也。观其脉证，知犯何逆，随证而治之。

桂枝汤本为解肌，其人脉浮紧，发热无汗，不可与也。常识此，勿令误也。

酒客不可与桂枝汤，得之则呕，酒客不喜甘故也。

喘家作，桂枝汤加厚朴杏仁佳。

服桂枝汤吐者，其后必吐脓血。

太阳病，初服桂枝汤，而反烦不解者，当先刺风池风府，乃却与桂枝汤则愈。

太阳病，外证未解，其脉浮弱，当以汗解，宜桂枝汤。

太阳病，下之微喘者，表未解故也，宜桂枝汤。一云麻黄汤。

太阳病，有外证未解，不可下之，下之为逆，解外宜桂枝汤。

太阳病，先发汗，不解而下之，其脉浮，不愈。浮为在外，而反下之。故令不愈，今脉浮，故在外，当解其外则愈，宜桂枝汤。

病常自汗出，此为荣气和，卫气不和故也，荣行脉中，卫行脉外，复发其汗，卫和则愈，宜桂枝汤。

病人脏无他病，时发热，自汗出而不愈，此卫气不和也，先其时发汗愈，宜桂枝汤。

伤寒，不大便六七日，头痛有热，与承气汤；其大便反青，此为不在里，故在表也，当发其汗，头痛者必衄，宜桂枝汤。

伤寒，发汗已解，半日许复烦，其脉浮数，可复发其汗，宜服桂枝汤。

伤寒，医下之后，身体疼痛，清便自调，急当救表，宜桂枝汤。

太阳病未解，其脉阴阳俱停，必先振栗，汗出而解，但阳微者，先汗之而解，宜桂枝汤。

太阳病未解，热结膀胱，其人如狂，其血必自下，下者即愈。其外未解，尚未可攻，当先解其外，宜桂枝汤。

伤寒大下后，复发汗，心下痞，恶寒者，不可攻痞，当先解表，宜桂枝汤。

桂枝汤方：

桂枝 芍药 生姜各二两，切 甘草二两，炙 大枣十二枚，擘

右五味，㕮咀三味，以水七升，微火煮取三升，去滓。温服一升，须臾饮热粥一升余，以助药力。温覆令汗出一时许，益善。若不汗再服如前，复不汗后服，小促其间，令半日许三服。病重者，一日一夜乃瘥，当晬时观之。服一剂汤病证犹在，当复作，服之，至有不汗出，当服三剂乃解。

太阳病，发其汗，遂漏而不止，其人恶风，小便难，四肢微急，难以屈伸，**桂枝加附子汤**主之：

桂枝中加附子一枚，炮，即是。

太阳病下之，其脉促胸满者，桂枝去芍药汤主之。若微寒者，桂枝去芍药加附子汤主之。桂枝去芍药中加附子一枚即是。

太阳病，得之八九日，如疟，发热而恶寒，热多而寒少，其人不呕，清便欲自可，一日再三发。其脉微缓者，为欲愈；脉微而恶寒者，此为阴阳俱虚，不可复吐下发汗也；面色反有热者，为未欲解，以其不能得汗出，身必当痒，**桂枝麻黄各半汤**主之：

桂枝一两十六铢 芍药 生姜切 甘草炙 麻黄去节，各一两 大枣四枚，擘 杏仁二十四枚，去皮尖两仁者

右七味，以水五升，先煮麻黄一二沸，去上沫，纳诸药，煮取一升八合，去滓，温服六合。本云：桂枝汤三合，麻黄汤三合，并为六合，

顿服。

服桂枝汤，大汗出，若脉洪大，与桂枝汤，其形如疟，一日再发，汗出便解，**宜桂枝二麻黄一汤**，方：

桂枝一两十七铢 麻黄十六铢 生姜切 芍药各一两六铢 甘草一两二铢，炙 大枣五枚，擘 杏仁十六枚，去皮尖两仁者

右七味，以水七升，煮麻黄一二沸，去上沫，纳诸药，煮取二升，去滓，温服一升，日再服。本云：桂枝汤二分，麻黄汤一分，合为二升，分二服，今合为一方。

太阳病，发热恶寒，热多寒少，脉微弱，则无阳也。不可发汗，**桂枝二越婢一汤**主之，方：

桂枝 芍药 甘草炙 麻黄去节，各十八铢 生姜一两三铢，切 石膏二十四铢，碎 大枣四枚，擘

右七味，以水五升，先煮麻黄一二沸，去上沫，纳诸药，煮取二升，去滓，温服一升。本云：当裁为越婢汤、桂枝汤合之，饮一升。今合为一方，桂枝汤二分，越婢汤一分。

服桂枝汤下之，颈项强痛，翕翕发热，无汗，心下满，微痛，小便不利，**桂枝去桂加茯苓白术汤**主之，方：

茯苓 白术各三两

右，于桂枝汤中惟除桂枝一味，加此二味为汤，服一升小便即利。本云：桂枝汤，今去桂枝加茯苓白术。

太阳病用麻黄汤法第二

一十六证 方四首

太阳病，或已发热，或未发热，必恶寒，体痛，呕逆，脉阴阳俱紧，为伤寒。

伤寒一日，太阳脉弱，至四日，太阴脉大。

伤寒一日，太阳受之，脉若静者为不传；颇欲呕，若躁烦，脉数急者，乃为传。

伤寒其二阳证不见，此为不传。

太阳病，头痛发热，身体疼，腰痛，骨节疼，恶风，无汗而喘，麻黄汤主之。

太阳与阳明合病，喘而胸满，不可下也，宜麻黄汤。

病十日已去，其脉浮细，嗜卧，此为外解，设胸满胁痛，与小柴胡汤，浮者麻黄汤主之。

太阳病，脉浮紧，无汗而发热，其身疼痛，八九日不解，其表证仍在，此当发其汗。服药微除，其人发烦，目暝，增剧者必衄，衄乃解，所以然者，阳气重故也。宜麻黄汤。

脉浮而数者，可发其汗，宜麻黄汤。

伤寒，脉浮紧，不发其汗，因致衄，宜麻黄汤。

脉浮而紧，浮则为风，紧则为寒，风则伤卫，寒则伤荣，荣卫俱病，骨节烦疼，可发其汗，宜麻黄汤。

太阳病下之微喘者，外未解故也，宜麻黄汤。一云桂枝汤。

麻黄汤方：

麻黄去节，三两 桂枝二两 甘草一两，炙 杏仁七十枚，去皮尖两仁者

右四味，以水九升，煮麻黄减二升，去上沫，纳诸药，煮取二升半，去滓，温服八合，覆取微似汗，不须啜粥，余如桂枝法。

太阳病，项背强几几，无汗，恶风，**葛根汤**主之，方：

葛根四两 麻黄三两，去节 桂枝 芍药 甘草炙，各二两 生姜三两，切 大枣十一枚，擘

右七味，以水一斗，煮麻黄葛根减二升，去上沫，纳诸药，煮取三升，去滓，分温三服。不须与粥，取微汗。

太阳与阳明合病，而下利，葛根汤主之。用上方，一云用后葛根黄芩黄连汤。

不下利，但呕，葛根加半夏汤主之。葛根汤中加半夏半升，洗，即是。

太阳病，桂枝证，医反下之，遂利不止，其脉促，表未解，喘而汗出，**宜葛根黄芩黄连汤**，方：

葛根半斤 甘草二两,炙 黄芩 黄连各三两

右四味,以水八升,先煮葛根减二升,纳诸药煮取二升,去滓,分温再服。

太阳病用青龙汤法第三

四证 方二首

太阳中风,脉浮紧,发热恶寒,身体疼痛,不汗出而烦,**大青龙汤**主之。若脉微弱,汗出恶风者,不可服之;服之则厥,筋惕肉眴,此为逆也,方:

麻黄去节,六两 桂枝二两 甘草二两,炙 杏仁四十枚,去皮尖、两仁者 生姜三两,切 大枣十枚,擘 石膏如鸡子大,碎,绵裹

右七味,以水九升,先煮麻黄减二升,去上沫,纳诸药,煮取三升,去滓,温服一升。取微似汗。汗出多者,温粉粉之,一服汗者,勿再服;若复服,汗出多,亡阳逆虚,恶风,躁不得眠。

伤寒,脉浮缓,其身不疼,但重,乍有轻时,无少阴证者,可与大青龙汤发之。用上方。

伤寒表不解,心下有水气,咳而发热,或渴,或利,或噎,或小便不利,少腹满,或喘者,**小青龙汤**主之,方:

麻黄去节,三两 芍药 细辛 干姜 甘草炙 桂枝各三两 五味子 半夏各半升,洗

右八味,以水一斗,先煮麻黄,减二升,去上沫,纳诸药,煮取三升,去滓,温服一升。渴则去半夏,加栝楼根三两;微利者,去麻黄,加荛花一鸡子大,熬令赤色;噎者去麻黄,加附子一枚,炮;小便不利,少腹满,去麻黄,加茯苓四两;喘者,去麻黄,加杏仁半升,去皮。

伤寒,心下有水气,咳而微喘,发热不渴,服汤已而渴者,此为寒去为欲解,小青龙汤主之。用上方。

太阳病用柴胡汤法第四

一十五证 方七首

血弱气尽，腠理开，邪气因入，与正气相搏，在于胁下，正邪分争，往来寒热，休作有时，嘿嘿不欲食饮，脏腑相连，其痛必下，邪高痛下，故使其呕，小柴胡汤主之。服柴胡而渴者，此为属阳明，以法治之。

得病六七日，脉迟浮弱，恶风寒，手足温，医再三下之，不能食，其人胁下满痛，面目及身黄，颈项强，小便难，与柴胡汤，后必下重；本渴饮水而呕，柴胡复不中与也，食谷者哕。

伤寒四五日，身体热恶风。颈项强，胁下满，手足温而渴，小柴胡汤主之。

伤寒，阳脉涩，阴脉弦，法当腹中急痛，先与小建中汤；不差，与小柴胡汤。小建中汤见杂疗门中。

伤寒中风，有柴胡证，但见一证便是，不必悉具也。凡柴胡汤证而下之，柴胡证不罢，复与柴胡汤解者，必蒸蒸而振，却发热汗出而解。伤寒五六日，中风，往来寒热，胸胁苦满，嘿嘿不欲饮食，心烦喜呕，或胸中烦而不呕，或渴，或腹中痛，或胁下痞坚，或心下悸，小便不利，或不渴，外有微热，或咳，**小柴胡汤**主之：

柴胡八两 黄芩 人参 甘草炙 生姜各三两，切 半夏半升，洗 大枣十二枚，擘

右七味，以水一斗二升，煮取六升，去滓再煎，温服一升，日三。若胸中烦不呕者，去半夏人参，加栝楼实一枚；渴者，去半夏，加人参合前成四两半；腹中痛者，去黄芩，加芍药三两；胁下痞坚者，去大枣，加牡蛎六两；心下悸，小便不利者，去黄芩，加茯苓四两；不渴，外有微热者，去人参，加桂三两，温覆微发其汗；咳者，去人参大枣生姜，加五味子半升，干姜二两。

伤寒五六日，头汗出，微恶寒，手足冷，心下满，口不欲食，大便坚，其脉细，此为阳微结，必有表，复有里。沉则为病在里。汗出亦为阳微。假令纯阴结，不得有外证，悉入在于里。此为半在外半在里，脉虽沉

紧，不得为少阴，所以然者，阴不得有汗，今头大汗出，故知非少阴也。可与柴胡汤，设不了了者，得屎而解。_{用上方。}

伤寒十三日不解，胸胁满而呕，日晡所发潮热，而微利，此本当柴胡证下之不得利，今反利者，故知医以丸药下之，非其治也。潮热者，实也。先再服小柴胡汤，以解其外，后以**柴胡加芒硝汤**主之，方：

柴胡二两十六铢　黄芩　人参　甘草炙　生姜各一两，切　半夏一合，洗　大枣四枚，擘　芒硝二两

右七味，以水四升煮取二升，去滓，温分再服，以解其外，不解更作。

柴胡加大黄芒硝桑螵蛸汤方：

右，以前七味，以水七升，下芒硝三合，大黄四分，桑螵蛸五枚，煮取一升半，去滓，温服五合，微下即愈。本云：柴胡汤，再服以解其外，余二升，加芒硝大黄桑螵蛸也。

伤寒八九日，下之，胸满烦惊，小便不利，谵语，一身不可转侧，**柴胡加龙骨牡蛎汤**主之，方：

柴胡四两　黄芩　人参　生姜切　龙骨　牡蛎熬　桂枝　茯苓　铅丹各一两半　大黄二两　半夏一合半，洗　大枣六枚，擘

右一十二味，以水八升，煮取四升，纳大黄，切如棋子大，更煮一两沸，去滓，温服一升。本云：柴胡汤，今加龙骨等。

伤寒六七日，发热，微恶寒，肢节烦疼，微呕，心下支结，外证未去者，宜柴胡桂枝汤。

发汗多，亡阳狂语者，不可下，以为可与**柴胡桂枝汤**，和其荣卫，以通津液，后自愈方：

柴胡四两　黄芩　人参　生姜切　桂枝　芍药各一两半　半夏二合半，洗　甘草一两，炙　大枣六枚，擘

右九味，以水六升，煮取二升，去滓，温服一升。本云：人参汤作如桂枝法，加柴胡黄芩；复如柴胡法，今用人参，作半剂。

伤寒五六日，其人已发汗，而复下之，胸胁满微结，小便不利，渴而不呕，但头汗出，往来寒热而烦，此为未解，**柴胡桂枝干姜汤**主之，方：

柴胡八两　桂枝三两　干姜二两　栝楼根四两　黄芩三两　牡蛎二两，熬　甘草二两，炙

右七味，以水一斗二升，煮取六升，去滓，更煎，温服一升，日二服。初服微烦，汗出愈。

太阳病，过经十余日，反再三下之，后四五日，柴胡证续在，先与小柴胡汤；呕止，小安，其人郁郁微烦者，为未解，与大柴胡汤下者止。

伤寒十余日，邪气结在里，欲复往来寒热，当与大柴胡汤。

伤寒发热，汗出不解，心中痞坚，呕吐下利者，大柴胡汤主之。

病人表里无证，发热七八日，虽脉浮数，可下之，宜**大柴胡汤**，方：

柴胡八两　枳实四枚，炙　生姜五两，切　黄芩三两　芍药三两　半夏半升，洗　大枣十二枚，擘

右七味，以水一斗二升，煮取六升，去滓，更煎，温服一升，日三服。一方加大黄二两，若不加，恐不名大柴胡汤。

太阳病用承气汤法第五

九证　方四首

发汗后，恶寒者，虚故也；不恶寒，但热者，实也，当和其胃气，宜小承气汤。

太阳病未解，其脉阴阳俱停，必先振栗，汗出而解，但阳脉微者，先汗出而解，阴微者，先下之而解，宜承气汤。一云大柴胡汤。

伤寒十三日，过经而谵语，内有热也，当以汤下之。小便利者，大便当坚，而反利，其脉调和者，知医以丸药下之，非其治也，自利者，其脉当微厥；今反和者，此为内实，宜承气汤。

太阳病，过经十余日，心下温温欲吐，而胸中痛，大便反溏，其腹微满，郁郁微烦，先时自极吐下者，宜承气汤。

二阳并病，太阳证罢，但发潮热，手足漐漐汗出，大便难，谵语者，下之愈，宜承气汤。

太阳病三日，发其汗不解，蒸蒸发热者，调胃承气汤主之。

伤寒吐后，腹满者，承气汤主之。

太阳病，吐下发汗后，微烦，小便数，大便因坚，可与小承气汤和之则愈。

承气汤方：

大黄四两 厚朴八两，炙 枳实五枚，炙 芒硝三合

右四味，以水一斗，先煮二味，取五升，纳大黄，更煮取二升，去滓，纳芒硝，更煎一沸，分再服，得下者止。

又方：

大黄四两 厚朴二两，炙 枳实大者三枚，炙

右三味，以水四升，煮取一升二合，去滓，温分再服，初服谵语即止，服汤当更衣，不尔尽服之。

又方：

大黄四两 甘草二两，炙 芒硝半两

右三味，以水三升，煮取一升，去滓，纳芒硝，更一沸，顿服。

太阳病，不解，热结膀胱，其人如狂，血自下，下者即愈。其外不解，尚未可攻，当先解其外。外解，少腹急结者，乃可攻之，宜**桃核承气汤**，方：

桃仁五十枚，去皮尖 大黄四两 桂枝二两 甘草二两，炙 芒硝一两

右五味，以水七升，煮取二升半，去滓，纳芒硝，更煎一沸，分温三服。

太阳病用陷胸汤法第六

三十一证 方一十六首

问曰：病有结胸，有脏结，其状何如？答曰：按之痛，其脉寸口浮，关上自沉，为结胸。何谓脏结？曰：如结胸状，饮食如故，时下利，阳脉浮，关上细沉而紧，名为脏结。舌上白苔滑者，为难治。脏结者，无阳证，不往来寒热，其人反静，舌上苔滑者，不可攻也。夫病发于阳，而反下之，热入因作结胸；发于阴而反汗之，因作痞。结胸者，下之早，故令

结胸。结胸者，其项亦强，如柔痉状，下之即和，宜大陷胸丸。

结胸证，其脉浮大，不可下之，下之即死。

结胸证悉具，烦躁者死。

太阳病，脉浮而动数，浮则为风，数则为热，动则为痛，数则为虚，头痛发热，微盗汗出，而反恶寒，其表未解。医反下之，动数则迟，头痛即眩，胃中空虚，客气动膈，短气躁烦，心中懊侬，阳气内陷，心下因坚，则为结胸，大陷胸汤主之。若不结胸，但头汗出，其余无汗，齐颈而还，小便不利，身必发黄。

伤寒六七日，结胸热实，脉沉紧，心下痛，按之如石坚，大陷胸汤主之。

但结胸，无大热，此为水结在胸胁，头微汗出，大陷胸汤主之。

太阳病，重发汗而复下之，不大便五六日，舌上燥而渴，日晡如小有潮热，从心下至少腹坚满而痛不可近，大陷胸汤主之。若心下满而坚痛者，此为结胸，大陷胸汤主之。

大陷胸丸方：

大黄八两 葶苈子熬 杏仁去皮尖两仁者 芒硝各半升

右四味，和捣取如弹丸一枚，甘遂末一钱匕，白蜜一两，水二升，合煮取一升，温顿服，一宿乃下。

大陷胸汤方：

大黄六两 甘遂末，一钱匕 芒硝一升

右三味，以水六升，先煮大黄取二升，去滓，纳芒硝，煎一两沸，纳甘遂末，分再服，一服得快利，止后服。

小结胸者，正在心下，按之即痛，其脉浮滑，**小陷胸汤**主之：

黄连一两 半夏半升，洗 栝楼实大者一枚

右三味，以水六升，先煮栝楼，取三升，去滓，纳诸药，煮取二升，去滓，分温三服。

太阳病二三日，不能卧，但欲起者，心下必结，其脉微弱者，此本寒也。而反下之，利止者，必结胸；未止者，四五日复重下之，此为挟热利。

太阳少阳并病，而反下之，结胸，心下坚，下利不复止，水浆不肯下，其人必心烦。

病在阳，当以汗解，而反以水噀之若灌之，其热却不得去，益烦，皮粟起，意欲饮水，反不渴，宜服**文蛤散**，方：

文蛤五两

右一味，捣为散，以沸汤五合，和服一方寸匕，若不瘥，**与五苓散**。

五苓散方：

猪苓十八铢，去黑皮　白术十八铢　泽泻一两六铢　茯苓十八铢　桂枝半两

右五味，各为散，更于臼中治之，白饮和服方寸匕，日三服，多饮暖水，汗出愈。

寒实结胸无热证者，与**三物小白散**方：

桔梗十八铢　巴豆六铢，去皮心，熬赤黑，研如脂　贝母十八铢

右三味，捣为散，纳巴豆，更于臼中治之，白饮和服，强人半钱匕，羸者减之。病在上则吐，在下则利。不利，进热粥一杯；利不止，进冷粥一杯一云冷水一杯；身热皮粟不解，欲引衣自覆。若以水噀之洗之，更益令热却不得出，当汗而不汗即烦，假令汗出已，腹中痛，与芍药三两如上法。

太阳与少阳并病，头痛，或眩冒，如结胸，心下痞而坚，当刺肺俞、肝俞、大椎第一间，慎不可发汗，发汗即谵语，谵语则脉弦，五日谵语不止，当刺期门。

心下但满，而不痛者，此为痞，**半夏泻心汤**主之：

半夏半升，洗　黄芩　干姜　人参　甘草各三两，炙　黄连一两　大枣十二枚，擘

右七味，以水一斗，煮取六升，去滓，温服一升，日三服。

脉浮紧，而下之，紧反入里，则作痞，按之自濡，但气痞耳。

太阳中风，吐下呕逆，表解乃可攻之。其人漐漐发作有时。头痛，心下痞坚满，引胁下，呕即短气，此为表解里未和，**十枣汤**主之，方：

芫花熬　甘遂　大戟各等分

右三味，捣为散，以水一升五合，先煮大枣十枚，取八合，去枣，强人纳药末一钱匕，羸人半钱匕，温服，平旦服，若下少不利者，明旦更服加

半钱，得快下，糜粥自养。

太阳病，发其汗，遂发热恶寒，复下之，则心下痞。此表里俱虚，阴阳气并竭，无阳则阴独，复加烧针，胸烦，面色青黄肤瞤，此为难治，今色微黄，手足温者，愈。

心下痞，按之自濡，关上脉浮者，**大黄黄连泻心汤**主之，方：

大黄二两 黄连一两

右二味，以麻沸汤二升渍之，须臾去滓，分温再服。此方必有黄芩。

心下痞而复恶寒，汗出者，**附子泻心汤**主之，方：

附子一枚，炮，别煮取汁 大黄二两 黄连 黄芩各一两

右四味，以麻沸汤二升渍之，须臾去滓，纳附子汁，分温再服。本以下之，故心下痞，与之泻心，其痞不解，其人渴而口燥烦，小便不利者，五苓散主之。一方言：忍之一日乃愈。用上方。

伤寒汗出，解之后，胃中不和，心下痞坚，干噫食臭，胁下有水气，腹中雷鸣而利，**生姜泻心汤**主之，方：

生姜四两，切 半夏半升，洗 干姜一两 黄连一两 人参 黄芩 甘草各三两，炙 大枣十二枚，擘

右八味，以水一斗，煮取六升，去滓，温服一升，日三服。

伤寒中风，医反下之，其人下利日数十行，谷不化，腹中雷鸣，心下痞坚而满，干呕而烦，不能得安，医见心下痞，为病不尽，复重下之，其痞益甚，此非结热，但胃中虚，客气上逆，故使之坚，**甘草泻心汤**主之，方：

甘草四两，炙 黄芩 干姜各三两 黄连一两 半夏半升，洗 大枣十二枚，擘，一方有人参三两

右六味，以水一斗，煮取六升，去滓，温服一升，日三服。

伤寒，服汤药，下利不止，心下痞坚。服泻心汤，复以他药下之，利不止。医以理中与之，而利益甚。理中治中焦，此利在下焦，**赤石脂禹余粮汤**主之，方：

赤石脂一斤，碎 太一禹余粮一斤，碎

右二味，以水六升，煮取二升，去滓，分温三服，若不止，当利

小便。

伤寒吐下发汗，虚烦，脉甚微，八九日心下痞坚，胁下痛，气上冲喉咽，眩冒，经脉动惕者，久而成痿。

伤寒发汗吐下，解后，心下痞坚，噫气不除者，**旋复代赭汤**主之，方：

旋复花三两　人参二两　生姜五两，切　代赭一两，碎　甘草三两，炙　半夏半升，洗　大枣十二枚，擘

右七味，以水一斗，煮取六升，去滓，温服一升，日三服。

太阳病，外证未除，而数下之，遂挟热而利不止，心下痞坚，表里不解，**桂枝人参汤**主之，方：

桂枝四两，别切　甘草四两，炙　白术　人参　干姜各二两

右五味，以水九升，先煮四味，取五升，去滓，纳桂更煮取三升，去滓，温服一升，日再，夜一服。

伤寒大下后，复发其汗，心下痞，恶寒者，表未解也，不可攻其痞，当先解表，表解乃攻其痞，宜大黄黄连泻心汤。用上方。

病如桂枝证，头项不强痛，脉微浮，胸中痞坚，气上冲喉咽不得息，此为胸有寒，当吐之，宜**瓜蒂散**，方：

瓜蒂熬　赤小豆各一分

右二味，捣为散，取半钱匕，豉一合，汤七合渍之，须臾去滓，纳散汤中和，顿服之，若不吐，稍加之，得快吐止，诸亡血虚家，不可与瓜蒂散。

太阳病杂疗法第七

二十证　方一十三首

中风发热，六七日不解而烦，有表里证，渴欲饮水，水入而吐，此为水逆，五苓散主之。方见结胸门中。

伤寒二三日，心中悸而烦者，**小建中汤**主之，方：

桂枝三两　甘草二两，炙　芍药六两　生姜三两，切　大枣十二枚，擘　胶饴一升

右六味，以水七升，煮取三升，去滓，纳饴，温服一升。呕家不可服，以甘故也。

伤寒脉浮，而医以火迫劫之，亡阳，惊狂，卧起不安，**桂枝去芍药加蜀漆牡蛎龙骨救逆汤**主之，方：

桂枝 生姜切 蜀漆各三两，洗去腥 甘草二两，炙 牡蛎五两，熬 龙骨四两 大枣十二枚，擘

右七味，以水八升，先煮蜀漆减二升，纳诸药，煮取三升，去滓，温服一升。一法以水一斗二升煮取五升。

烧针令其汗，针处被寒，核起而赤者，必发奔豚，气从少腹上冲者，灸其核上一壮，与**桂枝加桂汤**，方：

桂枝五两 芍药 生姜各三两 大枣十二枚，擘 甘草二两，炙

右五味，以水七升，煮取三升，去滓，温服一升。本云：桂枝汤，今加桂满五两，所以加桂者，以能泄奔豚气也。

火逆下之，因烧针烦躁者，**桂枝甘草龙骨牡蛎汤**主之，方：

桂枝一两 甘草 龙骨 牡蛎各二两，熬

右四味，以水五升，煮取二升，去滓，温服八合，日三服。

伤寒，加温针，必惊。

太阳病六七日出，表证续在，脉微而沉，反不结胸，其人发狂者，以热在下焦。少腹坚满，小便自利者，下血乃愈，所以然者，以太阳随经，瘀热在里故也，宜下之，以抵当汤。

太阳病，身黄，脉沉结，少腹坚，小便不利者，为无血；小便自利，其人如狂者，血证谛也，抵当汤主之。

伤寒有热，少腹满，应小便不利，今反利者，为有血也，当须下之，不可余药，宜抵当丸。

抵当汤方：

大黄二两，破六片 桃仁二十枚，去皮尖，熬 虻虫去足翅，熬 水蛭各三十枚，熬

右四味，以水五升，煮取三升，去滓，温服一升。不下更服。

抵当丸方：

大黄三两 桃仁二十五枚，去皮尖，熬 虻虫去足翅，熬 水蛭各二十枚，熬

右四味，捣分为四丸，以水一升煮一丸，取七合服，晬时当下，不下更服。

妇人中风，发热恶寒，经水适来，得七八日，热除而脉迟，身凉，胸胁下满，如结胸状，谵语，此为热入血室，当刺期门，随其虚实而取之。

妇人中风七八日，续得寒热，发作有时，经水适断者，此为热入血室，其血必结，故使如疟状，发作有时，小柴胡汤主之。方见柴胡汤门。

妇人伤寒，发热，经水适来，昼日了了，暮则谵语如见鬼状，此为热入血室，无犯胃气及上二焦，必当自愈。

伤寒无大热，口燥渴而烦，其背微恶寒，白虎汤主之。

伤寒脉浮，发热无汗，其表不解，不可与白虎汤；渴欲饮水，无表证，白虎汤主之。

伤寒脉浮滑，此以表有热，里有寒，**白虎汤**主之，方：

知母六两 石膏一斤，碎 甘草二两，炙 粳米六合

右四味，以水一斗，煮米熟汤成，去滓，温服一升，日三服。

又方：

知母六两 石膏一斤，碎 甘草二两，炙 人参三两 粳米六合

右五味，以水一斗，煮米熟汤成，去滓，温服一升，日三服。立夏后至立秋前得用之，立秋后不可服，春三月病常苦里冷，白虎汤亦不可与之，与之即呕利而腹痛，诸亡血及虚家，亦不可与白虎汤，得之则腹痛而利，但当温之。

太阳与少阳合病，自下利者，与黄芩汤；若呕者，与黄芩加半夏生姜汤。

黄芩汤方：

黄芩三两 芍药 甘草各二两，炙 大枣一十二枚，擘

右四味，以水一斗，煮取三升，去滓，温服一升，日再、夜一服。

黄芩加半夏生姜汤方：

半夏半升，洗 生姜一两半，切

右二味，加入前方中即是。

伤寒，胸中有热，胃中有邪气，腹中痛，欲呕吐，**黄连汤**主之，方：

黄连 甘草炙 干姜 桂枝 人参各三两 半夏半升，洗 大枣十二枚，擘

右七味，以水一斗，煮取六升，去滓，温分五服，昼三夜二服。。

伤寒八九日，风湿相搏，身体疼烦，不能自转侧，不呕不渴，下已，脉浮而紧，**桂枝附子汤**主之。若其人大便坚，小便自利，术附子汤主之，方：

桂枝四两 附子三枚，炮 生姜三两，切 大枣十二枚，擘 甘草二两，炙

右五味，以水六升，煮取二升，去滓，分温三服。

术附子汤方：于前方中去桂，加白术四两即是。一服觉身痹，半日许复服之尽，其人如冒状，勿怪。即是附子术并走皮中，逐水气未得除，故使之耳，法当加桂四两。以大便坚，小便自利，故不加桂也。

风湿相搏，骨节疼烦，掣痛不得屈伸，近之则痛剧，汗出短气，小便不利，恶风不欲去衣，或身微肿，**甘草附子汤**主之，方：

甘草二两，炙 附子二枚，炮 白术三两 桂枝四两

右四味，以水六升，煮取三升，去滓，温服一升，日三服，初服得微汗即止，能食汗止复烦者，将服五合。恐一升多者，后服六七合愈。

伤寒脉结代，心动悸，**炙甘草汤**主之，方：

甘草四两，炙 桂枝 生姜各三两，切 麦门冬去心，半升 麻子仁半升 人参 阿胶各二两 大枣三十枚，擘 生地黄一斤，切

右九味，以清酒七升，水八升，煮取三升，去滓，纳胶消烊尽，温服一升，日三服。

阳明病状第八

七十五证 方一十一首

阳明之为病，胃中寒是也。

问曰：病有太阳阳明，有正阳阳明，有微阳阳明，何谓也？答曰：太阳阳明者，脾约是也；正阳阳明者，胃家实是也；微阳阳明者，发其汗，若利其小便，胃中燥便难是也。

问曰：何缘得阳明病？答曰：太阳病，发其汗，若下之，亡其津液，

胃中干燥，因为阳明；不更衣而便难，复为阳明病也。

问曰：阳明病外证云何？答曰：身热，汗出，而不恶寒，但反恶热。

问曰：病有得之一日，发热恶寒者，何？答曰：然。虽二日，恶寒自罢，即汗出恶热也。曰：恶寒何故自罢？答曰：阳明处中主土，万物所归，无所复传，故始虽恶寒，二日自止，是为阳明病。

太阳初得病时，发其汗，汗先出复不彻，因转属阳明。

病发热无汗，呕不能食，而反汗出濈濈然，是为转在阳明。

伤寒三日，阳明脉大。

病脉浮而缓，手足温，是为系在太阴，太阴当发黄，小便自利者，不能发黄，至七八日而坚，为属阳明。

伤寒传系阳明者，其人濈然后汗出。

阳明中风，口苦咽干，腹满微喘，发热恶寒，脉浮若紧，下之则腹满，小便难也。

阳明病，能食为中风，不能食为中寒。

阳明病，中寒不能食，而小便不利，手足濈然汗出，此为欲作坚瘕也，必头坚后溏。所以然者，胃中冷，水谷不别故也。

阳明病，初为欲食之，小便反不数，大便自调，其人骨节疼，翕翕如有热状，奄然发狂，濈然汗出而解，此为水不胜谷气，与汗共并，坚者即愈。

阳明病，欲解时，从申尽戌。

阳明病，不能食，下之不解，其人不能食，攻其热必哕，所以然者，胃中虚冷故也；其人本虚，攻其热必哕。

阳明病，脉迟，食难用饱，饱即微烦头眩者，必小便难，此欲作谷疸，虽下之，其腹必满如故耳，所以然者，脉迟故也。

阳明病，久久而坚者，阳明病，当多汗，而反无汗，其身如虫行皮中之状，此为久虚故也。

冬阳明病，反无汗，但小便利，二三日呕而咳，手足若厥者，其人头必痛，若不呕不咳，手足不厥者，头不痛。

冬阳明病，但头眩，不恶寒，故能食而咳者，其人咽必痛，若不咳者，咽不痛。

阳明病，脉浮而紧，其热必潮，发作有时；但浮者，必盗汗出。

阳明病，无汗，小便不利，心中懊恼，必发黄。

阳明病被火，额上微汗出，而小便不利，必发黄。

阳明病，口燥，但欲漱水，不欲咽者，必衄。

阳明病，本自汗出，医复重发其汗，病已瘥，其人微烦不了了，此大便坚也。必亡津液，胃中燥，故令其坚。当问小便日几行，若本日三四行，今日再行者，必知大便不久出，今为小便数少，津液当还入胃中，故知必当大便也。

夫病阳多者，热下之则坚，汗出多极，发其汗亦坚。

伤寒呕多，虽有阳明证，不可攻也。

阳明病，当心下坚满，不可攻之，攻之遂利不止者，利止者愈。

阳明病，合色赤，不可攻之，必发热，色黄者，小便不利也。

阳明病，不吐下而烦者，可与承气汤。

阳明病，其脉迟，虽汗出，不恶寒，其体必重，短气，腹满而喘，有潮热，如此者，其外为解，可攻其里，手足濈然汗出，此为已坚，承气汤主之。

若汗出多，而微恶寒，外为未解，其热不潮，勿与承气汤，若腹大满，而不大便者，可与小承气汤，微和其胃气，勿令至大下。

阳明病，潮热，微坚，可与承气汤；不坚，勿与之。

若不大便六七日，恐有燥屎，欲知之法，可与小承气汤，若腹中转矢气者，此为有燥屎，乃可攻之。若不转矢气者，此但头坚后溏，不可攻之，攻之必腹胀满，不能食。欲饮水者即哕。其后发热者，必复坚，以小承气汤和之。若不转矢气者，慎不可攻之。

夫实则谵语，虚则郑声。郑声者，重语是也。直视谵语，喘满者死，下利者亦死。

阳明病，其人多汗，津液外出，胃中燥，大便必坚，坚者则谵语，承气汤主之。

阳明病，谵语妄言，发潮热，其脉滑疾，如此者承气汤主之，因与承气汤一升，腹中转气者，复与一升，如不转气者，勿与之。明日又不大便，脉反微涩，此为里虚，为难治，不得复与承气汤。

阳明病，谵语，有潮热，反不能食者，必有燥屎五六枚，若能食者，但坚耳，承气汤主之。

阳明病，下血而谵语者，此为热入血室，但头汗出者，当刺期门，随其实而泻之，濈然汗出者则愈。

汗出而谵语者，有燥屎在胃中，此风也。过经乃可下之。下之若早，语言必乱。以表虚里实，下之则愈，宜承气汤。

伤寒四五日，脉沉而喘满，沉为在里，而反发其汗，津液越出，大便为难，表虚里实，久则谵语。

阳明病下之，心中懊侬而烦，胃中有燥屎者，可攻。其人腹微满，头坚后溏者，不可下之，有燥屎者宜承气汤。

病者五六日不大便，绕脐痛，躁烦，发作有时，此为有燥屎，故使不大便也。

病者烦热，汗出即解，复如疟状，日晡所发者，属阳明，脉实者当下之；脉浮虚者当发其汗，下之宜承气汤；发汗宜桂枝汤。方见桂枝汤门。

大下后，六七日不大便，烦不解，腹满痛者，此有燥屎，所以然者，本有宿食故也，宜承气汤。

病者小便不利，大便乍难乍易，时有微热，怫郁不能卧，有燥屎故也，宜承气汤。

得病二三日，脉弱，无太阳柴胡证而烦，心下坚，至四日虽能食，以小承气汤少与微和之，令小安，至六日，与承气汤一升，不大便六七日，小便少者，虽不大便，但头坚后溏，未定成其坚，攻之必溏，当须小便利，定坚，乃可攻之，宜承气汤。

伤寒七八日，目中不了了，睛不和，无表里证，大便难，微热者，此为实，急下之，宜承气汤。

阳明病，发热汗多者，急下之，宜承气汤。

发汗不解，腹满痛者，急下之，宜承气汤。

腹满不减，减不足言，当下之，宜承气汤。

阳明与少阳合病而利，脉不负者为顺，滑而数者，有宿食，宜承气汤。方并见承气汤门。

阳明病，脉浮紧，咽干口苦，腹满而喘，发热汗出，不恶寒，反偏恶热，其身体重。发汗即躁，心中愦愦，而反谵语。加温针，必怵惕，又烦躁不得眠。下之，胃中空虚，客气动膈，心中懊侬，舌上苔者，栀子汤主之。

阳明病，下之，其外有热，手足温，不结胸，心中懊侬，若饥不能食，但头汗出，**栀子汤**主之，方：

栀子十四枚，擘　香豉四合，绵裹

右二味，以水四升，先煮栀子取二升半，纳豉，煮取一升半，去滓，分再服，温进一服，得快吐止后服。

三阳合病，腹满身重，难以转侧，口不仁，言语向经，谵语遗尿。发汗则谵语；下之则额上生汗，手足厥冷。白虎汤主之。按诸本皆云"向经"，不敢刊改。

若渴欲饮水，口干舌燥者，白虎汤主之。方见杂疗中。

若脉浮发热，渴欲饮水，小便不利，**猪苓汤**主之，方：

猪苓去黑皮　茯苓　泽泻　阿胶　滑石碎，各一两

右五味，以水四升，先煮四味，取二升，去滓，纳胶烊消，温服七合，日三服。

阳明病，汗出多而渴者，不可与猪苓汤，以汗多胃中燥，猪苓汤复利其小便故也。

胃中虚冷，其人不能食者，饮水即哕。

脉浮发热，口干鼻燥，能食者即衄。

若脉浮迟，表热里寒，下利清谷，**四逆汤**主之，方：

甘草二两，炙　干姜一两半　附子一枚，生，去皮，破八片

右三味，以水三升，煮取一升二合，去滓，分温再服，强人可大附子一枚，干姜三两。

阳明病发潮热，大便溏，小便自可，而胸胁满不去，小柴胡汤主之。

阳明病，胁下坚满，不大便而呕，舌上苔者，可以小柴胡汤，上焦得通，津液得下，胃气因和，身濈然汗出而解。

阳明中风，脉弦浮大，而短气，腹都满，胁下及心痛，久按之气不通，鼻干，不得汗，其人嗜卧，一身及目悉黄，小便难，有潮热，时时哕，耳前后肿。刺之小差，外不解，病过十日，脉续浮，与小柴胡汤。但浮，无余证，与麻黄汤；不溺，腹满加哕，不治。方见柴胡汤门。

阳明病，其脉迟，汗出多，而微恶寒，表为未解，可发汗，宜桂枝汤。

阳明病，脉浮，无汗，其人必喘，发汗即愈，宜麻黄汤。方并见上。

阳明病汗出，若发其汗，小便自利，此为内竭，虽坚不可攻，当须自欲大便，宜**蜜煎**导而通之，若土瓜根、猪胆汁皆可以导，方：

蜜七合

右一味，纳铜器中，微火煎之，稍凝如饴状，搅之勿令焦著，欲可丸，捻如指许，长二寸，当热时急作，令头锐，以纳谷道中，以手急抱，欲大便时乃去之。

又方：

大猪胆一枚，泻汁，和少法醋，以灌谷道中如一食顷，当大便，出宿食恶物。已试甚良。

阳明病，发热而汗出，此为热越，不能发黄也，但头汗出，其身无有，齐颈而还，小便不利，渴引水浆，此为瘀热在里，身必发黄，**茵陈汤**主之。

伤寒七八日，身黄如橘，小便不利，其腹微满，**茵陈汤**主之，方：

茵陈六两 栀子十四枚，擘 大黄二两

右三味，以水一斗二升，先煮茵陈减六升，纳二味，煮取三升，去滓，分温三服。小便当利，溺如皂荚沫状，色正赤。一宿黄从小便去。

阳明证，其人喜忘，必有畜血，所以然者，本有久瘀血，故令喜忘，虽坚，大便必黑，抵当汤主之。

病者无表里证，发热七八日，虽脉浮数，可下之。假令下已，脉数不解，而合热消谷喜饥，至六七日，不大便者，有瘀血，抵当汤主之。若数不解而下不止，必挟热便脓血。方见杂疗中。

食谷而呕者，属阳明，**茱萸汤**主之，方：

吴茱萸一升 人参三两 生姜六两，切 大枣十二枚，擘右四味，以水七升，煮取二升，去滓，温服七合，日三服。得汤反剧者，属上焦也。

阳明病，寸口缓，关上小浮，尺中弱，其人发热而汗出，复恶寒，不呕，但心下痞，此为医下之也。若不下，其人复不恶寒而渴者，为转属阳明，小便数者，大便即坚，不更衣十日，无所苦也。渴欲饮水者，但与之，当以法救渴，宜五苓散。方见疗痞门。

脉阳微而汗出少者，为自如；汗出多者，为太过。太过者阳绝于内，亡津液，大便因坚。

脉浮而芤，浮为阳，芤为阴，浮芤相抟，胃气则生热，其阳则绝。趺阳脉浮而涩，浮则胃气强，涩则小便数，浮涩相抟，大便即坚，其脾为约，**麻子仁丸**主之，方：

麻子仁二升 芍药 枳实炙，各八两 大黄一斤 厚朴一尺，炙 杏仁一升，去皮尖、两仁者，熬，别作脂

右六味，蜜和丸，如梧桐子大，饮服十丸，日三服，渐加，以知为度。

伤寒发其汗，则身目为黄，所以然者，寒湿相抟，在里不解故也。伤寒其人发黄，**栀子檗皮汤**主之，方：

栀子十五枚，擘 甘草 黄檗十五分

右三味，以水四升，煮取二升，去滓，分温再服。

伤寒瘀热在里，身体必黄，**麻黄连翘赤小豆**汤主之，方：

麻黄去节 连翘各一两 杏仁三十枚，去皮尖 赤小豆一升 大枣十二枚，擘 生梓白皮切，一斤 甘草二两，炙一方生姜二两，切

右七味，以水一斗，煮麻黄一二沸，去上沫，纳诸药，煮取三升，去滓，温服一升。

少阳病状第九

九证

少阳之为病，口苦、咽干、目眩也。

少阳中风，两耳无所闻，目赤，胸中满而烦，不可吐下，吐下则悸

而惊。

伤寒病，脉弦细，头痛而发热，此为属少阳。少阳不可发汗，发汗则谵语，为属胃。胃和即愈，不和烦而悸。

太阳病不解，转入少阳，胁下坚满，干呕不能食饮，往来寒热，而未吐下，其脉沉紧，可与小柴胡汤。若已吐下发汗温针，谵语，柴胡证罢，此为坏病。知犯何逆，以法治之。

三阳脉浮大，上关上，但欲寐，目合则汗。

伤寒六七日，无大热，其人躁烦，此为阳去入阴故也。

伤寒三日，三阳为尽，三阴当受其邪，其人反能食而不呕，此为三阴不受其邪。

伤寒三日，少阳脉小，欲已。

少阳病，欲解时，从寅尽辰。

千金翼方卷第十　伤寒下

太阴病状第一

八证　方二首

太阴之为病，腹满吐，食不下，下之益甚，时腹自痛，胸下坚结。

太阴病，脉浮，可发其汗。

太阴中风，四肢烦疼，阳微阴涩而长，为欲愈。

太阴病，欲解时，从亥尽丑。

自利不渴者，属太阴，其脏有寒故也，当温之，宜四逆辈。

伤寒脉浮而缓，手足温，是为系在太阴，太阴当发黄；小便自利，利者不能发黄，至七八日，虽烦，暴利十余行，必自止，所以自止者，脾家实，腐秽当去故也。

本太阳病，医反下之，因腹满时痛，为属太阴，**桂枝加芍药汤**主之；其实痛，加大黄汤主之，方：

桂枝三两　芍药六两　生姜三两，切　甘草二两，炙　大枣十二枚，擘

右五味，以水七升，煮取三升，去滓，分温三服。

加大黄汤方：

大黄二两

右，于前方中加此大黄二两即是。

人无阳证，脉弱，其人续自便利，设当行大黄芍药者，减之，其人胃气弱，易动故也。

少阴病状第二

四十五证　方一十六首

少阴之为病，脉微细，但欲寐。

少阴病，欲吐而不烦，但欲寐，五六日自利而渴者，属少阴虚，故引水自救；小便白者，少阴病形悉具，其人小便白者，下焦虚寒不能制溲，故白也。夫病，其脉阴阳俱紧，而反汗出，为阳，属少阴，法当咽痛而复吐利。

少阴病，咳而下利，谵语，是为被火气劫故也，小便必难，为强责少阴汗也。

少阴病，脉细沉数，病在里，不可发其汗。

少阴病，脉微不可发其汗，无阳故也；阳已虚，尺中弱涩者，复不可下之。

少阴病，脉紧者，至七八日，下利，其脉暴微，手足反温，其脉紧反去，此为欲解，虽烦下利，必自愈。

少阴病，下利，若利止，恶寒而蜷，手足温者，可治。

少阴病，恶寒而蜷，时自烦，欲去其衣被，不可治。

少阴中风，其脉阳微阴浮，为欲愈。

少阴病，欲解时，从子尽寅。

少阴病，八九日，而一身手足尽热，热在膀胱，必便血。

少阴病，其人吐利，手足不逆，反发热，不死，脉不足者，灸其少阴七壮。

少阴病，但厥无汗，强发之必动血，未知从何道出，或从口鼻目出，是为下厥上竭，为难治。

少阴病，恶寒，蜷而利，手足逆者，不治。

少阴病，下利止而眩，时时自冒者死。

少阴病，其人吐利，躁逆者死。

少阴病，四逆恶寒而踡，其脉不至，其人不烦而躁者，死。

少阴病六七日，其息高者，死。

少阴病，脉微细沉，但欲卧，汗出不烦，自欲吐，至五六日，自利，复烦燥不得卧寐者，死。

少阴病，始得之，反发热，脉反沉者，**麻黄细辛附子汤**主之，方：

麻黄二两，去节 细辛二两 附子一枚，炮，去皮，破八片右三味，以水二斗，先煮麻黄，减一升，去上沫，纳诸药，煮取三升，去滓，温服一升。

少阴病，得之二三日，**麻黄附子甘草汤**微发汗，以二三日无证，故微发汗，方：

麻黄二两，去节 附子一枚，炮，去皮，破八片 甘草二两，炙

右三味，以水七升，先煮麻黄一二沸，去上沫，纳诸药，煮取二升半，去滓，温服八合。

少阴病，得之二三日以上，心中烦，不得卧者，**黄连阿胶汤**主之，方：

黄连四两 黄芩一两 芍药二两 鸡子黄二枚 阿胶三挺

右五味，以水六升，先煮三味，取二升，去滓，纳胶烊尽，纳鸡子黄，搅令相得，温服七合，日三服。

少阴病，得之一二日，口中和，其背恶寒者，当灸之，附子汤主之。

少阴病，身体痛，手足寒，骨节痛，脉沉者，**附子汤**主之，方：

附子二枚，炮，去皮，破八片 茯苓三两 人参二两 白术四两 芍药三两

右五味，以水八升，煮取三升，去滓，分温三服。

少阴病，下利便脓血，桃花汤主之。

少阴病，二三日至四五日，腹痛，小便，下利不止，而便脓血者，以**桃花汤**主之，方：

赤石脂一斤，一半完，一半末 干姜一两 粳米一升

右三味，以水七升，煮米熟汤成，去滓，温取七合，纳赤石脂末一方寸匕，一服止，余勿服。

少阴病，下利便脓血者，可刺。

少阴病，吐利，手足逆，烦躁欲死者，茱萸汤主之。方见阳明门。

少阴病，下利，咽痛，胸满，心烦，**猪肤汤**主之，方：

猪肤一斤

右一味，以水一斗，煮取五升，去滓，纳白蜜一升，白粉五合，熬香，和令相得，温分六服。

少阴病二三日，咽痛者，可与**甘草汤**；不瘥，可与桔梗汤，方：

甘草

右一味，以水三升，煮取一升半，去滓，温服七合，日再服。

桔梗汤方：

桔梗一大枚 甘草二两

右二味，以水三升，煮取一升，去滓，分温再服。

少阴病，咽中伤，生疮，不能语言，声不出，**苦酒汤**主之，方：

鸡子一枚，去黄，纳好上苦酒于壳中 半夏洗，破如枣核十四枚

右二味，纳半夏著苦酒中，以鸡子壳置刀环中，安火上令三沸，去滓，少少含咽之，不瘥，更作三剂愈。

少阴病，咽中痛，**半夏散**及**汤**主之，方：

半夏洗 桂枝 甘草炙

右三味，等分，各异捣，合治之，白饮和服方寸匕，日三服。若不能散服者，以水一升，煎七沸，纳散两方寸匕，更煮三沸，下火令小冷，少少含咽之。半夏有毒，不当散服。

少阴病，下利，**白通汤**主之，方：

附子一枚，生去皮，破八片 干姜一两 葱白四茎

右三味，以水三升，煮取一升，去滓，分温再服。

少阴病，下利脉微，服白通汤，利不止，厥逆无脉，干烦者，**白通加猪胆汁汤**主之，方：

猪胆汁一合 人尿五合

右二味，纳前汤中，和令相得，温分再服，若无胆，亦可用。服汤脉暴出者死，微续者生。

少阴病，二三日不已，至四五日，腹痛，小便不利，四肢沉重疼痛而利，此为有水气，其人或咳，或小便不利，或下利，或呕，**玄武汤**主之，方：

茯苓 芍药 生姜各三两，切 白术二两 附子一枚，炮，去皮，破八片

右五味，以水八升，煮取三升，去滓，温服七合，咳者加五味子半升，细辛一两，干姜一两；小便自利者，去茯苓；下利者，去芍药，加干姜二两；呕者，去附子，加生姜，足前为半斤；利不止便脓血者，宜桃花

汤。

少阴病，下利清谷，里寒外热，手足厥逆，脉微欲绝，身反恶寒，其人面赤，或腹痛，或干呕，或咽痛，或利止而脉不出，**通脉四逆汤**主之，方：

甘草二两，炙 附子大者一枚，生，去皮，破八片 干姜三两，强人可四两

右三味，以水三升，煮取一升二合，去滓，分温再服。其脉即出者愈。面赤者，加葱白九茎；腹痛者，去葱加芍药二两；呕者，加生姜二两；咽痛者，去芍药加桔梗一两；利止脉不出者，去桔梗加人参二两，病皆与方相应者，乃加减服之。

少阴病，四逆，其人或咳，或悸，或小便不利，或腹中痛，或泄利下重，**四逆散**主之，方：

甘草炙 枳实炙 柴胡 芍药各十分

右四味，捣为散，白饮和服方寸匕，日三服。咳者，加五味子、干姜各五分，兼主利；悸者，加桂五分；小便不利者，加茯苓五分；腹中痛者，加附子一枚，炮；泄利下重者，先以水五升，煮薤白三升，取三升，去滓，以散三方寸匕，纳汤中，煮取一升半，分温再服。

少阴病，下利六七日，咳而呕渴，心烦不得眠，猪苓汤主之。方见阳明门。

少阴病，得之二三日，口燥咽干，急下之，宜承气汤。

少阴病，利清水色，青者，心下必痛，口干燥者，可下之，宜承气汤一云大柴胡。

少阴病六七日，腹满不大便者，急下之，宜承气汤。方见承气中。

少阴病，其脉沉者，当温之，宜四逆汤。

少阴病，其人饮食入则吐，心中温温欲吐，复不能吐，始得之，手足寒，脉弦迟，此胸中实，不可下也，当遂吐之；若膈上有寒饮，干呕者，不可吐，当温之，宜四逆汤。方见阳明门。

少阴病，下利，脉微涩者即呕，汗者，必数更衣，反少，当温其上，灸之。一云灸厥阴五十壮。

厥阴病状第三

五十六证 方七首

厥阴之为病，消渴，气上撞，心中疼热，饥而不欲食，甚者则欲吐蛔，下之不肯止。

厥阴中风，其脉微浮为欲愈，不浮为未愈。

厥阴病，欲解时，从丑尽卯。

厥阴病，渴欲饮水者，与水饮之即愈。

诸四逆厥者，不可下之，虚家亦然。

伤寒先厥，后发热而利者，必止。见厥复利。

伤寒始发热六日，厥反九日而下利。厥利当不能食，今反能食，恐为除中。食之黍饼，不发热者，知胃气尚在，必愈。恐暴热来出而复去也，后日脉之，其热续在，期之旦日夜半愈。所以然者，本发热六日，厥反九日，复发热三日，并前六日，亦为九日，与厥相应，故期之旦日夜半愈。后三日脉之，数，其热不罢，此为热气有余，必发痈脓。

伤寒脉迟，六七日，而反与黄芩汤彻其热，脉迟为寒，与黄芩汤复除其热，腹中冷，当不能食，今反能食，此为除中，必死。

伤寒先厥发热，下利必自止，而反汗出，咽中强痛，其喉为痹。发热无汗，而利必自止；便脓血。便脓血者，其喉不痹。

伤寒一二日至四五日厥者，必发热，前厥者后必热，厥深热亦深，厥微热亦微，厥应下之，而发其汗者，口伤烂赤。

凡厥者，阴阳气不相顺接，便为厥。厥者，手足逆者是。

伤寒病，厥五日，热亦五日，设六日，当复厥，不厥者自愈。厥不过五日，以热五日，故知自愈。

伤寒脉微而厥，至七八日，肤冷，其人躁无安时，此为脏寒，非为蛔厥也，蛔厥者，其人当吐蛔。令病者静，而复时烦，此为脏寒。蛔上入其膈，故烦，须臾复止，得食而呕又烦者，蛔闻食臭必出，其人常自吐蛔，蛔厥者，**乌梅丸**主之，方又主久痢：

乌梅三百枚　细辛六两　干姜十两　黄连十六两　当归四两　蜀椒四两，汗　附子六两，炮　桂枝六两　人参六两　黄檗六两

右一十味，异捣，合治之，以苦酒渍乌梅一宿，去核，蒸之五斗米下，捣成泥，和诸药令相得，臼中与蜜，杵千下，丸如梧桐子大，先食饮服十丸，日三服，少少加至二十丸，禁生冷、滑物、臭食等。

伤寒热少微厥，稍头寒，嘿嘿不欲食，烦躁，数日，小便利，色白者，热除也，得食，其病为愈；若厥而呕，胸胁烦满，其后必便血。稍头一作指头。

病者手足厥冷，言我不结胸，少腹满，按之痛，此冷结在膀胱关元也。

伤寒发热四日，厥反三日，复发热四日，厥少热多，其病当愈，四日至六七日不除，必便脓血。

伤寒厥四日，热反三日，复厥五日，其病为进，寒多热少，阳气退，故为进。

伤寒六七日，其脉数，手足厥，烦躁，灸厥阴，厥不还者，死。

伤寒，下利厥逆，躁不能卧者，死。

伤寒发热，下利至甚，厥不止者，死。

伤寒六七日不利，便发热而利，其人汗出不止者，死，有阴无阳故也。

伤寒五六日，不结胸，腹濡，脉虚复厥者，不可下之，下之亡血，死。

伤寒发热而厥，七日下利者，为难治。

伤寒脉促，手足厥逆者，可灸之。

伤寒，脉滑而厥者，其表有热，白虎汤主之。表热见里，方见杂方中。

手足厥寒，脉为之细绝，**当归四逆汤**主之，方：

当归三两　桂心三两　细辛三两　芍药三两　甘草二两，炙　通草二两　大枣二十五枚，擘

右七味，以水八升，煮取三升，去滓，温服一升，日三服。

若其人有寒，**当归四逆加吴茱萸生姜汤**主之，方：

吴茱萸二两 生姜八两，切

右，前方中加此二味，以水四升，清酒四升和煮，取三升，去滓，分温四服。

大汗出，热不去，拘急四肢疼，若下利，厥而恶寒，四逆汤主之。

大汗出，若大下利而厥，四逆汤主之。方并见阳明门。

病者手足逆冷，脉乍紧者，邪结在胸中，心下满而烦，饥不能食，病在胸中，当吐之，宜瓜蒂散。方见疗癖中。

伤寒厥而心下悸，先治其水，当与茯苓甘草汤，却治其厥，不尔，其水入胃，必利，茯苓甘草汤主之，方：

茯苓二两 甘草炙，一两 桂枝二两 生姜三两

右四味，以水四升，煮取二升，去滓，分温三服。

伤寒六七日，其人大下后，脉沉迟，手足厥逆，下部脉不至，咽喉不利，唾脓血，泄利不止，为难治，麻黄升麻汤主之，方：

麻黄去节，二两半 知母十八铢 萎蕤十八铢 黄芩十八铢 升麻一两六铢 当归一两六铢 芍药 桂枝 石膏碎，绵裹 干姜 白术 茯苓 麦门冬去心 甘草炙，各六铢

右一十四味，以水一斗，先煮麻黄二沸，去上沫，纳诸药，煮取三升，去滓，分温三服，一炊间当汗出愈。

伤寒四五日，腹中痛，若转气下趋少腹，为欲自利。

伤寒本自寒下，医复吐之，而寒格，更逆吐，食入即出，干姜黄芩黄连人参汤主之，方：

干姜 黄芩 黄连 人参各三两

右四味，以水六升，煮取二升，去滓，分温再服。

下利，有微热，其人渴，脉弱者，自愈。

下利脉数，若微发热，汗出者，自愈；设脉复紧，为未解。

下利，手足厥，无脉，灸之不温，反微喘者死；少阴负趺阳者为顺。

下利，脉反浮数，尺中自涩，其人必清脓血。

下利清谷，不可攻其表，汗出必胀满。

下利，脉沉弦者，下重；其脉大者，为未止；脉微弱数者，为欲自止，虽发热，不死。

下利，脉沉而迟，其人面少赤，身有微热，下利清谷，必郁冒汗出而解，其人微厥，所以然者，其面戴阳，下虚故也。

下利，脉反数而渴者，今自愈。设不瘥，必清脓血，有热故也。

下利后，脉绝，手足厥，晬时脉还，手足温者生，不还者死。

伤寒下利，日十余行，其人脉反实者，死。

下利清谷，里寒外热，汗出而厥，通脉四逆汤主之。方见少阴门。

热利下重，白头翁汤主之。

下利，欲饮水者，为有热，**白头翁汤**主之，方：

白头翁二两 黄檗三两 黄连三两 秦皮三两

右四味，以水七升，煮取二升，去滓，温服一升，不瘥更服。

下利腹满，身体疼痛，先温其里，乃攻其表，温里宜四逆汤，攻表宜桂枝汤。方并见上。

下利而谵语，为有燥屎，小承气汤主之。方见承气门。

下利后更烦，按其心下濡者，为虚烦也，栀子汤主之。方见阳明门。

呕家有痈脓，不可治呕，脓尽自愈。

呕而发热，小柴胡汤主之。方见柴胡门。

呕而脉弱，小便复利，身有微热，见厥难治，四逆汤主之。方见上。

干呕，吐涎沫，而复头痛，吴茱萸汤主之。方见阳明门。

伤寒大吐下之，极虚，复极汗者，其人外气怫郁，复与其水，以发其汗，因得哕，所以然者，胃中寒冷故也。

伤寒哕而满者，视其前后，知何部不利，利之则愈。

伤寒宜忌第四

十五章

忌发汗第一

少阴病，脉细沉数，病在里，忌发其汗。

脉浮而紧，法当身体疼痛，当以汗解，假令尺中脉迟者，忌发其汗，何以知然，此为荣气不足，血气微少故也。

少阴病，脉微，忌发其汗，无阳故也。

咽中闭塞，忌发其汗，发其汗即吐血，气微绝，逆冷。

厥，忌发其汗，发其汗即声乱咽嘶舌萎。

太阳病，发热恶寒，寒多热少，脉微弱，则无阳也，忌复发其汗。

咽喉干燥者，忌发其汗。

亡血家，忌攻其表，汗出则寒栗而振。

衄家，忌攻其表，汗出，必额上促急。

汗家，重发其汗，必恍惚心乱，小便已阴疼。

淋家，忌发其汗，发其汗必便血。

疮家，虽身疼痛，忌攻其表，汗出则痓。

冬时忌发其汗，发其汗必吐利，口中烂，生疮，咳而小便利，若失小便，忌攻其表，汗则厥逆冷。

太阳病发其汗，因致痓。

宜发汗第二

大法春夏宜发汗。

凡发汗，欲令手足皆周，漐漐一时间益佳，不欲流离。若病不解，当重发汗，汗多则亡阳，阳虚不得重发汗也。

凡服汤药发汗，中病便止，不必尽剂也。

凡云：宜发汗而无汤者，丸散亦可用，然不如汤药也。

凡脉浮者，病在外，宜发其汗。

太阳病，脉浮而数者，宜发其汗。

阳明病，脉浮虚者，宜发其汗。

阳明病，其脉迟，汗出多而微恶寒者，表为未解，宜发其汗。

太阴病，脉浮，宜发其汗。

太阳中风，阳浮而阴濡弱，浮者热自发，濡弱者，汗自出，淅淅恶寒，渐渐恶风，翕翕发热，鼻鸣干呕，桂枝汤主之。

太阳病，头痛发热，身体疼，腰痛，骨节疼痛，恶风，无汗而喘，麻黄汤主之。

太阳中风，脉浮紧，发热恶寒，身体疼痛，不汗出而烦躁，大青龙汤主之。

少阴病，得之二三日，麻黄附子甘草汤微发汗。

忌吐第三

太阳病，恶寒而发热，今自汗出，反不恶寒而发热，关上脉细而数，此吐之过也。

少阴病，其人饮食入则吐，心中温温欲吐，复不能吐，始得之，手足寒，脉弦迟，若膈上有寒饮，干呕，忌吐，当温之。

诸四逆病厥，忌吐，虚家亦然。

宜吐第四

大法春宜吐。

凡服吐汤，中病便止，不必尽剂也。

病如桂枝证，其头项不强痛，寸口脉浮，胸中痞坚，上撞咽喉，不得息，此为有寒，宜吐之。

病胸上诸实，胸中郁郁而痛，不能食，欲使人按之，而反有涎唾，下利日十余行，其脉反迟，寸口微滑，此宜吐之，利即止。

少阴病，其人饮食入则吐，心中温温欲吐，复不能吐，宜吐之。

病者手足逆冷，脉乍紧，邪结在胸中，心下满而烦，饥不能食，病在胸中，宜吐之。

宿食在上管，宜吐之。

忌下第五

咽中闭塞，忌下，下之则上轻下重，水浆不下。

诸外实忌下，下之皆发微热，亡脉则厥。

诸虚忌下，下之则渴，引水易愈，恶水者剧。

脉数者忌下，下之必烦，利不止。

尺中弱涩者，复忌下。

脉浮大，医反下之，此为大逆。

太阳证不罢，忌下，下之为逆。

结胸证，其脉浮大，忌下，下之即死。

太阳与阳明合病，喘而胸满者，忌下。

太阳与少阳合病，心下痞坚，颈项强而眩，忌下。

凡四逆病厥者，忌下，虚家亦然。

病欲吐者忌下。

病有外证未解，忌下，下之为逆。

少阴病，食入即吐，心中温温欲吐，复不能吐，始得之，手足寒，脉弦迟，此胸中实，忌下。

伤寒五六日，不结胸，腹濡，脉虚复厥者，忌下，下之亡血则死。

宜下第六

大法秋宜下。

凡宜下，以汤胜丸散。

凡服汤下，中病则止，不必尽三服。

阳明病，发热汗多者，急下之。

少阴病，得之二三日，口燥咽干者，急下之。

少阴病，五六日，腹满不大便者，急下之。

少阴病，下利清水，色青者，心下必痛，口干者，宜下之。

下利，三部脉皆浮，按其心下坚者，宜下之。

下利，脉迟而滑者，实也，利未欲止，宜下之。

阳明与少阳合病，利而脉不负者为顺，脉数而滑者，有宿食，宜下之。

问曰：人病有宿食，何以别之？答曰：寸口脉浮大，按之反涩，尺中亦微而涩，故知有宿食，宜下之。

下利，不欲食者，有宿食，宜下之。

下利瘥，至其时复发，此为病不尽，宜复下之。

凡病腹中满痛者，为寒，宜下之。

腹满不减，减不足言，宜下之。

伤寒六七日，目中不了了，睛不和，无表里证，大便难，微热者，此为实，急下之。

脉双弦而迟，心下坚，脉大而紧者，阳中有阴，宜下之。

伤寒有热，而少腹满，应小便不利，今反利，此为血，宜下之。

病者烦热，汗出即解，复如疟，日晡所发者，属阳明，脉实者，当下之。

宜温第七

大法冬宜服温热药。

师曰：病发热头痛，脉反沉，若不瘥，身体更疼痛，当救其里，宜温药四逆汤。

下利，腹胀满，身体疼痛，先温其里，宜四逆汤。

下利，脉迟紧，为痛未欲止，宜温之。

下利，脉浮大者，此为虚，以强下之故也，宜温之，与水必哕。

少阴病下利，脉微涩，呕者，宜温之。

自利不渴者，属太阴，其脏有寒故也，宜温之。

少阴病，其人饮食入则吐，心中温温欲吐，复不能吐，始得之，手足寒，脉弦迟，若膈上有寒饮，干呕，宜温之。

少阴病，脉沉者，宜急温之。

下利，欲食者，宜就温之。

忌火第八

伤寒，加火针，必惊。

伤寒脉浮，而医反以火迫劫之，亡阳，必惊狂，卧起不安。

伤寒，其脉不弦紧而弱，弱者必渴，被火，必谵语。

太阳病，以火熏之，不得汗，其人必躁，到经不解，必清血。

阳明病被火，额上微汗出，而小便不利，必发黄。

少阴病，咳而下利，谵语，是为被火气劫故也，小便必难，为强责少阴汗也。

宜火第九

凡下利，谷道中痛，宜灸枳实若熬盐等熨之。

忌灸第十

微数之脉，慎不可灸，因火为邪，则为烦逆。

脉浮，当以汗解，而反灸之，邪无从去，因火而盛，病从腰以下必重而痹，此为火逆。

脉浮热甚，而反灸之，此为实。实以虚治，因火而动，咽燥必唾血。

宜灸第十一

少阴病一二日，口中和，其背恶寒，宜灸之。

少阴病，吐利，手足逆而脉不足，灸其少阴七壮。

少阴病，下利，脉微涩者，即呕，汗者必数更衣，反少者，宜温其上，灸之。一云灸厥阴五十壮。

下利，手足厥，无脉，灸之，主厥，厥阴是也，灸不温反微喘者，死。

伤寒六七日，其脉微，手足厥，烦躁，灸其厥阴，厥不还者，死。

脉促，手足厥者，宜灸之。

忌刺第十二

大怒无刺 新内无刺 大劳无刺 大醉无刺 大饱无刺 大渴无刺 大惊无刺

无刺熇熇之热，无刺漉漉之汗，无刺浑浑之脉，无刺病与脉相逆者。

上工刺未生，其次刺未盛，其次刺其衰，工逆此者，是谓伐形。

宜刺第十三

太阳病，头痛至七日，自当愈，其经竟故也，若欲作再经者，宜刺足阳明，使经不传则愈。

太阳病，初服桂枝汤，而反烦不解，宜先刺风池，风府，乃却与桂枝汤则愈。

伤寒，腹满而谵语，寸口脉浮而紧者，此为肝乘脾，名曰纵，宜刺期门。

伤寒发热，啬啬恶寒，其人大渴，欲饮酸浆者，其腹必满，而自汗出，小便利，其病欲解，此为肝乘肺，名曰横，宜刺期门。

阳明病，下血而谵语，此为热入血室，但头汗出者，刺期门，随其实而泻之。

太阳与少阳合病，心下痞坚，颈项强而眩，宜刺大椎、肺俞、肝俞，勿下之。

妇人伤寒怀身，腹满，不得小便，加从腰以下重，如有水气状，怀身七月，太阴当养不养，此心气实，宜刺泻劳宫及关元，小便利则愈。

伤寒喉痹，刺手少阴穴，在腕当小指后动脉是也，针入三分补之。

少阴病，下利便脓血者，宜刺。

忌水第十四

发汗后，饮水多者，必喘，以水灌之亦喘。

下利，其脉浮大，此为虚，以强下之故也。设脉浮革，因尔肠鸣，当温之，与水必哕。

太阳病，小便利者，为水多，心下必悸。

宜水第十五

太阳病，发汗后，若大汗出，胃中干，燥烦不得眠，其人欲饮水，当稍饮之，令胃气和则愈。

厥阴病，渴欲饮水，与水饮之，即愈。

呕而吐，膈上者，必思煮饼，急思水者，与五苓散饮之，水亦得也。

发汗吐下后病状第五

三十证 方一十五首

发汗后，水药不得入口，为逆。

未持脉时，病人手叉自冒心，师因教试令咳，而不即咳者，此必两耳无所闻也，所以然者，重发其汗，虚故也。

发汗后身热，又重发其汗，胃中虚冷，必反吐也。

大下后发汗，其人小便不利，此亡津液，勿治，其小便利，必自愈。

病人脉数，数为热，当消谷引食，而反吐者，以医发其汗，阳气微，膈气虚，脉则为数，数为客热，不能消谷，胃中虚冷，故吐也。

病者有寒，复发其汗，胃中冷，必吐蛔。一云吐逆。

发汗后，重发其汗，亡阳谵语，其脉反和者，不死，服桂枝汤，汗出，大烦渴不解，若脉洪大，与白虎汤。方见杂疗中。

发汗后，身体疼痛，其脉沉迟，**桂枝加芍药生姜人参汤**主之，方：

桂枝三两　芍药四两　生姜四两，切　甘草二两，炙　大枣十二枚，擘　人参三两

右六味，以水一斗二升，煮取三升，去滓，温服一升。本云：桂枝汤令加芍药、生姜、人参。

太阳病，发其汗而不解，其人发热，心下悸，头眩，身瞤而动，振振欲擗地者，玄武汤主之。方见少阴门。

发汗后，其人脐下悸，欲作奔豚，**茯苓桂枝甘草大枣汤**主之，方：

茯苓半斤　桂枝四两　甘草一两，炙　大枣十五枚，擘

右四味，以水一斗，先煮茯苓减二升，纳诸药，煮取三升，去滓，温服一升，日三服。

发汗过多以后，其人叉手自冒心，心下悸，而欲得按之，**桂枝甘草汤**主之，方：

桂枝四两　甘草二两，炙

右二味，以水三升，煮取一升，去滓，顿服即愈。

发汗，脉浮而数，复烦者，五苓散主之方见结胸门中。

发汗后，腹胀满，**厚朴生姜半夏甘草人参汤**主之，方：

厚朴半斤，炙　生姜半斤，切　半夏半升，洗　甘草二两，炙　人参一两

右五味，以水一斗，煮取三升，去滓，温服一升，日三服。

发其汗不解，而反恶寒者，虚故也，**芍药甘草附子汤**主之，方：

芍药　甘草各三两，炙　附子一枚，炮，去皮，破六片

右三味，以水三升，煮取一升二合，去滓，分温三服。

不恶寒但热者，实也，当和其胃气，宜小承气汤。方见承气汤门，一云调胃承气汤。

伤寒，脉浮，自汗出，小便数，颇复微恶寒，而脚挛急。反与桂枝欲攻其表，得之便厥，咽干，烦躁吐逆，当作甘草干姜汤，以复其阳；厥愈足温，更作芍药甘草汤与之，其脚即伸；而胃气不和，可与承气汤；重发汗，复加烧针者，**四逆汤**主之。

甘草干姜汤方：

甘草四两，炙　干姜二两

右二味，以水三升，煮取一升，去滓，分温再服。

芍药甘草汤方：

芍药 甘草_{炙，各四两}

右二味，以水三升，煮取一升半，去滓，分温再服。

凡病，若发汗、若吐、若下、若亡血，无津液，而阴阳自和者，必自愈。

伤寒，吐下发汗后，心下逆满，气上撞胸，起即头眩，其脉沉紧，发汗即动经，身为振摇，**茯苓桂枝白术甘草汤**主之，方：

茯苓_{四两} 桂枝_{三两} 白术甘草_{炙，各二两}

右四味，以水六升，煮取三升，去滓，分温三服。

发汗吐下以后不解，烦躁，**茯苓四逆汤**主之，方：

茯苓_{四两} 人参_{一两} 甘草_{二两，炙} 干姜_{一两半} 附子_{一枚，生，去皮，破八片}

右五味，以水五升，煮取二升，去滓，温服七合，日三服。

发汗吐下后，虚烦不得眠，剧者反复颠倒，心中懊憹，栀子汤主之；若少气，栀子甘草汤主之；若呕者，栀子生姜汤主之。_{栀子汤方见阳明门。}

栀子甘草汤方：

于栀子汤中加甘草二两即是。

栀子生姜汤方：

于栀子汤中加生姜五两即是。

伤寒下后，烦而腹满，卧起不安，**栀子厚朴汤**主之，方：

栀子_{十四枚，擘} 厚朴_{四两，炙} 枳实_{四枚，炙}

右三味，以水三升半，煮取一升半，去滓，分二服，温进一服快吐，止后服。

下以后，发其汗，必振寒，又其脉微细，所以然者，内外俱虚故也。发汗若下之，烦热，胸中窒者，**属栀子汤**证。

下以后，复发其汗者，则昼日烦躁不眠，夜而安静，不呕不渴，而无表证，其脉沉微，身无大热，**属附子干姜汤**。方：

附子_{一枚，生，去皮，破八片} 干姜_{一两}

右二味，以水三升，煮取一升，去滓，顿服即安。

太阳病，先下而不愈，因复发其汗，表里俱虚，其人因冒，冒家当汗出自愈，所以然者，汗出表和故也，表和故下之。

伤寒，医以丸药大下后，身热不去，微烦，**栀子干姜汤**主之，方：

栀子十四枚，擘　干姜二两

右二味，以水三升半，煮取一升半，去滓，分二服，温进一服，得快吐，止后服。

脉浮数，法当汗出而愈，而下之，则身体重，心悸者，不可发其汗，当自汗出而解，所以然者，尺中脉微，此里虚，须表里实，津液自和，自汗出愈。

发汗以后，不可行桂枝汤，汗出而喘，无大热，与**麻黄杏子石膏甘草汤**：

麻黄四两，去节　杏仁五十枚，去皮尖　石膏半斤，碎　甘草二两，炙

右四味，以水七升，先煮麻黄一二沸，去上沫，纳诸药，煮取三升，去滓，温服一升，本云黄耳杯。

伤寒吐下后，七八日不解，热结在里，表里俱热，时时恶风，大渴，舌上干燥而烦，欲饮水数升，白虎汤主之。方见杂疗中。

伤寒，吐下后未解，不大便五六日，至十余日，其人日晡所发潮热，不恶寒，犹如见鬼神之状。剧者，发则不识人，循衣妄撷，怵惕不安，微喘直视，脉弦者生，涩者死；微者，但发热谵语，与承气汤，若下者，勿复服。

大下后，口燥者，里虚故也。

霍乱病状第六

一十证　方三首

问曰：病有霍乱者，何也？答曰：呕吐而利，此为霍乱。

问曰：病有发热，头痛，身体疼痛，恶寒，而复吐利，当属何病？答曰：当为霍乱，霍乱吐下，利止，复更发热也。

伤寒，其脉微涩，本是霍乱，今是伤寒，却四五日，至阴经上，转入阴当利，本素呕下利者，不治。若其人即欲大便，但反矢气，而不利者，

是为属阳明，必坚，十二日愈，所以然者，经竟故也。

下利后，当坚，坚能食者愈，今反不能食，到后经中，颇能食，复一经能食，过之一日当愈，若不愈，不属阳明也。恶寒脉微而复利，利止必亡血，**四逆加人参汤**主之，方：

四逆汤中加人参一两即是。

霍乱而头痛发热，身体疼痛，热多欲饮水，五苓散主之；寒多不用水者，**理中汤**主之，方五苓散见结胸门：

人参 干姜 甘草炙 白术各三两

右四味，以水八升，煮取三升，去滓，温服一升，日三服。脐上筑者，为肾气动，去术加桂四两；吐多者，去术加生姜三两；下利多者，复用术；悸者，加茯苓二两；渴者，加术至四两半；腹中痛者，加人参至四两半；寒者加干姜至四两半；腹满者，去术加附子一枚。服药后，如食顷，饮热粥一升，微自温暖，勿发揭衣被。

一方蜜和丸如鸡黄许大，以沸汤数合和一丸，研碎，温服，日三夜二，腹中未热，益至三四丸，然不及汤。

吐利止而身体痛不休，当消息和解其外，宜桂枝汤小和之。

吐利汗出，发热恶寒，四肢拘急，手足厥，四逆汤主之。既吐且利，小便复利，而大汗出，下利清谷，里寒外热，脉微欲绝，四逆汤主之。

吐已下断，汗出而厥，四肢不解，脉微欲绝，**通脉四逆加猪胆汤**主之，方：

于通脉四逆汤中加猪胆汁半合即是，服之其脉即出，无猪胆以羊胆代之。

吐利发汗，其人脉平，而小烦，此新虚不胜谷气故也。

阴易病已后劳复第七

七证 方四首 附方六首

伤寒阴易之为病，身体重，少气，少腹里急，或引阴中拘挛，热上冲胸，头重不欲举，眼中生花，痂胞赤，膝胫拘急，**烧裈散**主之，方：

妇人里裈，近隐处烧灰

右一味，水和服方寸匕，日三，小便即利，阴头微肿，此为愈。

大病已后，劳复，**枳实栀子汤**主之，方：

枳实三枚，炙 豉一升，绵裹 栀子十四枚，擘

右三味，以醋浆七升，先煎取四升，次纳二味，煮取二升，纳豉煮五六沸，去滓，分温再服，若有宿食，纳大黄如博棋子大五六枚，服之愈。

伤寒瘥已后，更发热，**小柴胡汤**主之。脉浮者，以汗解之，脉沉实一作紧者，以下解之。

大病已后，腰以下有水气，**牡蛎泽泻散**主之，方：

牡蛎熬 泽泻 蜀漆洗 商陆 葶苈熬 海藻洗 栝楼根各等分

右七味，捣为散，饮服方寸匕，日三服，小便即利。

伤寒解后，虚羸少气，气逆欲吐，**竹叶石膏汤**主之，方：

竹叶二把 半夏半升，洗 麦门冬一升，去心 甘草炙 人参各二两 石膏一斤，碎 粳米半升

右七味，以水一斗，煮取六升，去滓，纳粳米熟汤成，温服一升，日三服。

大病已后，其人喜唾，久久不了，胸上有寒，当温之，宜**理中丸**。

病人脉已解，而日暮微烦者，以病新瘥，人强与谷，脾胃气尚弱，不能消谷，故令微烦，损谷即愈。

杂方附

华佗曰：时病瘥后七日内，酒肉五辛油面生冷醋滑房室皆断之，永瘥。

书生丁季受杀鬼丸方：

虎头骨炙 丹砂 真珠 雄黄 雌黄 鬼臼 曾青 女青 皂荚去皮子，炙 桔梗 芜荑 白芷 芎䓖 白术 鬼箭削取皮羽 鬼督邮 藜芦 菖蒲以上各二两

右一十八味，捣筛，蜜和如弹丸大，带之，男左女右。

刘次卿弹鬼丸方：

雄黄 丹砂_{各二两} 石膏_{四两} 乌头 鼠负_{各一两}

右五味，以正月建除日，执厌日亦得，捣为散，白蜡五两，铜器中火上消之，下药搅令凝丸如楝实，以赤縠裹一丸，男左女右，肘后带之。

度瘴散方：

麻黄_{去节} 升麻 附子_{炮，去皮} 白术_{各一两} 细辛 干姜 防己 防风 桂心 乌头_{炮去皮} 蜀椒_汗 桔梗_{各二分}

右一十二味，捣筛为散，密贮之，山中所在有瘴气之处，旦空腹饮服一钱匕，覆取汗，病重稍加之。

老君神明白散方：

白术 附子_{炮，去皮，各二两} 桔梗 细辛_{各一两} 乌头_{炮去皮，四两}

右五味，粗捣筛，绛囊盛带之，所居闾里皆无病，若有得疫者，温酒朝一方寸匕，覆取汗，得吐即瘥，或经三四日者，以三方寸匕，纳五升水中煮令沸，分温三服。

太一流金散方：

雄黄_{三两} 雌黄 羖羊角_{各二两} 矾石_{一两，烧令汁尽} 鬼箭_{削取皮羽一两半}

右五味，捣筛为散，以细密帛裹之，作三角绛囊盛一两带心前，并挂门阁窗牖上，若逢大疫之年，以朔旦平明时以青布裹一刀圭中庭烧之，有病者亦烧熏之，若遭毒螫者以唾涂之。

务成子荧火丸主辟疾病，恶气百鬼，虎狼蛇虺，蜂虿诸毒，五兵白刃，盗贼凶害。昔冠军将军武威太守刘子南从尹公受得此方。以永平十二年，于北界与虏战败绩，士卒略尽，子南被围，矢下如雨，未至子南马数尺，矢辄堕地，虏以为神人，乃解围而去，子南以方教子及诸兄弟为将者，皆未尝被伤，累世秘之，汉末青牛道士得之，以传安定皇甫隆，隆以传魏武帝，乃稍有人得之。故一名**冠军丸**，一名**武威丸**，方：

荧火 鬼箭_{削取皮羽} 蒺藜_{各一两} 雄黄 雌黄 矾石_{各二两，烧汁尽} 羖羊角 锻灶灰 铁锤柄入铁处_{烧焦，各一两半}

右九味，捣筛为散，以鸡子黄并丹雄鸡冠一具和之，如杏仁大，作三角绛囊盛五丸，带左臂，若从军系腰中勿离身，若家挂户上，甚辟盗贼，绝止也。

千金翼方卷第十一　小儿

养小儿第一

合八十九条　方二十首　灸法二首　论一首

凡儿在胎，一月胚，二月胎，三月有血脉，四月形体成，五月能动，六月诸骨具，七月毛发生，八月脏腑具，九月谷入胃，十月百神备，则生矣。生后六十日瞳子成，能咳笑应和人，百五十日任脉成，能自反复；百八十日髋骨成，能独坐；二百一十日掌骨成，能扶伏；三百日髌骨成，能立；三百六十日膝膑成，能行也。若不能依期者，必有不平之处。

儿初生落地，口中有血，即当去之。不去者，儿若吞之，成痞病，死。

治儿生落地不作声法：取暖水一盆灌浴之，须臾即作声。

小儿始生，即当举之。举之迟晚，则令中寒，腹中雷鸣，先浴之，然后乃断脐。断脐当令长至足跌，短则中寒，令腹中不调，当下痢。若先断脐，后浴之，则令脐中水，中水则发腹痛。若脐中水及中冷，则腹绞痛，夭纠啼呼，面目青黑。此是中水之过。当灸粉絮以熨之，不时治护，脐至肿者，当随轻重，重者便灸之，乃可至八九十壮。轻者，脐不大肿，但出汁，时时啼呼者，但捣当归末粉傅之。灸粉絮日日熨之，至百日乃愈，以啼呼止为候。若儿尿清者，冷也。与脐中水同。

凡初生断儿脐，当令长六寸。脐长则伤肌，脐短则伤脏。不以时断脐，若脐汁不尽者，即自生寒，令儿风脐也。

裹脐法：

椎治帛，令柔软，方四寸。新绵厚半寸，与帛等合之。调其缓急，急则令儿吐呃。儿生二十日，乃解视脐。若十许日，儿怒啼似衣中有刺者，此或脐燥，还刺其腹，当解之易衣，更裹脐时，当闭户下帐，燃火左右，令帐中温暖，换衣亦然。仍以温粉粉之，此谓冬之时寒也。若脐不愈，烧绛帛末作灰粉之。若过一月，脐有汁不愈。烧虾蟆灰治末粉脐中，日三四度。若脐未愈，乳儿太饱，令儿风脐也。

儿新生，不可令衣过厚热，令儿伤皮肤肌肉，血脉发杂疮及黄。

凡小儿始生，肌肤未成，不可暖衣。暖衣则令筋骨缓弱，宜时见风日。若不见风日，则令肌肤脆软，便易中寒，皆当以故絮衣之，勿用新绵也。天和暖无风之时，令母将儿于日中嬉戏，数令见风日，则血凝气刚，肌肉牢密，堪耐风寒，不致疾病。若常藏在帏帐中，重衣温暖，譬犹阴地之草，不见风日，软脆不堪当风寒也。

儿生十日始得哺，如枣核大，二十日倍之，五十日如弹丸大，百日如枣大。若乳汁少，不从此法，当用意少少增之。若三十日乃哺者，令儿无疾。儿若早哺之及多者，令儿头面身体喜生疮，瘥而复发，亦令儿尪弱难食。

小儿生满三十日乃当哺之。若早哺之，儿不胜谷气，令儿病，则多肉耗。三十日后，虽哺勿多。若不嗜食，勿强与。强与不消，复成疾病。哺乳不进者，腹中皆有痰游也。当以四物紫丸微下之。节哺乳数日，便自愈也。

小儿寒热，亦皆当尔，要当下之，然后乃瘥。

凡乳母乳儿，当先以手极挼散其热，勿令乳汁奔出，令儿咽，辄夺其乳，令得息，息已，复乳之。如是十反五反，视儿饥饱节度。知一日之中，几乳而足，以为常。又常捉去宿乳。

儿若卧，乳母当臂枕之，令乳与儿头平乃乳之。如此，令儿不噎。母欲寐，则夺其乳。恐填口鼻，又不知饥饱也。

儿生有胎寒，则当腹痛。痛者偃啼，时时吐呗，或腹中如鸡子黄者，按之如水声便没，没已复出。此无所苦尔。宜早服当归丸、黄耆散即愈。

当归丸方见《千金方》中，黄耆散方，本阙。

凡乳儿不欲大饱，饱则令吐。凡候儿吐者，是乳太饱也，当以空乳乳之即消。夏若不去热乳，令儿呕逆；冬若不去寒乳，令儿咳痢。母新房，以乳儿，令儿羸瘦，交胫不能行。

母患热以乳儿，令儿变黄，不能食。

母怒以乳儿，令儿喜惊，发气疝。又令儿上气癫狂。母新吐下，以乳儿，令儿虚羸。

母醉以乳儿，令儿身热腹满。

凡小儿不能哺乳，当服紫丸下之。

凡浴小儿汤，极须令冷热调和。冷热失所，令儿惊，亦致五脏疾。

凡儿冬不可久浴，浴久则伤寒；夏不可久浴，浴久则伤热。

凡儿又不当数浴，背冷则令发痫。若不浴，又令儿毛落。

小儿生辄死治之法：当候视儿口中悬雍前上腭上有赤胞者，以指摘取，决令溃，以少绵拭去，勿令血入咽。入咽杀儿，急急慎之。

凡儿生三十二日一变；六十四日再变，变且蒸；九十六日三变；百二十八日四变，变且蒸；百六十日五变；百九十二日六变，变且蒸；二百二十四日七变；二百五十六日八变，变且蒸；二百八十八日九变；三百二十日十变，变且蒸。积三百二十日小蒸毕后，六十四日大蒸。蒸后六十四日，复大蒸。蒸后百二十八日，复大蒸。积五百七十六日，大小蒸毕。

凡变者上气，蒸者体热。凡蒸平者五日而衰。远者十日而衰。先变蒸五日。后五日为十日之中，热乃除尔。

儿生三十二日一变，二十九日先期而热，便治之如法。至三十六七日蒸乃毕尔。恐不解了，故重说之。审计变蒸之日，当其时有热微惊，不得灸刺也。得服药及变且蒸之时，不欲惊动。勿令旁多人。儿变蒸，时或早或晚，不如法者多。儿变蒸时，壮热不欲食，食辄吐呃。若有寒加之，即寒热交争，腹腰夭纠，啼不止，熨之当愈也。

凡小儿身热、脉乱、汗出者，蒸之候也。

儿变蒸时，目白者重，赤黑者微，变蒸毕，目精明矣。

儿上唇头小白疱起，如死鱼目珠子者，蒸候也。初变蒸时有热者，服黑散发汗；热不止服紫丸，热瘥便止，勿复与丸。自当有余热。变蒸尽，乃除尔。

儿身壮热而耳冷，髋亦冷者，即是蒸候，慎勿治之。儿身热髋、耳亦热者，病也，乃须治之。

紫丸 治小儿变蒸发热不解。并挟伤寒、温壮汗后热不歇，及腹中有痰澼，哺乳不进，乳则吐呪，食痫，先寒热，方：

代赭石 赤石脂各一两 巴豆三十枚，去皮心，熬 杏仁五十枚，去皮尖，熬

右四味，末之，巴豆、杏仁别捣为膏，和更捣二千杵，当自相得。若硬，入少蜜同捣，密器中收之三十日。儿服如麻子一丸，与少乳汁令下，食顷后与少乳，勿令多。至日中，当小下热除；若未全除，明旦更与一丸。百日儿服如小豆一丸。以此准量增减。夏月多热，喜令发疹，二三十日辄一服佳。此丸无所不治，虽下，不虚人。

黑散 治小儿变蒸中挟时行温病，或非变蒸时而得时行，方：

麻黄去节 杏仁去皮尖，熬，各半两 大黄一分

右三味，捣为散。一月儿服小豆大一枚。以乳汁和服，抱令得汗。汗出，温粉粉之，勿使见风。百日儿服如枣核，大小量之。

相儿命长短法：

儿生枕骨不成者，能言而死。

膝骨不成者，能倨而死。

掌骨不成者，能扶伏而死。

踵骨不成者，能行而死。

膑骨不成者，能立而死。

生身不收者死。

鱼口者死。

股间无生肉者死。

颐下破者死。

阴不起者死。

囊下白者死，赤者死。

相法甚博，略述十数条而已。

儿初生额上有旋毛者，早贵，妨父母。

儿初生阴大而与身色同者，成人。

儿初生叫声连延相属者，寿；声绝而复扬急者，不寿。

儿初生汗血者，多厄不寿。

儿初生目视不正，数动者，大非佳人。

儿初生自开目者，不成人。

儿初生通身软弱，如无骨者，不成人。

儿初生发稀少者，强不听人。

儿初生脐小者，不寿。

儿初生早坐、早行、早语、早齿生，皆恶性，非佳人。

儿初生头四破者，不成人。

儿初生头毛不周匝者，不成人。

啼声散，不成人。

啼声深，不成人。

汗不流，不成人。

小便凝如脂膏，不成人。

常摇手足者，不成人。

无此状候者，皆成人也。

儿初生脐中无血者，好。

卵下缝通达而黑者，寿。

鲜白长大者，寿。

论曰：儿三岁以上、十岁以下，观其性气高下，即可知其夭寿大略。儿小时识悟通敏过人者多夭，则项讬、颜回之流是也。小儿骨法，成就威仪，回转迟舒，稍费人精神雕琢者寿。其预知人意，回旋敏速者亦夭，则杨修、孔融之流是也。由此观之，夭寿大略可知也。亦由梅花早发，不睹岁寒；甘菊晚荣，终于年事。是知晚成者，寿之兆也。

凡小儿之痫有三种：有风痫，有惊痫，有食痫。然风痫、惊痫时时有尔，十儿之中未有一二是食痫者。凡是先寒后热发痫者，皆是食痫也。惊痫，当按图灸之；风痫，当与豚心汤下之；食痫，当下乃愈，紫丸佳。

凡小儿所以得风者，缘衣暖汗出，风因而入也。风痫者，初得之时，先屈指如数乃发作，此风痫也。惊痫者，起于惊怖，先啼乃发作，此惊痫也。惊痫微者急持之，勿复更惊之，或自止也。其先不哺乳，吐而变热，后发痫，此食痫也，早下之则瘥。四味紫丸逐澼饮最良，去病速而不虚人。赤丸差快，病重者当用之。小儿衣甚寒薄，则腹中乳食不消，其大便皆醋臭。此欲为癖之渐也。便将紫丸以微消之。服法先从少起，常令大便稀，勿使大下也。稀后便渐减之。矢不醋臭乃止药。惊痫但灸及摩生膏，不可下也。惊痫心气不定，下之内虚，益令甚尔。惊痫甚者，特为难治。故养小儿常当慎惊，勿令闻大声。抱持之间，当安徐勿令怖也。又天雷时，须塞其耳，但作余小声以乱之也。

凡小儿微惊者，以长血脉。但不欲大惊。大惊乃灸惊脉。

小儿有热，不欲哺乳。卧不安，又数惊，此痫之初也。服紫丸便愈。不瘥，更服之。儿立夏后有病，治之慎勿妄灸。不欲吐下，但以除热汤浴之，除热散粉之，除热赤膏摩之。又脐中以膏涂之，令儿在凉处，勿禁水浆，常以新水饮之。儿眠时小惊者，一月辄一以紫丸下之，减其盛气，令儿不病痫也。

小儿气盛有病但下之，必无所损。若不时下，则将成病。固难治矣。

凡下，四味紫丸最善，虽下不损人，足以去疾尔。若四味紫丸不时下者，当以赤丸下之。赤丸不下，当更倍之。若已下而余热不尽，当按方作龙胆汤稍稍服之，并摩赤膏。

凡小儿冬月下无所畏，夏月下难瘥。然有病者不可不下，下后腹中当小胀满，故当节哺乳数日，不可妄下。又乳哺小儿，常令多少有常剂。儿渐大，当稍稍增之。若减少者，此腹中已有小不调也，便微服药停哺，但与乳。甚者十许日，微者五六日止哺，自当如常。若不肯哺而欲乳者，此是有癖，为疾重要，当下之，无不瘥者；不下，则致寒热，或反吐而发痫，或更致下痢。此皆病重，不早下之所为也，为难治。但先治其轻时，儿不耗损而病速愈。

凡小儿屎黄而臭者，此腹中有伏热。宜微将服龙胆汤。若白而醋臭者，此挟寒不消也，当服紫丸。微者少与药令纳消，甚者小增，令小下。皆须节乳哺数日，令胃气平和。若不节乳哺，则病易复。复下之，则伤其胃气，令腹胀满。再三下之尚可，过此伤矣。

凡小儿有癖，其脉大，必发痫。此为食痫，下之便愈。当候掌中与三指脉，不可令起而不时下。致于发痫，则难治也。若早下之，此脉终不起也。脉在掌中尚可早治，若至指则病增也。

凡小儿腹中有疾生则身寒热，寒热则血脉动，血脉动则心不定，心不定则易惊，惊则痫发速也。

龙胆汤 治小儿出腹血脉盛实，寒热温壮。四肢惊掣，发热大吐呃者，若已能进哺，中食实不消，壮热及变蒸不解，中客人鬼气并诸惊痫，方悉主之，十岁以下小儿皆服之。小儿龙胆汤第一，此是出腹婴儿方。若日月长大者，以次依此为例。若必知客忤及魃气者，可加人参当归，各如龙胆多少也。一百日儿加半分，二百日加一分，一岁儿加半两。余药皆准尔。

龙胆 钩藤 柴胡去苗 黄芩 桔梗 芍药 茯神 甘草炙，各一分 蜣螂二枚，炙 大黄一两

右一十味，㕮咀，以水二升煮取五合为一剂也。取之如后节度。药有虚实，虚药宜足数合水也。儿生一日至七日，分一合为三服；儿生八日至十五日，分一合半为三服；儿生十六日至二十日，分二合为三服；儿生二十日至三十日，分三合为三服；儿生三十日至四十日尽，以五合为三服，十岁亦准此。皆溏下即止，勿复服也。

治少小心，腹热，**除热丹参赤膏**，方：

丹参 雷丸 芒硝 戎盐 大黄各三两

右五味，切，以苦酒半升浸四种一宿，以成炼猪脂一斤，煎三上三下，去滓，纳芒硝。膏成，以摩心下。冬夏可用一方，但丹参雷丸。

治少小新生肌肤幼弱，喜为风邪所中，身体壮热，或中大风，手足惊掣，**五物甘草生摩膏方**：

甘草炙 防风各一两 白术二十铢 雷丸二两半 桔梗二十铢

右五味，切，以不中水猪肪一斤，微火煎为膏，去滓，取弹丸大一枚，炙手以摩儿百过。寒者更热，热者更寒。小儿无病早起，常以膏摩囟上及手足心，甚辟风寒。

矾石丸 主小儿胎寒啼，惊痫胪胀满，不嗜食，大便青黄；并治大人虚冷，内冷，或有实不可吐下，方：

马齿矾石一斤，烧半日

右一味，末之，枣膏和丸，大人服如梧子二枚，日三服。小儿减之，

以意增损。以腹中温暖为度，有实亦去。神良。

小儿客忤慎忌法：

凡小儿衣裳帛绵中，不得令有头发。履中亦然。

凡白衣青带、青衣白带者，皆令儿中忤。

诸远行来马汗未解，行人未澡洗，及未易衣而见儿者，皆中客忤。见马及马上物、马气皆忌之。

小儿中客之为病，吐下青黄汁，腹中痛及反倒偃侧似痫状，但目不上插，少睡，面色变五色，脉弦急。若失时不治，小久则难治。治之法：

以水和豉，捣令熟，丸如鸡子大，以转摩儿囟上及手足心各五遍，又摩心腹脐上下行转摩之。食顷破视，其中有细毛，弃丸道中，病愈矣。

若吐不止，灸手心主间使、大都、隐白、三阴交各三壮。

又可用粉丸如豉法，并用唾之。唾之咒如下；咒曰：

摩家公，摩家母，摩家儿，若客忤，从我始。扁鹊虽良，不如善唾良。唾讫弃丸于道中。

又方：

取一刀横著灶上，解儿衣拨其心腹讫，取刀持向儿咒之唾，辄以刀拟向心腹。曰啡啡，曰煌煌，曰出东方，背阴向阳。葛公葛母，不知何公，子来不视，去不顾，过与生人忤。梁上尘，天之神，户下二鬼所经，大刀环犀对灶君，二七唾客愈儿惊。唾啡啡，如此二七啡啡，每唾以刀拟之。咒当三遍乃毕。用豉丸一如上法五六遍讫。取此丸破看，其中有毛。弃丸于道中即愈矣。

治小儿卒客忤法：

取铜镜鼻烧令赤，著少许酒中，大儿饮之，小儿不能饮者，含哺之，愈。

又方：

取马矢三升，烧令烟绝，以酒三升煮三沸，去滓，浴儿即愈。

千金汤 主小儿暴惊啼绝死，或有人从外来，邪气所逐，令儿得病，众医不治，方：

蜀漆一分，一云蜀椒 左顾牡蛎一分，熬

右二味，㕮咀，以醋浆水一升，煮取五合，一服一合，良。

治小儿新生客忤中恶，发痫发热，乳哺不消，中风反折，口吐舌，并注忤，面青目上插，腹满癫痫羸瘦，痓及三岁不行，**双丸方**：

上麝香二两 牛黄二两 黄连二两，宣州者 丹砂一两 特生礜石一两，烧 附子一两，炮，去皮 雄黄一两 巴豆六十枚，去皮心，熬 桂一两 乌贼鱼骨一两 赤头蜈蚣一两，熬

右一十一味，各异捣筛，别研巴豆如膏，乃纳诸药，炼蜜和捣三千杵，密塞之，勿泄气。生十日二十日至一月日，服如黍米大二丸；四十日至百日，服如麻子大二丸；一岁以上以意增加。有儿虽小而病重者，增大其丸，不必依此丸。小儿病客忤，率多耐药，服药当汗出。若汗不出者，不瘥也。一日一夜四五服，以汗出为瘥。

凡候儿中人者，为人乳子未了而有子者，亦使儿客忤。口中衔血即月客也。若有此者，当寻服此药。即儿可全也。口聚唾，腹起热者，当灸脐中。不过二七壮，并勤服此药。若喜失子者，产讫儿堕落地声未绝，便即以手指刮舌上，当得所衔血如韭叶者，便以药二丸如粟米大服之，作七日乃止，无不痊也。若无赤头蜈蚣，赤足者亦得，三枚，皆断取前两节，其后分不可用也。

小儿杂治第二

方五十七首 论一首

竹叶汤 主五六岁儿温壮，腹中急满，气息不利，或有微肿。亦主极羸，不下饮食，坚痞，手足逆冷，方：

竹叶切，一升 小麦半升 甘草炙 黄芩 栝楼根 泽泻 知母 人参 茯苓 白术 大黄各一两 生姜一两半，切 麦门冬二两，去心 桂心二铢 半夏二两，洗 当归三两分

右一十六味，㕮咀，以水七升，煮麦、竹叶取四升，去滓，纳诸药。煮取一升六合，分四服。

治小儿连壮热，实滞不去，寒热往来，微惊，方：

大黄 黄芩各一两 栝楼根三分 甘草炙 牡蛎熬 人参各半两 桂心二两 龙骨 凝水石 白石脂各半两 滑石二两，碎 硝石半两

右十二味，㕮咀，加紫石英半两，以水四升，煮取一升半，分服三合，一日令尽。

治小儿寒热咳逆，膈中有澼乳，若吐不欲食，方：

干地黄四两 麦门冬半升，去心 五味子半升 大黄一两 硝石一两 蜜半升

右六味，㕮咀，以水三升，煮取一升，去滓，纳硝石、蜜，更煮令沸。服二合，日三。胸中当有宿乳一升许出。儿大者服五合。

射干汤 主小儿咳逆喘息如水鸡声，方：

射干二两 麻黄二两，去节 紫菀一两 甘草一两，炙 桂心五寸 半夏五枚，洗去滑 生姜一两，切 大枣四枚，擘

右八味，㕮咀，以水七升，煮取一升半，去滓，纳蜜半斤，更煮一沸，饮三合，日三服。

又方：

半夏四两，洗 桂心二两 生姜二两，切 紫菀二两 细辛二两 阿胶二两 甘草二两，炙 蜜一合 款冬花二合

右九味，㕮咀，以水一斗，煮半夏取六升，去滓，纳诸药，更煮取一升五合。五岁儿饮一升，二岁儿服六合，量大小加减之。

治小儿咳逆短气，胸中吸吸，呵出涕唾，咳出臭脓。亦治大人。

烧淡竹沥，煮二十沸。小儿一服一合，日五服；大人服一升，亦日五服。不妨食息乳哺。

杏仁丸 主小儿大人咳逆上气，方：

杏仁三升，去尖皮两仁，熬令黄

右一味，熟捣如膏，蜜一升为三分，以一分纳杏仁，捣令强，更纳一分捣之如膏，又纳一分捣熟止，先食已含之。咽汁多少，自在量之。

治小儿火灼疮，一身皆有，如麻子小豆戴脓，乍痛乍痒热，方：

甘草生用 芍药 白蔹 黄芩各三分 黄连 黄檗各半两

右六味，捣筛，以白蜜和涂上，日再。亦可作汤浴之。《千金》有苦参。

治小儿火疮方：

熟煮大豆，浓汁温浴之。亦令无瘢。

又方：

以蜜涂之，日十遍。

苦参汤 主小儿头面热疮，方：

苦参八两 大黄三两 蛇床子一升 芍药三两 黄芩二两 黄檗五两 黄连三两 菝葜一斤

右八味，切，以水三斗，煮取一斗半，洗之，日三度。大良。《千金》云治上下遍身生疮。

又方：

大黄 黄芩 黄檗 泽兰 矾石 石楠各一两 戎盐二两 蛇床子三合

右八味，切，以水七升，煮取三升，以絮纳汤中洗拭之，日三度。

又方：

熬豉令黄，末之，以敷疮上，不过三度，愈。

治二百日小儿头面疮起，身体大热，方：

黄芩三分 升麻一两 柴胡一两，去苗 石膏一两，碎 甘草二分半，炙 大黄三两 当归半两

右七味，㕮咀，以水四升，煮取二升，分为四服。日三夜一，多煮洗疮佳。

治小儿身体头面悉生疮方：

取榆白皮灼令燥，下筛，醋和，涂绵覆上，虫出自瘥。

治小儿手足身体肿方：

以小便温暖渍之良。

又方：并治瘾疹。

巴豆五十枚，去心皮

右一味，以水三升煮取一升，以绵纳汤中，拭病上，随手灭。神良。

治小儿风疮瘾疹方：

蒴藋一两 防风一两 羊桃根一两 石楠一两 茵芋一两 莸蔚一两 矾石一两 蒺藜一两

右八味，切，以醋浆水一斗，煮取五升，去滓，纳矾石，煎令小沸，

温浴之。《千金》有秦椒、苦参、蛇床、枳实、升麻，为十三味。

治小儿丹数十种皆主之。**搨汤**方：

大黄一两　甘草一两，炙　当归一两　芎䓖一两　白芷一两　独活一两　黄芩一两　芍药一两　升麻一两　沉香一两　青木香一两　芒硝三两　木兰皮一两

右一十三味，切，以水一斗二升，煮取四升，去滓，纳芒硝令烊，以绵搨汤中，适寒温，搨之。干则易，取瘥止。

治小儿丹发方：

生慎火草捣绞取汁以拭丹上，日十遍，夜三四。

治小儿丹肿方：

枣根　升麻　白蔹　黄檗　黄连　大黄　栀子　甘草生用，各二两　生地黄汁一升

右九味，切，以水一斗四升，煮取七升，去滓，纳地黄汁煎三沸，以故帛两重纳汤中，以搨丹上。小暖即易之。常令温。

泽兰汤　主丹疹入腹杀儿，方：

泽兰　芎䓖　附子炮，去皮　莽草　藁本　细辛　茵芋各半两

右七味，㕮咀，以水三升煮取一升半，分四服，服此汤，然后作余汤洗之。

治小儿半身皆红赤，渐渐长引者方：

牛膝　甘草生用

右二味，细剉，各得五升，以水二斗煮取三五沸，去滓，和灶下黄土涂之。

治小儿头发不生方：

取楸叶中心捣绞取汁涂之，生。

治小儿秃疮无发苦痒方：

野葛一两，末　猪脂　羊脂各一两

右三味，合煎略尽令凝，涂之，不过三数敷即愈。

治小儿秃疮方：

取雄鸡矢、陈酱清和，洗疮了，敷之三两遍。瘥。

治小儿白秃方：

取芜花末、腊月猪肪脂，和如泥，先以灰汁洗拭，涂之。日二遍。

治小儿头疮方：

胡粉一两 黄连二两

右二味，捣为末，洗疮去痂，拭干敷之即愈。发即如前再敷，亦治阴疮。

又方：

胡粉二两 水银一两 白松脂二两 猪肪脂四两

右四味，合煎去滓，纳水银、胡粉，搅令和调，涂之，大人亦同。

治小儿头无发方：

烧鲫鱼作末，酱汁和敷之。即生。

治小儿囟开不合方：

防风一两半 白芨半两 柏子仁半两

右三味，捣为散，乳汁和，以涂囟上，日一度。十日知，二十日合。

治小儿脐疮方：

烧甑带灰，敷之愈。

治小儿鼻塞不通有涕出方：

杏仁半两，去皮尖 椒一分 附子一分半，炮，去皮 细辛一分半

右四味，切，以醋五合渍一宿，明旦以猪脂五两煎之，附子色黄，膏成，去滓，以涂絮导于鼻中，日再，又摩囟上。

治小儿口疮不能取乳方：

大青三分 黄连二两

右二味，㕮咀，以水二升，煮取一升二合，一服一合，日再夜一。

又方：

取矾石如鸡子大，置醋中研，涂儿足下三七遍，立愈。

治小儿重舌方：

取三屠家肉各如指许大，切，摩舌，儿立能乳便啼。

又方：

衣鱼烧作灰以敷舌上。

又方：

重舌，舌强不能收唾者，取鹿角末如大豆许，安舌上，日三，即瘥。

又方:

取蛇皮烧灰末，和大醋，以鸡毛取之，以掠舌上，日三遍。

治小儿重舌、舌生疮、涎出方:

以蒲黄敷舌上，不过三度愈。

又方:

取田中蜂房烧之，以淳酒和，敷喉咽下，立愈。

治小儿咽痛不得息，若毒气哽咽及毒攻咽喉，方:

生姜二两，切　橘皮一两　升麻二两　射干二两

右四味，㕮咀，以水六升，煮取二升，分为三服，亦治大人。

治小儿喉痹咽肿方:

以鱼胆二七枚和灶底黄土，以涂咽喉，立瘥。

雀矢丸 主小儿卒中风，口噤，不下一物，方:

取雀矢如麻子大，丸之，饮服即愈，大良。鸡矢白亦良。

治小儿数岁不行方:

葬家未闭户时，盗取其饭以哺之，不过三日即行，勿令人知之。

治小儿食土方:

取肉一斤

右一味，以绳系肉，曳地行数里，勿洗，火炙啖之，不食土矣。

治小儿遗尿方:

瞿麦　龙胆　石韦　皂荚炙，去皮子　桂心各半两　人参一两　鸡肠草一两　车前子五分

右八味，末之，炼蜜和，先食服如小豆五丸，日三，加至六七丸。

治小儿赢瘦有蛔虫方:

藋芦五两　黍米泔二升

右二味，切，以纳泔中，以水三升五合，煮取二升，五岁小儿服五合。日三服，儿大者服一升。

治小儿三虫方:

雷丸　芎䓖

右二味，等分为散，服一钱匕，日三服。

治小儿阴疮脓水出方：

煮狼牙汁洗之愈。

治小儿气癫方：

土瓜根一两 芍药一两 当归一两

右三味，㕮咀，以水二升，煮取一升，服五合，日二服。

治小儿狐疝，伤损生癫，方：

桂心三分 地肤子二两半 白术五分

右三味，末之，炼蜜和白酒服，如小豆七丸，日三服，亦治大人。

又方：

芍药三分 茯苓三分 大黄半两 防葵半两 半夏一分，洗 桂心一分 椒一分，汗
干姜一分

右八味，末之，炼蜜和如大豆，每服一丸，日五服，可加至三丸。
《千金》无干姜。

治小儿核肿，壮热有实，方：

甘遂三分 麝香三铢 大黄 前胡各一两 黄芩半两 甘草半两，炙 青木香三分
石膏三分，碎

右八味，㕮咀，以水七升，煮取一升九合，服三合，日四夜二服。

治小儿误吞针方：

吞磁石如枣核大，针立下。

论曰：文王父母有胎教之法，此圣人之道，未及中庸。是以中庸养
子，十岁以下，依礼小学，而不得苦精功程，必令儿失心惊惧，及不得苦
行杖罚，亦令儿得癫痫。此事大可伤怛。但不得大散大漫，令其志荡。亦
不得称赞聪明，尤不得诽毁小儿。十一以上，得渐加严教。此养子之大经
也。不依此法，令儿损伤。父母之杀儿也，不得怨天尤人。

眼病第三

合一百三十三方 灸法二首 论一首

真珠散 主目翳覆瞳，睛不见物，方：

上光明朱砂半两　贝子五枚，炭火烧，末之　白鱼七枚，炙　干姜末，半分

右四味，研之如粉，以熟帛三筛为散，仰卧。遣人以小指爪挑少许敷眼中，瘥。亦主白肤翳。

七宝散　主目翳经年不愈，方：

琥珀一分　白真珠一分　珊瑚一分　紫贝一分　马珂一分　朱砂二分　蕤仁半两　决明子一分　石胆一分

右九味，下筛极细，敷目中，如小豆，日三，大良。

矾石散　主目翳及胬肉，方：

矾石上上白者，末，纳如黍米大于翳上及胬肉上，即令泪出，以绵拭之。令得恶汁尽，日一。其病逐恶汁出尽，日日渐自薄，便瘥。好上上矾石无过绛矾，色明净者，慎如疗眼当法也。

去翳方：

贝子十枚，烧末

右一味，捣筛，取如胡豆著翳上，日再，正仰卧，令人敷之，如炊一石米久，乃拭之。息肉者加珍珠如贝子等分，研如粉。

治眼漠漠无所见，**决明洗眼方：**

决明子二十五枚，《千金》作一合　蕤仁　秦皮　黄连宣州者佳，各半两，《千金》作十八铢　萤火虫七枚

右五味，以水八合，微火煎取三合，冷，以绵注洗目，日三度。

治五脏客热上熏一作冲眼，外受风寒，令眼病不明，方：

地肤子半两，《千金》作二合　柏子仁一合半　大黄二两　决明子五合　蓝子　瓜子仁　蕤仁　茺蔚子　青葙子　蒺藜子各二合　菟丝子一合，《千金》作二合　黄连一两半，宣州者　细辛五合，《千金》一两六铢　桂心七分　萤火一合，《千金》作六铢

右一十五味，捣筛，炼蜜和丸如梧子，每服十五丸，食后日三服。

治肝膈上大热，目暗不明。方：

升麻　大青　黄檗各三两　射干　生玄参　蔷薇根白皮各四两　蜜一升

右七味，㕮咀，以水七升煮取一升半，去滓，下蜜两沸，细细含咽之。

治眼暮无所见方：

猪肝一具

右，细切，以水一斗煮取熟，置小口器中，及热以目临上，大开勿闭也。冷复温之，取瘥为度。

治热病瘥后百日，纳食五辛目暗，方：

以鲫鱼作臛熏之，如前法，良。

兔肝散 主失明，方：

兔肝炙 石胆 贝齿 芒硝 蕤仁 黄连 矾石烧 松叶 萤火 菊花 地肤子 决明子各一分

右一十二味为散，食后服半钱匕。不知，稍稍加服。药不可废。若三日停，则与不服等。愈后，仍可常服之。

治风痰胸满眼赤闇方：

决明子 竹叶《千金》二两 杏仁去皮尖双仁，熬 防风 黄芩 枳实炙，《千金》作二两 泽泻各三两 芍药 柴胡去苗 栀子仁各四两，一方无，《千金》作二两 细辛 芒硝各二两

右一十二味，㕮咀，以水九升。煮取二升半，去滓，分三服。《千金》有大黄四两、升麻二两，无芒硝、防风、细辛，名泻肝汤。

眼暗方：

蔓菁子一斗

右一味，净，淘，以水四斗煮，自旦至午，去汁易水，又煮至晚，去汁易水，又煮至旦，曝干，以布袋贮之，一度捣三升，以粥汁服三方寸匕。日三服，美酒等任性所便。

补肝汤 主肝气不足，方：

甘草炙 黄芩 人参 桂心各二两

右四味，㕮咀，以水六升，煮取二升，去滓，分三服。

泻肝汤 主脏中痰实热冲，眼漠漠闇，方：

苦竹根八两 半夏四两，洗 干姜 茯苓 枳实 白术各三两 杏仁去皮尖两仁 干地黄各一两 细辛 甘草炙，各二两

右一十味，㕮咀，以水一斗二升，煮取二升七合，去滓，分三服。

泻肝汤 主漠漠无所见，或时痛赤，腹有痰饮，令人眼闇，方：

大黄 白术各二两 甘草炙 芍药 当归 茯苓 桂心 人参 黄芩 细辛各一两半 生姜三两，切 半夏四两，洗

右一十二味，㕮咀，以水一斗，煮取三升，分四服。

补肝汤 主肝气不足，两胁拘急痛，寒热目不明，并妇人心痛，乳痛，膝胫热，消渴，爪甲枯，口面青䀏，方：

甘草三两，炙 柏子仁二两 防风三两 大枣二十枚，擘 乌头二两，炮 细辛二两 茯苓一两 蕤仁一两 桂心一两

右九味，㕮咀，以水八升，煮取三升，分为三服。

芜菁子主明目病，益肌肤，方：

芜菁子三升

右一味，淘，高著水煮二十沸，出，著水盆中淘之，令水清，接取以别釜煮之。水尽即添益，时尝看，味美漉出曝干，捣筛，酒饮等任意和服三方寸匕，日惟服七合，饱食任性酒服。服无限时，慎生冷。百日身热疮出，不久自瘥。

治青盲方：

长尾蛆，净洗曝干作末，纳眼中瘥。

决明丸 主眼风虚劳热，暗晕内起，方：

石决明烧 石胆 光明砂 芒硝煞 空青 黄连不用渍 青葙子 决明子以苦酒渍，经三日曝干 蕤仁 防风 鲤鱼胆 细辛

右一十二味，等分捣，密绢筛，石研令极细，以鱼胆和丸如梧子，曝干研碎，铜器贮之勿泄，每取黄米粒大纳眦中。日一夜一，稍稍加，以知为度。

补肝丸 主明目，方：

地肤子二合 蓝子二合 蒺藜子二合 细辛五合 桂心五分 车前子二合 菟丝子二合 瓜子二合 萤火虫五合 黄连一两半 茺蔚子二合 青葙子二合 大黄二两 决明子五合

右一十四味，捣筛，炼蜜和，饮服如梧子十五丸，可加至二十丸，慎热面食生冷醋滑油蒜猪鸡鱼荞面黄米，眼暗神方也。

治目赤痛方：

雄黄一铢 细辛一铢 干姜一铢 黄连四铢

右四味，细筛绵裹，以唾濡头注药，纳大眦，必闭目，目中泪出，须臾自止。勿手近，勿用冷水洗。

又方：

雄黄一分 干姜一分 黄连一分 矾石一分，烧半日

右四味，合用之如前方，可加细辛一分。

治目赤口干唇裂方：

石膏一斤，碎 生地黄汁一斤 赤蜜一升 淡竹叶切，五升

右四味，以水一斗二升煮竹叶取七升，去滓，澄清，煮石膏取一升半，去滓，下地黄汁两沸，下蜜取三升，细细服之。

治赤眼方：

取杏仁四十九颗，末之，绢袋裹饭底蒸之，热绞取脂，以铜青、胡粉各如大豆，干姜、盐各如半大豆，熟研之，以鸡毛沾取掠眼中眦头，日二。不过三，瘥。

赤眼方：

杏仁脂一合 盐绿如枣核大 印成盐三颗

右三味，取杏仁脂，法先捣杏仁如脂，布袋盛，蒸热绞取脂，置蜜器中，纳诸药，直坐著其中，密盖二七日。夜卧注目四眦，不过七度，瘥止。

治赤眼不问久远方：

硇砂三两

右一味，以醋浆坩器中浸，日中曝之，三日药著器四畔，干者取如粟米大。夜著两眦头，不过三四度，永瘥。并石盐石胆等尤佳。

治眼赤运白膜翳方：

麻烛一尺，薄批，猪脂裹使匝，燃烛以铜器承取脂，纳蕤仁三十枚，研胡粉少许，合和令熟，夜纳两眦中。

又方：

枸杞汁洗目，日五度，良，煮用亦得。

治赤眼方：

石胆 蕤仁 盐绿 细辛各一两 生驴脂一合

右五味，为末，以乳汁和，夜点两眦。

治眯目不明方：

桩羊鹿筋擘之，如披筋法，纳筋口中，熟嚼。擘眼纳著瞳子睑上，以手当睑上轻挼之。若有眯者，二七过，挼便出之。视眯当著筋出来即止。未出者复为之。此法常以平旦日未出时为之，以瘥为度。出讫，当以好蜜注四眦头，鲤鱼胆亦佳。若数挼目痛，可间日挼之。

鼻病第四

论一首 方八首

治鼻不利**香膏**方：

当归 薰草一方用木香 通草 细辛 蕤仁各三分 芎䓖 白芷各半两 羊髓四两

右八味，切，合煎微火上，三上三下，以白芷色黄膏成，去滓，取如小豆大，纳鼻中，日三。大热鼻中赤烂者，以黄芩、栀子代当归、细辛。

治鼻中窒塞**香膏**方：

白芷 芎䓖各半两 通草一分 当归 细辛 薰草各三分，《千金》作莽草 辛夷仁五分

右七味，切，以苦酒渍一宿，以不中水猪肪一升，煎三上三下，以白芷色黄膏成，去滓。绵裹取枣核大，纳鼻中，日三。一方加桂心十八铢。

治鼻齆方：

通草一分 细辛一分 附子一分，炮，去皮

右三味，下筛，蜜和绵裹，纳鼻中良。

治鼻中息肉，**通草散**方：

通草半两 矾石一两，烧 真珠一铢

右三味，下筛，裹绵如枣核，取药如小豆，纳绵头入鼻中，日三度。一方有桂心、细辛各一两。

治鼽鼻，鼻中息肉，不得息，方：

矾石烧 藜芦各半两 瓜蒂二七枚 附子半两，炮

右四味，各捣下筛，合和，以小竹管取药如小豆大，纳鼻孔中吹之。以绵絮塞鼻中。日再，以愈为度。一方加葶苈半两。

治鼻中息肉塞鼻，不得喘息，方：

取细辛，以口湿之，屈头纳鼻中，旁纳四畔多著，日十易之，满二十日外。以葶苈子一两、松萝半两，二味捣筛，以绵裹薄如枣核大，纳鼻中，日五六易之，满二十日外。以吴白矾上上者二两，纳瓦杯裹相合令密，置窑中烧之。待瓦熟取捣筛，以面脂和如枣核大，纳鼻中。日五六易，尽更和，不得顿和。二十日外乃瘥，慎行作劳及热食并蒜面百日。

治齆鼻有息肉，不闻香臭，方：

瓜蒂 细辛各半两

右二味，为散，絮裹豆大，塞鼻中，须臾即通。

羊肺散 主鼻中息肉梁起，方：

羊肺一具，干之 白术四两 苁蓉二两 通草二两 干姜二两 芎䓖二两

右六味，为散。食后以粥汁服五分匕，日二服，加至方寸匕。

论曰：凡人往往有鼻中肉塞，眠食皆不快利，得鼻中出息，而俗方亦众，而用之皆无成效。惟见《本草》云：雄黄主鼻中息肉，此言不虚。但时人不知用雄黄之法。医者生用，故致困毙。曾有一人患鼻不得喘息。余以成炼雄黄，日纳一大枣许大，过十日，肉塞自出，当时即得喘息，更不重发。其炼雄黄法，在《仙丹方》中具有之，宜寻求也，斯有神验。

口病第五

论二首 方十七首

凡口疮忌食咸腻及热面干枣等，宜纯食甜粥，勿食盐菜，三日即瘥。

凡口中面上生息肉转大，以刀决溃去脓，愈。

治积年口疮不瘥，**蔷薇汤**方：

蔷薇根一升

右一味，以水七升，煮取三升，去滓，含之久久，极即吐之，定更含，少少入咽亦佳，夜未睡以前亦含之，三日不瘥，更令含之。瘥为度，

验，秘不传也。

治口中疮，身体有热气痱瘰，**蔷薇丸**方：

蔷薇根一两 黄芩一两 鼠李根一两 当归一两 葛根一两 白蔹一两 栝楼根二两 石龙芮一两 黄檗一两 黄耆一两 芍药一两 续断一两 黄连一两

右一十三味，末之，炼蜜和服如梧子十丸。日三服。《千金》无黄连。

治热病口烂，咽喉生疮，水浆不得入膏，方：

当归一两 射干一两 升麻一两 附子半两，炮，去皮 白蜜四两

右五味，切，以猪膏四两，先煎之令成膏，下著地，勿令大热，纳诸药，微火煎，令附子色黄。药成，绞去滓，纳蜜，复火上令相得。盛器中令凝，取如杏子大含之，日四五，辄咽之，瘥。

治口中疮，咽喉塞不利，口燥膏，方：

猪膏一斤 白蜜一斤 黄连一两，切

右三味，合煎，去滓，令相得，含如半枣，日四五夜二。

治口吻生白疮，名曰燕口，方：

取新炊甑下饭讫，以口两吻衔甑唇，乘热拄两口吻二七下，瘥。

口旁恶疮方：

乱发灰 故絮灰 黄连末 干姜末各等分

右四味，合和为散，以粉疮上，不过三度。

治口臭方：

浓煮细辛含汁，久乃吐却，三日当愈。

又方：

井花水三升，漱口吐厕中。

又方：

橘皮五分 木兰皮一两 桂心三分 大枣四十枚，去核，蒸之，去皮

右四味，末之，以枣肉丸如梧子，服二十丸，日儿服，稍稍至三十丸。一方有芎䓖十八铢。

又方：

桂心 甘草炙，等分

右二味，细末三指撮，酒服二十日，香。

又方：

蜀椒_汗 桂心_{各一两}

右二味，服如前方。

治口干方：

猪脂若羊脂如鸡子大，擘之，苦酒半升中渍一宿，绞取汁含之。

又方：

石膏_{五合，碎} 蜜_{二升}

右二味，以水三升煮石膏取二升，纳蜜煮取一升，去滓，含如枣核大，咽汁尽即含之。

又方：

含一片梨即愈。夜睡当时即定。

又方：

羊脂_{鸡子大} 酒_{半升} 大枣_{七枚}

右三味，合渍七日，取枣食之，瘥。

又方：

禁夜勿食酸食及热面。

治口卒噤不开方：

捣附子末，纳管中，开口吹口中，良。

唇病第六

方四首

紧唇方：

以乱发蜂房及六畜毛烧作末，敷疮上。猪脂和，亦佳。

又方：

紧卷故青布，烧令燃，斧上柱，取斧上热汁涂之。并治沈唇。

治唇黑肿，痛痒不可忍方：

取四文大钱，于磨石上以腊月猪脂磨取汁涂之。不过数遍，即愈。

又方：

以竹弓弹之，出其恶血，立瘥。

齿病第七

方二十七首

含漱汤 主齿痛，方：

独活三两 黄芩三两 芎䓖三两 当归三两 细辛 荜茇各一两 丁香一两

右七味，㕮咀，水五升，煮取二升半，含漱之。食顷乃吐，更含之。

一方有甘草二两

又方：

含白马尿，随左右含之，不过三口，瘥。

治裂齿痛方：

腐棘针二百枚

右一味，以水二升，煮取一升，含漱之。日四五，瘥止。

又方：

取死曲蟮末敷痛处，即止。

治齿痛方：

夜向北斗手拓地灸指头地，咒曰：蝎虫所作断木求，风虫所作灸便休，疼痛疼痛北斗收。即瘥。

又方：

人定后，向北斗咒曰：北斗七星，三台尚书，某甲患龂，若是风龂闭门户，若是虫龂尽收取。急急如律令。再拜三夜作。

治牙疼方：

苍耳子五升

右一味，以水一斗，煮取五升，热含之。疼则吐，吐复含，不过二剂愈。无子，茎叶皆得用之。

又方：

莽草五两

右一味，切，以水一斗煮水五升，含漱之，一日令尽。

又方：

纳藜芦末于牙孔中，勿咽汁，神良。

又方：

取门上桃橛烧取湢汁，少少纳孔中，以蜡固之。

针牙疼方：

随左右边疼手大指、次指掌间入一寸，得气绝补三十九息。

灸牙疼方：

取桑东南引枝，长一尺余，大如匙柄齐两头，口中柱著痛牙上，以三姓火灸之。咒曰：南方赤帝子，教我治虫齿，三姓灸桑条，条断蝎虫死。急急如律令。大效。

治虫食齿疼痛方：

闭气细书曰：南方赤头虫飞来，入某姓名裂齿里，今得蝎虫孔，安置耐居止。急急如律令。小笺纸纳著屋柱北边蝎虫孔中，取水一杯，禹步如禁法，还诵上文。以水沃孔，以净黄土泥之，勿令泄气，永愈。

治虫食齿根肉黑方：

烧腐棘取湢涂之十遍，雄黄末敷即愈。若齿黑者，以松木灰揩之。细末雄黄涂龈百日，日再涂之，七日慎油猪肉，神效。

治齿虫方：

以橛一枚，令病人存坐，横橛于膝上，引两手寻使极，住手，伸中指，灸中指头橛上三壮，两头一时下火，病人口诵咒曰：啖牙虫，名字鹊，莫啖牙，莫啖骨。灸人亦念之。

齿根肿方：

松叶一握 盐一合 好酒三升

右三味，煎取一升，含之。

齿根动痛方：

生地黄三两 独活三两

右二味，切，以酒渍一宿含之。

又方：

常以白盐末封齿龈上，日三夜二。

又方：

叩齿三百下，日一夜二，即终身不发，至老不病齿。

治齿牙根摇欲落方：

生地黄大者一寸，绵裹著牙上，嚼咽汁，汁尽去之，日三即愈，可十日含之，更不发也。

治齿根空肿痛，困弊无聊赖，方：

独活四两 酒三升

右二味，于器中渍之，煻火煨之令暖，稍稍沸，得半去滓，热含之，不过四五度。

又方：

取地黄如指大，长一寸，火炙令大热，着木椎之。以绵裹著齿上嚼之。咽汁尽，即三易。瘥止。

又方：

烧松柏槐枝令热，拄病齿孔，须臾虫缘枝出。

治牙龈疼痛方：

杏仁一百枚，去皮尖两仁者 盐末方寸匕

右二味，以水一升，煮令沫出，含之。味尽吐却，更含。不过再三，瘥。

治牙车急，口眼相引，舌不转，方：

牡蛎熬 伏龙肝 附子炮，去皮 矾石烧

右四味，等分末之，以白酒和为泥，敷其上，干则涂之，取瘥止。

治齿龋方：

切白马悬蹄可孔塞之，不过三度。

治齿血出不止方：

刮生竹茹二两，醋渍之，令其人解衣坐，乃别令一人含噀其背上三过，并取竹茹浓煮取汁。勿与盐，适寒温，含漱之，终日为度。

治失欠，颊车脱臼，开张不合，方：

以一人捉头，著两手指牵其颐，以渐推之，令复入口中，安竹筒如指许大。不尔啮伤人指。

舌病方第八

方五首

治舌卒肿如吹胞，满口溢出，气息不得通，须臾不治杀人，方：

急以指刮破溃去汁，即愈。亦可以铍刀于前决破之《千金》云：两边破之。

又方：

以苦酒一升，煮半夏一十枚，令得八合，稍稍含漱吐之，半夏戟人咽，须熟洗去滑尽用之，勿咽汁也。加生姜一两佳。

治舌上黑，有数孔，出血如涌泉，此心脏病也，方：

戎盐五两　黄芩五两　黄檗五两　大黄五两　人参二两　桂心二两　甘草一两，炙

右七味，末之，炼蜜和丸，饮服十丸如梧子，日三服，仍烧铁烙之。

治舌卒肿起如吹胞状，满口塞喉，气息欲不复，须臾不治杀人。治之方：

以刀锋决两边第一大脉出血，勿使刺著舌下中央脉，血出不止杀人。血出数升，以烧铁令赤，熨疮数过，以绝血也。

又方：

含甘草汁佳。

喉病第九

方十四首

治喉卒肿不下食，方：

韭一把，捣熬敷之，冷即易之，佳。

又方：

含荆沥稍稍咽之。

又方：

含上好醋，口舌疮亦佳。

治喉痹咽唾不得，方：

半夏

右一味，细破如棋子十四枚，鸡子一枚，扣其头如栗大。出却黄白，纳半夏，于中纳醋令满，极微火上煎之。取半，小冷饮之，即愈。

喉痹方：

取附子一枚，去皮，蜜涂火炙令干，复涂蜜炙，须臾含之，咽汁愈。

又方：

含蜀升麻一片，立愈。

治喉痹方：

以绳缠手大指，刺出血一大豆以上，瘥。小指亦佳。

治马喉痹方：

烧马兰根灰一方寸匕，烧桑枝沥汁，和服。

治咽痛不得息，若毒气哽咽、毒攻咽喉，方：

桂心半两 杏仁一两，去尖皮，熬之

右二味为散，以绵裹如枣大。含咽其汁。

又方：

刺小指爪纹中出血即瘥。左右刺出血，神秘，立愈。

治尸咽语声不出，方：

酒一升 干姜十两，末之 酥一升

右三味，酒二合，酥一匙，姜末一匕，和服之，日三。食后服之。亦治肺病。

治尸咽咽中痒痛，吐之不出，咽之不入，如中蛊毒，方：

含生姜五十日，瘥。

治咽中肿垂肉不得食，方：

先以竹筒纳口中，热烧铁从竹中拄之。不过数度，愈。

治悬雍垂下暴肿长，方：

干姜、半夏等分，末，少少著舌本。半夏洗之，如法用。

又方：

盐末箸头张口拄之，日五，自缩。

噎病第十

酥、蜜、生姜汁合一升，微火煎二沸，每服两枣许，纳酒中温服。

又方：

以手巾布裹舂杵头糠拭齿。

耳病第十一

方二十四首

治耳聋方：

生地黄极粗大者长一寸半 杏仁七枚，烧令黑 印成盐两颗 巴豆七枚，去皮，熬令紫色 头发鸡子大，炙之

右五味，捣作末，以发薄裹，纳耳中。一日一夜。若少损，即却之，直以发塞耳。耳中黄水及脓出，渐渐有效。不得更著。若未损，一宿后更纳一日一夜，还去药，一依前法。

治劳聋、气聋、风聋、虚聋、毒聋，如此久聋，耳中作声。补肾治五聋方：

山茱萸二两 干姜 巴戟天 芍药 泽泻 桂心 菟丝子 黄耆 干地黄 远志去心 蛇床子 茯苓 石斛 当归 细辛 苁蓉 牡丹皮 人参 甘草炙 附子炮，去皮。各二两 防风一两半 菖蒲一两 羊肾二枚

右二十三味，捣筛，炼蜜和为丸，如梧子大，服十五丸，日三，加至三十四十丸。

又方：

蓖麻五分 杏仁一两，去尖皮 桃仁四分，去尖皮 巴豆仁一分，去心皮，熬 石盐三分 附子半两，炮 菖蒲一两 磁石一两 薰陆香一分 松脂二两半 蜡二两 通草半两

右一十二味，先捣诸石等令细，别捣诸物等，加松脂及蜡，合捣数千杵，令可丸乃止，取如枣核大，绵裹塞耳，一日四五度，出之转捻，不过

三四度。日一易之。

又汤方：

磁石四两　牡荆子二两，一云牡蛎　石菖蒲三两　山茱萸二两　芎藭二两　茯神二两　白芷二两　枳实二两，炙　地骨皮三两　天门冬三两，去心　甘草三两，炙　橘皮二两　生姜二两，切　竹沥二升

右一十四味，㕮咀，以水八升，煮取减半，下竹沥煮取二升半，分为三服，五日服一剂。三剂后著散。

又散方：

石菖蒲二两　山茱萸二两　磁石四两　土瓜根二两　白薇二两　牡丹皮二两　牛膝二两

右七味，捣筛为散，绵裹塞耳，日一易。仍服大三五七散一剂。

又方：

硫黄　雌黄一云雄黄

右二味，等分，末之，绵裹塞耳，数日闻声。

又方：

以童子尿灌耳中三四度，瘥。

赤膏　主耳聋齿痛，方：

丹参五两　蜀椒二升　大黄一两　白术一两　大附子十枚，炮，去皮　细辛一两　干姜二两　巴豆十枚，去皮　桂心四寸　芎藭一两

右一十味，切，以淳苦酒渍一宿，纳成煎猪膏三斤，著火上。煎三上三下，药成去滓，可服可摩。耳聋者绵裹膏纳耳中，齿冷痛著齿间，诸痛皆摩。若腹中有病，以酒和服如枣许大。咽喉痛吞如枣核一枚。

治二十年聋方：

成煎鸡肪五两　桂心　野葛各半两

右三味，切，膏中铜器内，微火煎三沸，去滓，密贮勿泄，以苇筒盛如枣核大，火炙令少热，仰倾耳灌之。如此十日，耵聍自出。大如指长一寸。久聋不过三十日。以发裹膏深塞，勿使泄气，五日乃出之。

又方：

以器盛石盐，饭底蒸令消以灌耳中。验。

千金方

一八二

治聤耳出脓汁方：

矾石三两，烧 龙骨一两 黄连一两 乌贼鱼骨一两

右四味，下筛，取如枣核大，绵裹塞耳，日三易。一方用赤石脂，无龙骨。

治底耳方：

矾石烧之 石盐末之

右二味，先以纸绳纴之，展却汁令干，以盐末粉耳中令通，次下矾石末，粉上须臾卧勿起，日再。

治耳疼痛方：

附子炮，去皮 菖蒲

右二味，等分裹塞之。

治虫入耳方：

末蜀椒一撮，纳半升醋中灌之，行二十步。虫出瘥。

治百虫入耳方：

捣韭汁，灌之耳中立出。

又方：

灌葱涕，须臾虫出瘥。

又方：

以木叶裹盐炙令热，以掩耳，冷即易之，出。

又方：

姜汁滴耳中。

又灌牛乳，良。

又桃叶塞耳。

治蚰蜒入耳方：

牛乳灌之，蚰蜒自出。若入腹者，空腹服醋酪一升。不出更服。仍以和面烧饼，乘热坐上，须臾出。

又方：

以油灌之。

又方：

灌驴乳于耳中，即变成水入腹。饮之即瘥。

又方：

桃叶汁灌之。

又方：

打铜碗于耳边。

又方：

炒胡麻，以布袋盛枕头。

千金翼方卷第十二　养性

养性禁忌第一

论曰：张湛称：养性缮写经方，在于代者甚众，嵇叔夜论之最精，然辞旨远不会近。余之所言，在其义与事归，实录以贻后代。不违情性之欢，而俯仰可从；不弃耳目之好，而顾眄可行。使旨约而赡广，业少而功多，所谓易则易知，简则易从，故其大要，一曰啬神，二曰爱气，三曰养形，四曰导引，五曰言论，六曰饮食，七曰房室，八曰反俗，九曰医药，十曰禁忌。过此以往，未之或知也。

《列子》曰：一体之盈虚消息，皆通于天地，应于物类。故阴气壮则梦涉大水而恐惧，阳气壮则梦涉大火而燔焫，阴阳俱壮则梦生杀。甚饱则梦与，甚饥则梦取，是以浮虚为疾者则梦扬，沉实为疾者则梦溺，藉带而寝者则梦蛇，飞鸟衔发者则梦飞，心躁者梦火，将病者梦饮酒歌舞，将衰者梦哭。是以和之于始，治之于终，静神灭想，此养生之道备也。

彭祖曰：每施泻讫，辄导引以补其虚。不尔，血脉髓脑日损。犯之者生疾病，俗人不知补泻之义故也。饮酒吐逆，劳作汗出，以当风卧湿，饱食大呼，疾走举重，走马引强，语笑无度，思虑太深，皆损年寿。是以为道者务思和理焉。口目乱心，圣人所以闭之；名利败身，圣人所以去之。故天老曰：丈夫处其厚不处其薄，当去礼去圣，守愚以自养。斯乃德之源也。

彭祖曰：上士别床，中士异被。服药百裹，不如独卧。色使目盲，声使耳聋，味使口爽，苟能节宣其宜适，抑扬其通塞者，可以增寿。一日之忌者暮无饱食，一月之忌者暮无大醉，一岁之忌者暮须远内，终身之忌者暮常护气。夜饱损一日之寿，夜醉损一月之寿，一接损一岁之寿，慎之。清旦初以左右手摩交耳，从头上挽两耳又引发，则面气通流。如此者令人头不白耳不聋。又摩掌令热以摩面，从上向下二七过，去肝气，令人面有光。又令人胜风寒，时气寒热头痛，百疾皆除。真人曰：欲求长生寿考服诸神药者，当须先断房室，肃斋沐浴熏香，不得至丧孝家及产乳处。慎之慎之。古之学道者所以山居者，良以此也。

老子曰：人欲求道，勿起五逆六不祥，凶。大小便向西，一逆；向北，二逆；向日，三逆；向月，四逆；仰视日月星辰，五逆。夜半裸形，一不祥；旦起嗔心，二不祥；向灶骂詈，三不祥；以足纳火，四不祥；夫妻昼合，五不祥；盗师父物，六不祥。旦起常言善事，天与之福，勿言奈何及祸事，名请祸。慎勿床上仰卧，大凶。卧伏地，大凶。饱食伏地，大凶。以匙箸击盘，大凶。大劳行房室露卧，发癞病。醉勿食热。食毕摩腹能除百病。热食伤骨，冷食伤肺。热无灼唇，冷无冰齿。食毕行步踟蹰则长生，食勿大言。大饱血脉闭。卧欲得数转侧。冬温夏凉，慎勿冒之，大醉神散越，大乐气飞扬，大愁气不通。久坐伤筋，久立伤骨。凡欲坐，先解脱右靴履，大吉。用精令人气乏，多睡令人目盲，多唾令人心烦，贪美食令人泄痢。沐浴无常，不吉。沐与浴同日，凶。夫妻同日沐浴，凶。说梦者，凶。

凡日月蚀救之，吉，活千人。除殃，活万人，与天地同功。日月薄蚀，大风大雨，虹霓地动，雷电霹雳，大寒大雾，四时节变，不可交合阴阳。慎之。

凡夏至后丙丁日，冬至后庚辛日，皆不可合阴阳。大凶。

凡大月十七日、小月十六日。此各毁败日。不可交会，犯之伤血脉。

凡月二日三日五日九日二十日，此生日也。交会令人无疾。

凡新沐远行及疲，饱食醉酒，大喜大悲，男女热病未瘥，女子月血新产者，皆不可合阴阳。热疾新瘥，交者死。

老子曰：凡人生多疾病者，是风日之子。生而早死者，是晦日之子。在胎而伤者，是朔日之子。生而母子俱死者，是雷霆霹雳日之子。能行步有知而死者，是下旬之子。兵血死者，是月水尽之子，又是月蚀之子。虽胎不成者，是弦望之子。命不长者，是大醉之子。不痴必狂者，是大劳之子。生而不成者，是平晓之子。意多恐悸者，是日出之子。好为盗贼贪欲者，是禺中之子。性行不良者，是日中之子。命能不全者，是日昳之子。

好诈反妄者，是晡时之子。不盲必聋者，是人定之子。天地闭气不通，其子死。夜半合阴阳，生子上寿，贤明。夜半后合会生子，中寿，聪明智慧。鸡鸣合会生子，下寿，克父母。此乃天地之常理也。

天老曰：不禀五常形貌，而尊卑贵贱不等，皆由父母合会禀气寿也。得合八星阴阳，各得其时者，上也，即富贵之极。得合八星阴阳，不得其时者，中也。得中宫，不合八星阴阳，得其时者，下也。得下宫，不合此宿不得其时者，则为凡人矣。合宿交会者，非惟生子富贵，亦利身，大吉。八星者，室、参、井、鬼、柳、张、房、心。一云凡宿也，是月宿所在，此星可以合阴阳。

老子曰：人生大限百年，节护者可至千岁。如膏用小炷之与大炷，众人大言而我小语，众人多繁而我小记，众人悖暴而我不怒。不以不事累意，不临时俗之仪。淡然无为，神气自满。以此为不死之药，天下莫我知也。勿谓阖昧，神见我形。勿谓小语，鬼闻我声。犯禁满千，地收人形。人为阳善，人自报之；人为阴善，鬼神报之。人为阳恶，人身治之，人为阴恶，鬼神治之。故天不欺人，示之以影；地不欺人，示之以响。人生天地气中，动作喘息，皆应于天，为善为恶，天皆鉴之；人有修善积德而遭凶祸者，先世之余殃也。为恶犯禁而遇吉祥者，先世之余福也。故善人行不择日，至凶中得凶中之吉，入恶中得恶中之善。恶人行动择时日，至吉中反得吉中之凶，入善中反得善中之恶。此皆目然之符也。

老子曰：谢天地父母法。常以辰巳日黄昏时天晴日净，扫宅中甲壬丙庚之地，烧香北向稽首三过，口勿语，但心中言耳。举家皆利。谢嘿云：曾孙某乙数负黄天之气象、上帝之始愿，合家男女大小前后所犯罪过，请为削除凶恶。在后进善人某家大小身神安，生气还。常以此道，大吉利，除祸殃。

老子曰：正月朔晓，亦可于庭中向寅地再拜，咒曰：洪华，洪华，受大道之恩，太清玄门，愿还某去岁之年，男女皆三过自咒。常行此道，可以延年。

论曰：神仙之道难致，养性之术易崇。故善摄生者常须慎于忌讳，勤于服食，则百年之内不惧于夭伤也。所以具录服饵方法，以遗后嗣云。

养性服饵第二

方三十七首

茯苓酥 主除万病，久服延年，方：

取山之阳茯苓，其味甘美；山之阴茯苓，其味苦恶。拣得之勿去皮，去皮力薄，切，曝干，蒸令气溜，以汤淋之。其色赤味苦。淋之不已，候汁味甜便止。曝干捣筛，得茯苓三斗。取好酒大斗一石，蜜一斗和茯苓，未令相得，纳一石五斗瓮中，熟搅之百遍，密封之，勿令泄气，冬月五十日、夏月二十一日，酥浮于酒上。接取酥，其味甘美如天甘露，可作饼大如手掌，空屋中阴干，其色赤如枣。饥食一饼，终日不饥。此仙人度荒世药，取酒封闭，以下药，名茯苓酥。

杏仁酥 主万病，除诸风虚劳冷，方：

取家杏仁，其味甜香。特忌用山杏仁。山杏仁慎勿用，大毒害人也。

家杏仁一石，去尖皮两仁者，拣完全者。若微有缺坏，一颗不得用。微火炒，捣作细末，取美酒两石，研杏仁，取汁一石五斗

右一味，以蜜一斗拌杏仁汁，煎极令浓，与乳相似，纳两硕瓮中搅之，密封泥，勿令泄气，与上茯苓酥同法。三十日看之，酒上出酥也。接取酥纳瓷器中封之。取酥下酒别封之。团其药如梨大，置空屋中作阁安之，皆如饴铺状，甚美。服之令人断谷。

地黄酒酥 令人发白更黑，齿落更生，髓脑满实，还年却老，走及奔马，久服有子，方：

粗肥地黄十石，切捣取汁三石 麻子一石，捣作末，以地黄汁研取汁二石七斗 杏仁一石，去皮尖、两仁者，捣作末，以麻子汁研取汁二石五斗 曲末三斗

右四味，以地黄等汁浸曲七日，候沸，以米三石分作三分投。下馈一度，以药汁五斗和馈酿酒如家酝酒法。三日一投，九日三投，熟讫蜜封三七日。酥在酒上，其酥色如金。以物接取，可得大升九升酥，然后下箄取酒封之。其糟令服药人食之，令人肥悦，百病除愈。食糟尽，乃服药酒及酥。一服酒一升一匙酥，温酒和服之。惟得吃白饭芜菁。忌生冷醋滑猪

鸡鱼蒜。其地黄滓曝使干。更以酒三升和地黄滓捣之，曝干作饼服之。

造草酥方：

杏仁一斗，去皮尖两仁者，以水一斗，研绞取汁 粗肥地黄十斤，熟捣，绞取汁一斗 麻子一斗，末之，以水一斗，研绞取汁

右三味，汁凡三斗，著曲一斤，米三斗，酿如常酒，味是正熟，出，以瓮盛之，即酥凝在上。每服取热酒和之，令酥消尽，服之弥佳。

真人服杏子丹 玄隐士学道断谷以当米粮，方：

上粳米三斗，净淘沙炊作饭，干曝，砲，纱筛下之 杏仁三斗，去尖皮两仁者，曝干，捣，以水五升研之，绞取汁，味尽止

右二味，先煎杏仁汁令如稀面糊，置铜器中，纳粳米粉如稀粥，以糖火煎。自旦至夕搅勿停手，候其中水气尽则出之，阴干纸贮。欲用以暖汤二升纳药如鸡子大，置于汤中，停一炊久啖食，任意取足服之。

服天门冬丸方：

凡天门冬苗作蔓有钩刺者是，采得，当以醋浆水煮之，湿去心皮，曝干捣筛，以水蜜中半和之，仍更曝干。又捣末，水蜜中半和之。更曝干，每取一丸含之。有津液，辄咽之。常含勿绝，行亦含之。久久自可绝谷。禁一切食，惟得吃大麦。

服黄精方：

凡采黄精，须去苗下节，去皮取一节，隔二日增一节，十日服四节，二十日服八节，空腹服之。服讫不得漱口，百日以上节食，二百日病除，二年四体调和。忌食酒肉五辛酥油，得食粳米糜粥淡食，除此之外，一物不得入口。山居无人之地法：服时卧食勿坐食。坐服即入头，令人头痛。服讫经一食顷乃起，即无所畏。

凡服乌麻，忌枣栗胡桃，得食淡面，余悉忌。行道持诵作劳远行，端坐三百日，一切病除。七日内宜数见秽恶，于后即不畏损人矣。

服芜菁子主百疾方：

芜菁子一斗四升 薤白十两

右二味，煮芜菁子曝干，捣筛，切，薤白和蒸半日，下捣一千一百三十杵，捻作饼重八两。欲绝谷，先食乃服，三日后食三饼以为

常式。尽更合食，勿使绝也。

华佗云母九子三仁丸方：

云母粉　石钟乳炼　白石英　肉苁蓉　石膏　天门冬去心　人参　续断　菖蒲
菌桂　泽泻　秦艽　紫芝　五加皮　鹿茸　地肤子　薯蓣　石斛　杜仲炙　桑上寄生
细辛　干地黄　荆花　柏叶　赤箭　酸枣仁　五味子　牛膝　菊花　远志去心　萆薢
茜根　巴戟天　赤石脂　地黄花　枸杞　桑螵蛸　菴䕡子　茯苓　天雄炮，去皮　山茱
萸　白术　菟丝子　松实　黄耆　麦门冬去心　柏子仁　荠子　冬瓜子　蛇床子　决明
子　蒺藜子　车前子

右五十三味，皆用真新好者，并等分，随人多少，捣下细筛，炼白
蜜和为丸，如梧子，先食服十丸，可至二十丸，日三。药无所忌，当勤相
续，不得废缺。百日满，愈疾，久服延年益寿，身体轻强，耳目聪明，流
通荣卫，补养五脏，调和六腑，颜色充壮，不知衰老。茜根当洗去土阴
干。地黄、荆花至时多采曝干。欲用时相接取二石许乃佳也。吾尝服一两
剂大得力，皆家贫不济乃止。又时无药足，缺十五味，仍得服之。此药大
有气力，常须预求，使足服而勿缺。又香美易服，不比诸药。

周白水侯散　主心虚劳损，令人身轻目明，服之八十日，百骨间寒热
除，百日外无所苦，气力日益，老人宜常服之，大验，方：

远志五分，去心　白术七分　桂心一两　人参三分　干姜一两　续断五分　杜仲五
分，炙　椒半两，汗　天雄三分，炮　茯苓一两　蛇床仁三分　附子三分，炮，去皮　防风
五分　干地黄五分　石斛三分　肉苁蓉三分　栝楼根三分　牡蛎三分，熬　石韦三分，去
毛　钟乳一两，炼　赤石脂一两　桔梗一两　细辛一两　牛膝三分

右二十四味，捣筛为散，酒服钱五匕。服后饮酒一升，日二。不知，
更增一钱匕，三十日身轻目明。

济神丸　方：

茯神　茯苓　桂心　干姜各四两　菖蒲　远志去心　细辛　白术　人参各三两　甘
草二两，炙　枣膏八两

右一十一味，皆捣筛，炼蜜和更捣万杵。每含一丸如弹丸，有津咽之
尽，更含之。若食生冷宿食不消，增一丸。积聚结气，呕逆，心腹绞痛，
口干胀醋咽吐呕，皆含之。绝谷者服之，学仙道士含之，益心力，神验。

彭祖松脂方：

松脂五斤，灰汁煮三十遍，浆水煮三十遍，清水煮三十遍　茯苓五斤，灰汁煮十遍，浆水煮十遍，清水煮十遍　生天门冬五斤，去心皮，曝干，捣作末　真牛酥三斤，炼三十遍　白蜜三斤，煎令沫尽　蜡三斤，炼三十遍

右六味，捣筛，以铜器重汤上，先纳酥，次下蜡，次下蜜。候消讫，次下诸药，急搅之勿住手，务令大匀。讫，纳瓷器中密封，勿令泄气。先一日不食，欲食须吃好，美食令大饱，然后绝食。即服二两，二十日后服四两，又二十日服八两，细丸之，以得咽中下为度。第二度服四两为初，二十日又服八两，又二十日服二两，第三度服八两为初，以后二十日日服两，又二十日服四两，合二百八十日药成。自余服三丸，将补不服亦得。常以酥蜜消息美酒一升为佳。又合药须取四时王相，特忌刑杀厌及四激休废等日，大凶。

守中方：

白蜡一斤，炼之，凡二升酒为一度，煎却恶物，凡煎五遍　丹砂四两，细研　蜜一斤，炼之极净

右三味，合丸之如小枣大，初一日服三丸，三日服九丸。如此至九日止。

茅山仙人服质多罗方：出益州导江县并茂州山中。

此有三种，一者紫花根八月采，二者黄花根亦黄四月采，三者白花九月采。

右三种功能一种不别，依法采根，干已捣筛，且暖一合，酒和方寸匕，空腹服之。待药消方食。日一服，不可过之。忌昼日眠睡。三十匕为一剂，一月服。

第二方：

蜜半合　酥半合

右二味，暖之，和方寸匕服之。一法蜜多酥少，一方以三指撮为定。主疗诸风病，禁猪肉、豉等，食之即失药力。

第三方：

取散五两，生胡麻脂三升半投之，微火暖之，勿令热。旦接取上油一

合，暖，空肚服之。日一服，油尽取滓服之。主偏风、半身不遂，并诸百病，延年不老。

第四方：

暖水一合，和三指撮，空腹日一服。主身赢瘦及恶疮癣疥并诸风。

第五方：

暖牛乳一升，和方寸匕服之，日一服。主女人绝产无子，发白更黑。

第六方：

暖浓酪浆一合，和方寸匕服之，目一服。主膈上痰饮，水气诸风。

第七方：

以牛尿一合，暖，和方寸匕服之，遣四人搦脚手，令气息通流，主五种癫。若重者从少服，渐加至一匕。若候身作金色，变为少年，颜若桃李，延年益寿。

右件服药时，皆须平旦空腹服之。以静密室中，不得伤风及多语戏笑作务等事。所食桃李粳米及新春粟，禁一切鱼肉豉陈臭等物，得食乳酪油。其药功说不能尽。久服神仙，八十老人状如少年。若触药发时，身体胀满，四肢强直俱赤，脱却衣裳，向火灸身，得汗出，瘥。

服地黄方：

生地黄五十斤

右一味，捣之，以水三升绞取汁，澄去滓，微火上煎减半。即纳好白蜜五升，枣脂一升，搅令相得乃止。每服鸡子大一枚，日三服。令人肥白美色。

又方：

生地黄十斤

右一味，细切，以淳酒二斗浸经三宿，出曝令干。又浸酒中直令酒尽。又取甘草、巴戟天、厚朴、干漆、覆盆子各一斤，各捣下筛和之，饭后酒服方寸匕，日三服，加至二匕。使人老者还少，强力，无病延年。《千金》无甘草。

作熟干地黄法：

别采地黄，去须叶及细根，捣绞取汁，以渍肥者，著甑中，土及米无在，以盖其上蒸之一时，出，曝燥。更纳汁中，又蒸之一时，出，曝以汁尽止，便干之。亦可直切地黄蒸之半日，数数以酒洒之，使周匝。至夕出，曝干。可捣蜜丸，服之。

种地黄法_{并造}：

先择好肥地黄赤色虚软者，选取好地深耕之。可于腊月预耕冻地弥佳。择肥大地黄根切断，长三四分至一二寸许。一斛可种一亩，二月三月种之。作畦時相去一尺。生后随后锄壅及数耘之。至九月十月视其叶小衰，乃掘取，一亩得二十许斛，择取大根，水净洗。其细根及剪头尾辈亦洗之。日曝令极燥小膒，乃以刀切长寸余，白茅覆甑下蒸之，密盖上，亦可囊盛土填之。从旦至暮，当日不尽者，明日又择取蒸之。先时已捣其细碎者，取汁于铜器中煎之，可如薄饧，将地黄纳汁中周匝，出，曝干，又纳之，汁尽止。率百斤生者合得三十斤。取初八月九月中掘者，其根勿令太老强，蒸则不消尽，有筋脉。初以地黄纳甑中时，先用铜器承其下，以好酒淋洒地黄上令匝，汁后下器中，取以并和煎汁最佳也。

王乔轻身方：

茯苓_{一斤} 桂心_{一斤}

右二味，捣筛炼蜜，和酒服如鸡子黄许大，一服三丸，日一服。

不老延年方：

雷丸 防风 柏子仁

右三味，等分，捣筛为散，酒服方寸匕，日三。六十以上人亦可服二匕。久服，延年益精补脑，年未六十，太盛勿服。

饵黄精法：

取黄精，以竹刀剔去皮，自仰卧生服之，尽饱为度，则不头痛。若坐服则必头痛难忍。少食盐及一切咸物，佳。

饵术方：

取生术削去皮，炭火急炙令热，空肚饱食之。全无药气，可以当食。不假山粮，得饮水，神仙。秘之勿传。

服齐州长石法 主羸瘦不能食，疗百病，方：

马牙石_{一名乳石，一名牛脑石，《本草》名长石}

右，取黄白明净无瑕颗者，捣，密绢下，勿令极筛，恐太粗。以一石米合纳一石水中，于铜器中极搅令浊。澄少时接取上汁如清浆水色，置一大器中澄如水色，去水纳滓于白练袋中盛，经一宿，沥却水如造烟脂法，出，日中曝之令干。仍白练袋盛之，其袋每一如掌许大，厚薄亦可。于三斗米下蒸之再遍。曝干，以手授之，令众手研之即成。擘出，每以酒服一大匙，日三服，即觉患瘥。若觉触，以米汁煮滓石一鸡子大，煮三沸，去滓，顿服之。夏月不能服散者服汤亦佳。石出齐州历城县。药疗气痰饮不下食，百病羸瘦皆瘥。

服杏仁法 主损心吐血，因即虚热，心风健忘，无所记忆，不能食，食则呕吐，身心战掉，痿黄羸瘦，进服补药，入腹呕吐并尽。不服余药，还吐至死，乃得此方。服一剂即瘥，第二剂色即如初也。

杏仁一升，去尖皮及两仁者，熬令色黄，末之 茯苓一斤，末之 人参五两，末之 酥二斤 蜜一升半

右五味，纳铜器中，微火煎。先下蜜，次下杏仁，次下酥，次下茯苓，次下人参，调令均和，则纳于瓷器中，空肚服之一合。稍稍加之，以利为度。日再服，忌鱼肉。

有因读诵思义、坐禅，及为外物惊恐，狂走失心，方：

酥二两 薤白一握，切

右二味，捣薤千杵，温酥和搅，以酒一盏服之。至三七日，服之佳。得食枸杞、菜羹、薤白。亦得作羹。服讫而仰卧，至食时乃可食也。忌面。得力者非一。

镇心丸 主损心不能言语，心下悬急苦痛，举动不安，数数口中腥，客热心中百病，方：

防风五分 人参五分 龙齿五分 芎䓖一两 铁精一两 当归一两 干地黄五分 黄耆一两 麦门冬五分，去心 柏子仁一两 桂心一两 远志五分，去心 白藓皮三分 白术五分 雄黄一两研 菖蒲一两 茯苓一两 桔梗一两 干姜五分 光明砂一两，研 钟乳半两，研

右二十一味，捣筛，炼蜜和饮服梧子大五丸，渐加至十五丸，日二服，稍加至三十丸，慎腥臭等。常宜小进食为佳。宜吃酥乳。倍日将息，

先须服汤。汤方如左：

玄参三两　干地黄三两　黄耆三两　地骨皮三两　苁蓉三两　丹参五两　牛膝三两　五味子三两　麦门冬三两，去心　杏仁二两，去皮尖　细辛三两　磁石五两　生姜三两，切　茯苓三两　橘皮二两　韭子半升　柴胡二两，去苗

右一十七味，㕮咀，以水三斗煮取三升，分为三服，后三日乃更进丸。时时食后服，服讫即仰卧少时，即左右卧，及数转动。须腰底安物令高，亦不得过久，斟酌得所。不得劳役身心气力，服药时干食即且停一日。食讫用两三口浆水饮压之。服药时有异状貌起，勿怪之。服丸后二日风动，药气冲头，两眼赤痛，久而不瘥者，依状疗之。法取枣根直入地二尺者白皮一握，水一升，煮取半升，一服即愈。

五参丸　主治心虚热，不能饮食，食即呕逆，不欲闻人语，方：

人参一两　苦参一两半　沙参一两　丹参三分　玄参半两

右五味，捣筛炼蜜和为丸，食讫饮服十丸如梧子大，日二，渐加至二十丸。

治损心吐血方：

芎䓖二两　葱白二两　生姜二两，切　油五合　椒二合，汗　桂心一两　豉三合　白粳米四合

右八味，㕮咀，芎桂二味，以水四升煮取二升，纳米油，又煎取一升，去滓，顿服，慎面。

正禅方：

春桑耳　夏桑子　秋桑叶

右三味，等分捣筛，以水一斗煮小豆一升，令大熟，以桑末一升和煮微沸，著盐豉服之，日三服，饱服无妨。三日外稍去小豆，身轻目明无眠睡。十日觉远智通初地禅，服二十日到二禅定，百日得三禅定，累一年得四禅定。万相皆见：坏欲界，观境界，如视掌中，得见佛性。

服菖蒲方：

二月八日采取肥实白色节间可容指者，多取阴干，去毛距，择吉日捣筛百日，一两为一剂。以药四分，蜜一分半，酥和如稠糜柔弱，令极匀，纳瓷器中密封口，埋谷聚中一百日。欲服此药须先服泻药。吐利讫，取王

相日旦空肚服一两，含而咽之，有力能消。渐加至三二两。服药至辰巳间药消讫，可食粳米乳糜，更不得吃饮食。若渴，惟得饮少许熟汤。每日止一服药一顿食。若直治病，瘥止；若欲延年益寿，求聪明益智者，宜须勤久服之。修合服食，须在静室中，勿喜出入及昼睡，一生须忌羊肉熟葵。又主癥癖咳逆上气痔漏病，最良。又令人肤体肥充，老者光泽，发白更黑，面不皱，身轻目明，行疾如风。填骨髓，益精气。服一剂，寿百岁。天竺摩揭陀国王舍城邑陀寺三藏法师跋摩米帝以大业八年与突厥使主，至武德六年七月二十三日为洛州大德护法师净土寺主矩师笔译出。

养老大例第三

论三首

论曰：人之在生，多诸难遭。兼少年之时，乐游驰骋，情敦放逸，不至于道，倏然白首，方悟虚生，终无所益。年至耳顺之秋，乃希餐饵。然将欲颐性，莫测据依，追思服食者于此二篇中求之，能庶几于道，足以延龄矣。语云：人年老有疾者不疗，斯言失矣。缅寻圣人之意，本为老人设方，何则？年少则阳气猛盛，食者皆甘，不假医药，悉得肥壮，至于年迈，气力稍微，非药不救。譬之新宅之与故舍，断可知矣。

论曰：人年五十以上，阳气日衰，损与日至，心力渐退，忘前失后，兴居怠惰，计授皆不称心。视听不稳，多退少进，日月不等，万事零落，心无聊赖，健忘瞋怒，情性变异，食饮无味，寝处不安，子孙不能识其情，惟云大人老来恶性不可恣谏。是以为孝之道，常须慎护其事，每起速称其所须，不得令其意负不快。故曰：为人子者，不植见落之木。《淮南子》曰：木叶落，长年悲。夫栽植卉木，尚有避忌。况俯仰之间，安得轻脱乎？

论曰：人年五十以去，皆大便不利，或常苦下痢，有斯二疾，常须预防。若秘涩则宜数食葵菜等冷滑之物。如其下痢，宜与姜韭温热之菜。所以老人于四时之中，常宜温食，不得轻之。老人之性，必恃其老，无有藉在，率多骄恣，不循轨度。忽有所好，即须称情。即晓此术，当宜常预慎之。故养老之要，耳无妄听，口无妄言，身无妄动，心无妄念，此皆有益老人也。又当爱情，每有诵念，无令耳闻，此为要妙耳。又老人之道，常念善无念恶，常念生无念杀，常念信无念欺。养老之道，无作博戏，强用气力，无举重，无疾行，无喜怒，无极视，无极听，无大用意，无大思虑，无吁嗟，无叫唤，无吟吃，无歌啸，无嚏啼，无悲愁，无哀恸，无庆吊，无接对宾客，无预局席，无饮兴。能如此者，可无病长寿，斯必不惑也。又常避大风大雨，大寒大暑，大露霜霰雪，旋风恶气，能不触冒者，是大吉祥也。凡所居之室，必须大周密，无致风隙也。夫善养老者，非其书勿读，非其声勿听，非其务勿行，非其食勿食。非其食者，所谓猪豚鸡鱼蒜脍生肉生菜白酒大醋大咸也，常学淡食。至如黄米小豆，此等非老者所宜食，故必忌之。常宜轻清甜淡之物，大小麦面粳米等为佳。又忌强用力咬啮坚硬脯肉，反致折齿破龈之弊。人凡常不饥不饱不寒不热，善。行住坐卧，言谈语笑，寝食造次之间能行不妄失者，则可延年益寿矣。

养老食疗第四

方一十七首 论五首

论曰：卫汜称扁鹊云：安身之本，必须于食；救疾之道，惟在于药。不知食宜者，不足以全生；不明药性者，不能以除病。故食能排邪而安脏腑，药能恬神养性以资四气。故为人子者，不可不知此二事。是故君父有疾，期先命食以疗之。食疗不愈，然后命药。故孝子须深知食药二性，其方在千金方第二十六卷中。

论曰：人子养老之道，虽有水陆百品珍羞，每食必忌于杂，杂则五味相挠，食之不已，为人作患。是以食啖鲜肴，务令简少。饮食当令节俭。若贪味伤多，老人肠胃皮薄，多则不消。彭亨短气，必致霍乱。夏至以后，秋分以前，勿进肥浓羹臛酥油酪等，则无他矣。夫老人所以多疾者，皆由少时春夏取凉过多，饮食太冷，故其鱼脍、生菜、生肉、腥冷物多损于人，宜常断之。惟乳酪酥蜜，常宜温而食之。此大利益老年。虽然，卒多食之，亦令人腹胀泄痢。渐渐食之。

论曰：非但老人须知服食将息节度，极须知调身按摩，摇动肢节，导引行气。行气之道，礼拜一日勿住。不得安于其处，以致壅滞。故流水不腐，户枢不蠹，义在斯矣。能知此者，可得一二百年。故曰：安者非安能安，在于虑亡；乐者非乐能乐，在于虑殃。所以老人不得杀生，取肉以自养也。

耆婆汤 主大虚冷风赢弱，无颜色，方一云酥蜜汤：

酥一斤，炼 生姜一合，切 薤白三握，炙令黄 酒二升 白蜜一斤，炼 油一升 椒一合，汁 胡麻仁一升 橙叶一握，炙令黄 豉一升 糖一升

右一十一味，先以酒渍豉一宿，去滓，纳糖蜜油酥于铜器中，煮令匀沸；次纳薤姜，煮令熟；次下椒橙叶胡麻，煮沸，下二升豉汁；又煮一沸，出纳瓷器中密封，空腹吞一合。如人行十里，更一服，冷者加椒。

服乌麻方：

纯黑乌麻及旃檀色者，任多少与水拌令润，勿使太湿，蒸令气遍即下。曝干再蒸，往返九蒸九曝讫，捣，去皮作末。空肚水若酒服二方寸匕，日二服，渐渐不饥绝谷。久服百病不生，常服延年不老，耐寒暑。

蜜饵 主补虚赢瘦乏气力，方：

白蜜二升 腊月猪肪脂一升 胡麻油半升 干地黄末一升

右四味，合和，以铜器重釜煎，令可丸下之。服如梧桐子三丸，日三，稍加，以知为度，久服肥充益寿。

服牛乳补虚破气。方：

牛乳三升 荜菝半两，末之绵裹

右二味，铜器中取三升水和乳合，煎取三升，空肚顿服之，日一。二七日除一切气，慎面猪鱼鸡蒜生冷。张澹云：波斯国及大秦甚重此法，谓之**悖散汤**。

猪肚补虚赢乏气力，方：

肥大猪肚一具洗如食法 人参五两 椒一两，汗 干姜一两半 葱白七两，细切 粳米半升，熟煮

右六味，下筛合和相得，纳猪肚中缝合，勿令泄气，以水一斗半微火煮令烂熟，空腹食之。兼少与饭，一顿令尽。可服四五剂，极良。

论曰：牛乳性平，补血脉，益心，长肌肉，令人身体康强，润泽，面目光悦，志气不衰，故为人子者，须供之以为常食。一日勿缺，常使恣意充足为度也。此物胜肉远矣。

服牛乳方：

钟乳一斤，上者细研之如粉 人参三两 甘草五两，炙 干地黄三两 黄耆三两 杜仲三两，炙 苁蓉六两 茯苓五两 麦门冬四两，去心 薯蓣六两 石斛二两

右一十一味，捣筛为散，以水五升，先煮粟，采七升为粥，纳散七两，搅令匀，和少冷水，凡渴，饮之令足；不足，更饮水，日一。余时患渴，可饮清水，平旦取牛乳服之，生熟任意。牛须三岁以上七岁以下纯黄色者为上，余色者为下。其乳常令犊子饮之，若犊子不饮者，其乳动气不堪服也。其乳牛净洁养之，洗刷饮饲须如法，用心看之。慎蒜猪鱼生冷陈臭等物。

有人频遭重病，虚羸不可平复，以此方补之甚效。其方如左：

生枸杞根细切一大斗，以水一大石煮取六斗五升，澄清 白羊骨一具

右二味，合之，微火煎取五大升，温酒服之，五日令尽，不是小小补益。一方单用枸杞根。慎生冷醋滑油腻七日。

补五劳七伤虚损方：

白羊头蹄一具，以草火烧令黄赤，以净绵急塞鼻 胡椒一两 荜菝一两 干姜一两 葱白一升，切 香豉二升

右六味，先以水煮羊头蹄骨半熟，纳药更煮，令大烂，去骨，空腹适性食之。日食一具，满七具止。禁生冷铅丹瓜果肥腻，及诸杂肉湿面白酒粘食大蒜一切畜血，仍慎食大醋滑五辛陈臭猪鸡鱼油等七日。

疗大虚羸困极方：

取不中水猪肪一大升，纳葱白一茎，煎令葱黄止，候冷暖如人体，空腹平旦顿服之令尽。暖盖覆卧，至日晡后乃食白粥稠糜，过三日后服补药，其方如左：

羊肝一具，细切 羊脊骨膶肉一条，细切 曲末半升 枸杞根十斤，切，以水三大斗，煮取一大斗，去滓

右四味，合和，下葱白、豉汁调和羹法煎之如稠糖，空腹饱食之三

服。时慎食如上。

补虚劳方：

羊肝肚肾心肺一具，以热汤洗肚，余细切之 胡椒一两 荜菝一两 豉心半升 葱白两握，去心，切 犁牛酥一两

右六味，合和，以水六升缓火煎取三升，去滓，和羊肝等并汁皆纳羊肚中，以绳急系肚口，更别作一绢袋稍小于羊肚，盛肚煮之。若熟乘热出，以刀子并绢袋刺作孔，沥取汁，空肚顿服令尽。余任意分作食之。若无羊五脏，羊骨亦可用之。其方如左：

羊骨两具，碎之

右，以水一大石，微火煎取三斗，依食法任性作羹粥面食。

不食肉入油面补大虚劳。方：

生胡麻油一升 浙粳米泔清一升

右二味，微火煎尽泔清乃止。出贮之，取三合，盐汁七合，先以盐汁和油令相得，溲面一斤，如常法作馎饦，煮五六沸，出置冷水中，更漉出，盘上令干，乃更一叶叶掷沸汤中，煮取如常法。十度煮之，面热乃尽，以油作臛浇之，任饱食。

乌麻脂 主百病虚劳，久服耐寒暑，方：

乌麻油一升 薤白三斤

右二味，微火煎薤白令黄，去滓，酒服一合，百日充肥，二百日老者更少，三百日诸病悉愈。

服石英乳方：

白石英十五两，捣石如米粒，以绵裹密帛盛

右一味，取牛乳三升、水三升，煎取三升，顿服之。日一度，可二十遍煮乃一易之。捣筛，以酒三升，渍二七日服之。常令酒气相接，勿至于醉，以补人虚劳，更无以加也。有力能多服一二年弥益。

凡老人旧患眼暗者，勿以酒服药，当用饮下之。目暗者，能终不与酒蒜，即无所畏耳。

论曰：上篇皆是食疗，而不愈，然后命药，药食两攻，则病无逃矣。其服饵如左。

大黄耆丸 主人虚劳百病，夫人体虚多受劳，黄耆至补劳，是以人常宜将服之，方：

黄耆　柏子仁　天门冬去心　白术　干地黄　远志去心　泽泻　薯蓣　甘草炙　人参　石斛　麦门冬去心　牛膝　杜仲炙　薏苡仁　防风　茯苓　五味子　茯神　干姜　丹参　肉苁蓉　枸杞子　车前子　山茱萸　狗脊　萆薢　阿胶炙　巴戟天　菟丝子　覆盆子

右三十一味，各一两，捣筛炼蜜丸，酒服十丸，日稍加至四十丸。性冷者加干姜、桂心、细辛二两，去车前子、麦门冬、泽泻；多忘者加远志、菖蒲二两；患风者加独活、防风、芎䓖二两；老人加牛膝、杜仲、萆薢、狗脊、石斛、鹿茸、白马茎各二两。无问长幼，常服勿绝。百日以内，慎生冷醋滑猪鸡鱼蒜油腻陈宿郁浥。百日后，惟慎猪、鱼、蒜、生菜、冷食。五十以上，虽暑月三伏时亦忌冷饭。依此法可终身常得药力不退。药有三十一味，合时或少一味两味亦得，且服之。

彭祖延年柏子仁丸 久服强记不忘，方：

柏子仁五合　蛇床子　菟丝子　覆盆子各半升　石斛　巴戟天各二两半　杜仲炙　茯苓　天门冬去心　远志各三两，去心　天雄一两，炮，去皮　续断　桂心各一两半　菖蒲　泽泻　薯蓣　人参　干地黄　山茱萸各二两　五味子五两　钟乳三两，成炼者　肉苁蓉六两

右二十二味，捣筛炼蜜和丸如桐子大。先食服二十丸，稍加至三十丸。先斋五日乃服药。服后二十日，齿垢稍去白如银；四十二日，面悦泽；六十日，瞳子黑白分明，尿无遗沥；八十日，四肢偏润，白发更黑，腰背不痛；一百五十日，意气如少年。药尽一剂，药力周至，乃入房内。忌猪、鱼、生冷、醋滑。

紫石英汤 主心虚、惊悸、寒热、百病，令人肥健，方：

紫石英十两　白石英十两　白石脂三十两　赤石脂三十两　干姜三十两

右五味，㕮咀，皆完用，二石英各取一两，石脂等三味各取三两，以水三升合以微火煎，宿勿食，分为四服，日三夜一服。后午时乃食，日日依前秤取，昨日药乃置新药中共煮，乃至药尽常然，水数一准新药尽讫，常添水，去滓，服之满四十日止。忌酒肉。药、水皆用大升秤，取汁亦用

大升。服汤讫即行，勿住坐卧。须令药力遍身，百脉中行。若大冷者，春秋各四十九日。服令疾退尽，极须澄清服之。

论曰：此汤补虚，除痼冷莫过于此，能用之，有如反掌。恐学者谓是常方，轻易而侮之。若一剂得瘥即止，若服多令人大热，即须服冷药压之，宜审而用之。

千金翼方卷第十三 辟谷

服茯苓第一

方六首

服茯苓方：

茯苓粉五斤　白蜜三斤　柏脂七斤，炼法在后

右三味，合和丸如梧桐子，服十丸。饥者增数服之，取不饥乃止。服吞一丸，不复服谷及他果菜也。永至休粮。饮酒不得，但得饮水。即欲求升仙者，常取杏仁五枚㕮咀，以水煮之为汤，令沸，去滓，以服药。亦可和丹砂药中令赤服之。又若却欲去药食谷者，取硝石、葵子等熟治之，以粥服方寸匕，日一。四日内日再服。药去，稍稍食谷、葵、羹，大良。

又方：

茯苓三斤　白蜡二斤　大麻油三升　松脂三斤

右四味，微火先煎油三沸，纳松脂令烊，次纳蜡，蜡烊纳茯苓，熟搅成丸乃止。服如李核大一丸，日再。一年延年，千岁不饥。

又方：

茯苓二斤　云母粉二斤　天门冬粉二斤　羊脂五斤　麻油三斤　蜜五斤　白蜡三斤　松脂十斤，白者

右八味，纳铜器中，微火上煎令相得，下火和令凝紫色乃止。欲绝谷，先作五肉稻粮食五日，乃少食。三日后丸此药，大如弹丸。日三服，一日九丸，不饥，饥则食此止。却百二十日复食九丸，却三岁复食九丸，却十二年复食九丸。如此寿无极。可兼食枣脯。饮水无苦还下药，取硝石一升，葵子一升。以水三升，煮取一升，日三，服八合，亦可一升。药下乃食一合米粥，日三。三日后，日中三合。

又方：

茯苓去皮

右，以淳酒渍，令淹，密封十日，出之如饵，可食，甚美，服方寸匕，日三，令人肥白，除百病，不饥渴，延年。

又方：

茯苓粉五斤　白蜜三升

右二味，渍铜器中，瓷器亦得。重釜煎之。数数搅不停，候蜜竭，出，以铁臼捣三万杵，日一服三十丸如梧子，百日病除，二百日可夜书，二年后役使鬼神，久服神仙。

辟谷延年千岁方：

松脂　天门冬去心　茯苓　蜡　蜜各一升

右五味，以酒五升，先煎蜜、蜡三沸，纳羊脂三沸，纳茯苓三沸，纳天门冬相和，服三丸如李子，养色还白，以杏仁一升纳之为良。

服松柏脂第二

方二十首　论一首

采松脂法：

常立夏日，伐松横枝指东南者，围二三尺，长一尺许，即日便倒顿于地，以器其下承之，脂自流出三四过，使以和药。此脂特与生雄黄相宜。若坚强者，更著酒中，火上消之。汁出，著冷酒中引之乃暖，和雄黄、衡山松脂膏。常以春三月入衡山之阴，取不见日月之松脂炼而食之，即不召自来。服之百日，耐寒暑；二百日，五脏补益；服之五年，即王母见诸名山。所生三百六十五山，其可食者独满谷阴怀中耳。其谷正从衡山岭直东四百八十里，当横捷正石横其岭，东北行，过其南，入谷五十里，穷穴有石城白鹤，其东方有大石四十余丈，状如白松。松下二丈有小穴，可入山。有丹砂，可食也。其南方阴中有大松，大三十余围，有三十余株，不见日月，皆可服也。

取破松脂法：

以日入时破其阴以取其膏，破其阳以取其脂，等分食之，可以通神灵，凿其阴阳为孔，令方五寸深五寸，还以皮掩其孔，无令风入，风入不可服也。以春夏时取之，取之讫，封塞勿泄，以泥涂之，东北行至丹砂穴下有阴泉水，可饮之。此弘农车君以元封元年入此山食松脂，十六年复下，居长安东市，又在上谷牛头谷，时往来至秦岭上，年常如三十者。

取松脂法：

斫取老枯肥松，细擘长尺余，置甑中蒸之。满甑，脂下流入釜中，数数接取脂，置水中凝之，尽更为，一日可得数十斤。枯节益佳。

又法：

取枯肥松细破，于釜中煮之，其脂自出。接取置冷水中凝之，引之则成。若以五月就木取脂者，对刻木之阴面为二三刻。刻可得数升。秋冬则依煮法取，勿煮生松者，少脂。

炼松脂法：

松脂二十斤为一剂，以大釜中著水，加甑其上。涂际勿泄。加茅甑上为藉，复加生土茅上，厚一寸，乃加松脂于上，炊以桑薪。汤减添水，接取停于冷水中凝，更蒸之如前法。三蒸毕，止。脂色如白玉状。乃用和药，可以丸菊花、茯苓服之。每更蒸易土如前法。以铜锣承甑下脂，当入锣中如胶状。下置冷水中，凝更蒸。欲出铜器于釜中时，预置小绳于脂中，乃下停于水中凝之。复停于炭，须臾乃四过皆解，乃可举也。尽更添水，以意斟酌其火，勿太猛，常令不绝而已。

又方：

治松脂以灰汁煮之，泻置盆水中，须臾凝，断取。复置灰中煮之，如此三反，皆易水成矣。

一法：炼松脂十二过易汤，不能者五六过，亦可服之。

炼松脂法：

薄淋桑灰汁，以煮脂一二沸，接取投冷水中引之凝。复更煮，凡十过，脂则成。若强者复以酒中煮三四过则柔矣。先食服一两，日三。十日不复饥，饥更服之；一年后，夜如白日。久服去百病。禁一切肉咸菜鱼酱盐等。

又方：

松脂十斤

右用桑薪灰汁二石纳釜中，加甑于上。甑中先铺茅，次铺黄砂土，可三寸，蒸之。脂少间流入釜中。寒之凝，接取复蒸如前，三上。更以清水代灰汁，复如前。三上，去水。更以阴深水一石五斗，煮甘草三斤，得一石汁。去滓，纳牛酥二斤，加甑釜上，复炊如前。令脂入甘草汁中凝，接取复蒸，夕下。如此三上即成。苦味皆去，甘美如饴。膏服如弹丸，日三。久服神仙不死。

又方：

好松脂一石 石灰汁三石

右二味，于净处为灶，加大釜，斩白茅为藉，令可单止，以脂纳甑中炊之。令脂自下入釜尽，去甑。接取纳冷水中，以扇扇之。两人引之三十过，复蒸如前，满三遍，三易灰汁。复以白醋浆三石炼之三过，三易醋浆也。复以酒炼之一过，亦如上法讫，以微火煎之，令如饴状。服之无少长。

又方：

松脂二斤半，水五升煎之。汁黄浊，出，投冷水中。如是百二十上，不可以为率。四十入汤辄一易汤。凡三易汤且成，软如泥，其色白，乃可用治。下茯苓一斤，纳药中搅令相得，药成。置冷地可丸，丸如杏核。日吞三丸，十日止。自不欲饮食。当炼松脂，无令苦乃用耳。

又方：

松脂七斤，以桑灰汁一石，煮脂三沸，接置冷水中。凝，复煮之。凡十遍，脂白矣。为散三两，分为三服。十两以上不饥，饥复服之。一年以后，夜视目明，久服不死。

论曰：炼松脂，春夏可为，秋冬不可为。绝谷治癞第一，欲食即勿服。亦去三尸。

粉松脂法：

松脂十斤

丹黍灰汁煮沸，接置冷水中二十过，即末矣。亦可杂云母粉，丸以蜜，服之良。

服松脂法：

欲绝谷，服三两。饥复更服，取饱而止，可至一斤。不绝谷者，服食一两。先食，须药力尽乃余。食错者即食不安而吐也。久服延年，百病除。

又方：

松脂十斤 松实三斤 柏实三斤 菊花五升

右四味，下筛，蜜和服如梧子三十丸，分为三服。一百日以上，不复饥。服之一年，百岁如三十四十者。久服寿同天地。

又方：

桑寄生蒸之令熟，调和以炼松脂大如弹丸，日一丸，即不饥。

服法：

以夏至日取松脂，日食一升，无食他物。饮水自恣，令人不饥。长服，可以终身不食。河南少室山有大松，取阴处断之，置器中蒸之，膏自流出。炼出去苦气，白蜜相和食之，日一升。三日后服如弹丸，渴饮水。令人不老，取无时。

又方：

松脂五斤 羊脂三斤

右二味，先炼松脂令消，纳羊脂，日服博棋一枚，不饥，久服神仙。

守中方与前别：

白松脂七斤，三遍炼 白蜡五斤 白蜜三升 茯苓粉三斤

右三味，合蒸一石米顷，服如梧子十丸，饥复取服，日一丸。不得食一切物，得饮酒，不过一合，斋戒，咬咀五香，以水煮一沸，去滓，以药投沸中，又欲致神女者，取茅根治取汁以和之，蒸服之，神女至矣。

又方：

松脂桑灰炼百遍，色正白，复纳之饴蜜中，数反出之。服二丸如梧子，百日身轻，一年玉女来侍。

取柏脂法：

五月六日刻其阳二十株，株可得半升，炼服之。欲绝谷者，增之至六两。不绝谷者一两半。禁五辛、鱼、肉、菜、盐、酱。治百病。久服，炼形延年。炼脂与炼松脂法同。

服松柏实第三

凡采柏子，以八月，过此零落，又喜蠹虫，顿取之，又易得也。当水中取沉者，八月取，并房曝干，末，服方寸匕。稍增至五合，或日一升半。欲绝谷，恣口取饱，渴饮水。一方：柏子服不可过五合。

凡采松实，以七月未开时采之。才开口，得风便落，不可见也。松子宜陈者佳。

绝谷升仙不食法：

取松实末之，服三合，日三，则无饥渴。饮水，勿食他物，百日身轻，日行五百里，绝谷升仙。

服松子法：

治下筛，服方寸匕，日三四或日一升半升，能多为善。二百日以上，日行可五百里。一法：服松子不过三合。

松子丸 松子味甘酸，益精补脑。久服延年不老，百岁以上，颜色更少，令人身轻悦泽，方：

松子、菊花等分，以松脂若蜜丸，服如梧子十丸，日三，可至二十丸。亦可散服二方寸匕，日三。功能与前同。

又方：

松柏脂及实各等分，丸以松脂，服之良。

服松叶令人不老，身生毛皆绿色，长一尺，体轻气香，还年变白。久服以绝谷，不饥渴。饮水服松叶，亦可粥汁服之，初服如恶，久自便。亦可干末，然不及生服。

服松叶法：

细切餐之，日三合，令人不饥。

又方：

细切之如粟，使极细，日服三合，四时皆服。生叶治百病，轻身益气，还白延年。

又方：

四时采，春东、夏南、秋西、冬北方，至治轻身益气，令人能风寒不病痹，延年。

高子良服柏叶法：

采无时，以叶切，置甑中令满，覆盆甑著釜上，蒸之三石米顷，久久益善。蒸讫，水淋百余过讫，阴干。若不淋者，蒸讫便阴干。服一合，后食，日三服。势力少，稍增，从一合始至一升。令人长生益气，可辟谷不饥，以备厄还山隐无谷。昔庞伯宁、严君平、赵德凤、唐公房等修道佐时也，世遭饥运，又避世隐峨眉山中，饥穷欲死，适与仙人高子良五马都相遭，以此告之，皆如其言，尽共服之。卒赖其力皆度厄。后以告道士进，同得其方，遂共记之。

又方：

取大盆纳柏叶著盆中，水渍之，一日一易水。易水者，伏瓮出水也。如是七日以上，若二七日为佳。讫，覆盆蒸之，令气彻便止。曝干，下筛，末一石，以一斗枣膏溲，如作干饭法，服方寸匕，日三。以水送不饥，饥即服之。渴饮水，以山居读诵，气力不衰，亦可济凶年。

仙人服柏叶减谷方：

柏叶取近上者，但取叶，勿杂枝也。三十斤为一剂，常得好不津器。纳柏叶于中，以东流水渍之，使上有三寸。以新盆覆上泥封之，三七日出，阴干，勿令尘入。中干便治之下筛，以三升小麦净择，纳著柏叶汁中，须封五六日，乃出阴干。燥复纳之，封五六日出，阴干令燥，磨之下筛。又取大豆三升，炒令熟，取黄磨之，下筛，合三物，搅调相得。纳韦囊中盛之，一服五合。用酒水无在，日三。食饮无妨。治万病，病自然消，冬不寒，颜色悦泽，齿脱更生，耳目聪明，肠实。服此，食不食无在。

又方：

取柏叶三石，熟蒸曝干下筛，大麦一升，熬令变色，细磨之都合和，服多少自任。亦可作粥服之，可稍稍饮酒。

又方：

取柏叶二十斤著盆中，以东流水渍三七日。出，曝干。以小麦一斗，渍汁三四日。出，曝干，熬令香。柏叶亦然。盐一升，亦熬之令黄。三味捣下筛，以不中水猪膏二斤细切，著末中搅，复筛之。先食服方寸匕，日三匕。不用食，良。亦可兼服之。

又方：

取阴地柏叶，又取阴面皮。㕮咀，蒸之，以釜下汤灌之。如是至三。阴干百日，下筛，大麦末、大豆末三味各一斤，治服方寸匕，日三。以绝谷不食，除百病延年。

又方：

柏叶三石，熟煮之，出置牛筥中以汏之，令水清乃止。曝干，以白酒三升溲叶，微火蒸之熟。一石米顷熄火，复曝干，治大麦三升，熬令变色。细治曝捣叶下筛，合麦屑中。日服三升，以水浆若酒送之。止谷疗病，辟温疬恶鬼，久久可度世。

又方：

柏叶十斤，以水四斗渍之一宿，煮四五沸，漉出去汁，别以器搁之干。以小麦一升，渍柏叶汁中，一宿出。曝燥，复纳之，令汁尽。取盐一升、柏叶一升、麦一升，熬令香，合三味末之。以脂肪一片合溲，酒服方寸匕，日三，病自消减。十日以上，便绝谷。若乘骑，取一升半水饮之，可以涉道路不疲。

休粮散方：

侧柏一斤，生 乌豆 麻子各半升，炒

右三味，捣拌，空心冷水服方寸匕。

酒膏散第四

方六首 论一首

仙方凝灵膏：

茯苓三十六斤 松脂二十四斤 松仁十二斤 柏子仁十二斤

右四味，炼之捣筛，以白蜜两石四斗纳铜器中，微火煎之，一日一夜，次第下药，搅令相得，微微火之，七日七夕止。可取丸如小枣，服七丸，日三。若欲绝谷，顿服取饱，即不饥，身轻目明，老者还少，十二年仙矣。

初精散方：

茯苓三十六斤 松脂二十四斤 钟乳一斤

右三味为粉，以白蜜五斗搅令相得，纳埴器中，固其口，阴干百日，出而粉之。一服三方寸匕，日三服。一剂大佳，不同余药。

论曰：凡欲服大药，当先进此一膏一散，然后乃服大药也。

五精酒 主万病，发白反黑，齿落更生，方：

黄精四斤 天门冬三斤 松叶六斤 白术四斤 枸杞五斤

右五味皆生者，纳釜中，以水三石煮之一日，去滓，以汁渍曲如家酝法。酒熟取清，任性饮之，一剂长年。

白术酒方：

白术二十五斤

右一味，㕮咀，以东流水两石五斗不津器中渍之，二十日去滓，纳汁大盆中。夜候流星过时，抄己姓名置盆中，如是五夜，汁当变如血。取以渍曲，如家酝法。酒熟取清，任性饮之。十日万病除；百日白发反黑，齿落更生，面有光泽。久服长年。

枸杞酒方：

枸杞根一百斤

右一味，切，以东流水四石煮之，一日一夕，去滓，得一石，汁渍曲酿之，如家酝法。酒熟取清，置不津器中。取：

干地黄末一升 桂心末一升 干姜末一升 商陆根末一升 泽泻末一升 椒末一升

右六味，盛以绢袋，纳酒中，密封口，埋入地三尺，坚覆上二十日。沐浴整衣冠，向仙人再拜讫，开之，其酒当赤如金色。平旦空肚服半升为度，十日万病皆愈，二十日瘢痕灭。恶疾人以一升水和半升酒分五服，服之即愈。若欲食石者，取河中青白石如枣杏仁者二升，以水三升煮一沸，以此酒半合置中，须臾即熟可食。

灵飞散方：

云母粉一斤 茯苓八两 钟乳七两 柏仁七两 桂心七两 人参七两 白术四两 续断七两 菊花十五两 干地黄十二两

右一十味，捣筛，以生天门冬十九斤，取汁溲药，著铜器中蒸之。一石二斗黍米下。出，曝干捣筛，先食服方寸匕，日一服。三日力倍，五日血脉充盛，七日身轻，十日面色悦泽，十五日行及奔马，三十日夜视有光，七十日头发尽落，故齿皆去。更取二十匕，白蜜和捣二百杵，丸如梧子，作八十一丸，皆映彻如水精珠。欲令发齿时生者，日服七丸，三日即生。若发未白落不落者，且可服散如前法，已白者，饵药至七年乃落。入山日服七丸，则绝谷不饥。

服云母第五

方三首 论一首

云母粉法：

云母取上上白泽者，细擘，以水净淘，漉出蒸之，一日一夜下之。复更净淘如前。去水令干，率云母一升，盐三升，硝石一斤，和云母捣之。一日至暮，取少许掌上泯著不见光明为熟。出安盆瓮中，以水渍之令相得，经一炊久，澄去上清水，徐徐去之尽。更添水如前，凡三十遍，易水，令淡如水味，即漉出。其法一如研粉，澄取淀。然后取云母淀，徐徐坐绢袋中，滤著单上。曝令干即成矣。云母味甘平无毒，主治死肌，中风寒热，如在船车上，除邪气，安五脏，益子精，明目下气，坚肌续绝，补中，五劳七伤，虚损少气，止利。久服，轻身延年，强筋脉，填髓满。可以负重，经山不乏，落齿更生，瘢痕消灭，光泽人面，不老，耐寒暑，志高可至神仙。此非古法，近出东海卖盐女子，其女子年三百岁，貌同笄女，常自负一笼盐重五百余斤。如斯得效者其数不一，可验神功矣。

又方：

云母擘薄，淘净去水余湿，沙盆中研万万遍，以水淘澄取淀，见此法即自保爱，修而服之。勿泄之，勿泄之。

凡服云母秘涩不通者，以芜菁菹汁下之即通，秘之。

用云母粉法：

热风汗出心闷，水和云母浴之。不过再，瘥。

劳损汗出，以粉摩之即定。以粳米粥和三方寸匕服之。

疳湿蟨疮月蚀，粳米粥和三方寸匕服之。以一钱匕纳下部中取瘥。

止下脱病，粳米粥和三方寸匕，服之七日。慎血食五辛、房室、重作务。

赤白痢积年不瘥，服三方寸匕。不过一两即瘥。寸白虫者，服一方寸匕，不过四服。

带下，服三方寸匕，三五服，瘥。

金疮，一切恶疮，粉涂之，至瘥止。

疽疥癣亦然。

风癞者，服三方寸匕，取瘥。

痔病，服三方寸匕，慎房室、血食、油腻。

淋病服三方寸匕。

又，一切恶疮，粉和猪脂涂之。

头疮秃癣，醋酒洗去痂，以粉涂之，水服三方寸匕百日，慎如前。

论曰：凡服粉治百病，皆用粳米粥和服之，慎房室、五辛、油腻、血食、劳作。若得云母，水服之一升，长年飞仙。

云母水 主除万病，久服，长年神仙，方：

云母二十斤，细擘　芒硝十斤　露水一石　崖蜜二斤

右四味，先取露水八斗作沸汤，分半淘汰云母再遍漉出，以露水二斗温之。纳芒硝令消，置木器中。纳云母讫，经三七日出之令燥，以水渍之。粗皮令软，作袋。纳云母袋中，急系口。两人揉挺之，从寅至午勿住。出之，密绢筛末。余不下者，更纳袋中，揉挺如初，筛下，总可得五斤，以崖蜜和搅令如粥。纳薄削筒中，漆固口，埋舍北阴中，深六七尺，筑土令平。一百二十日出之，皆成水，旦温水一合，和云母一合，向东服，日三。水寒温自任。服十日，小便当黄。此先除劳气风疹也。二十日，腹中寒癖皆消；三十日，龋齿除者更生；四十日，不畏风寒；五十

日，诸病皆愈，颜色日少。久服不已，长年神仙。

服水第六

论曰：夫天生五行，水德最灵。浮天以载地，高下无不至。润下为泽，升而为云，集而为雾，降而为雨，故水之为用，其利博哉。可以涤荡滓秽，可以浸润焦枯，寻之莫测其涯，望之莫睹其际，故含灵受气，非水不生；万物禀形，非水不育；大则包裹天地，细则随气方圆。圣人方之以为上善。余尝见真人有得水仙者，不睹其方。武德中龙赍此一卷《服水经》授余，乃披玩不舍昼夜，其书多有蠹坏，文字颇致残缺，因暇隙寻其义理，集成一篇，好道君子勤而修之，神仙可致焉。

第一服水法：

凡服水之法，先发广大心，仍救三涂大苦，普度法界含生，然后安心服之。

经曰：服水以死为期，决得不疑，然后办一瓦杯受一升，择取四时王相甲子开除满之日，并与身本命相生之日，候天地大时无一云气，日未出时，清净沐浴，服鲜净衣，烧香礼十方诸佛及一切圣贤仙人天真，乞大鸿恩，乃向东方取水，以水置器中。候日出地，令水与日同时得三杯，杯各受一升，咒之三遍。向日以两手捧水当心，面向正东方并脚而立，先叩齿鸣天鼓三通，乃以口临水上密诵咒一三五七遍，极微微用力，乃细细咽之。想三咽在左厢下，三咽在右厢下，三咽处中央下，周而复始。但是服即作此法。咽水服一杯，踟蹰消息，徐徐行二十步乃回；更服一杯讫，更徐徐行四十步乃回；更饮一杯，复行八十步乃止。勿烦多饮，亦不得少也。常烧众名香至心念佛，凡有所证悟境界一切状貌不得执著，乃真事向人道说。此则是初起首服水法，杯用桑杯，瓦亦得。其咒曰：

乾元亨利，正九种吾生，日月与吾并，吾复不饥，复不渴，赖得水以自活。金木水火土五星之气，六甲之精，三真天仓，浊云上盈，黄父赤子，守中无倾。急急如律令。每服皆用此咒，咒之三杯，杯各三遍，乃细缓缓徐徐服之。

细服五色水法：

经曰：白黄黑水服法如前，唯有青水一法，服满三匕，日中思食，鬼神遍在身中从人索食，当如法与之。绝中五谷，多食枣栗。诈称鬼亲附说，人慎勿信之。但当以法调和，以时及节。

服赤水方：

赤向生气所宜之方，三杯三咒，拱手心念口言诵偈曰：金木水火土五精六府，一切识藏。欲服之时，专心注下，初服之时，如似浆气，三七日如甘露味。亦当食枣栗一升。七日食虫渐发，三尸亦盛，思美饮食，遍缘一切世间。当发善念，相续五七日，中二食枣栗，水方渐强增长，颜色怡悦，气力异常。更须加，口水当渐少，日月渐盈，肤体汗颗渐渐剥落。眼目精明，亦少睡眠，心开意解，但如法慎护心。若不至诚，内连六识，外为鬼神侵绕其心，念青帝神守护水精五七日，脚弱心意不定。但当正念重加神司土父神后五藏君名，众邪杂鬼如法而去。六七日后独善解音乐，不得礼拜，省习诵养气力。勿嗔怒嫉妒，勿调气，省睡眠。

却鬼咒法：

咒曰：然摩然摩。波悉谛苏若摩竭状暗提。若梦若想。若聪明易解，常用此咒法去之。

服水禁忌法：

经曰：凡服水忌用铜铁器，唯用垍器。初起手时，忌阴云、大雨、大风、大雾，天地不明，皆凶。

凡服水，禁陈米、臭豉、生冷、醋滑、椒姜，一切众果悉不得食。又不得至丧孝、产乳之家。五辛之气亦不得闻。一切脂腻血食菜茹，悉不得食也。

凡服水四七日后，乍闻琴声歌啸，悉不得容受；资身悦乐，音声博戏，皆不得执。渐渐通泰，以洪大道。五色水法，皆同于此也。世间之法，音声触、五谷触、丧孝触、产妇触、射利触、善友触、恶人名闻触、恶名触，皆当谨慎之。

服水节度法：

経曰：凡服水七日中，渐止醋滑，亦渐省食。七日满，取枣栗食，经二日后，乃更服之。二七日后，食虫渐发，更食枣栗一升，三七日后思食。更服栗枣二升，四七日后，食虫思食欲死，脚弱不能行步。五七日水力渐盈，颜色更好，气力异常。六七日中能步不止，随意东西。七七日中，心解异义，耳闻异声，必不得贪著，义亦有悲欣慈旨。八七日中守尸。九七日中尸臭自然远离不乐，世间五脏诸病悉得除愈。十七日中髓脑众脉皮肤汗颡一切悉愈，眼目精明，心想分别，无事不知。千日后中表内外，以五脏渐缩渐小，众毒不害，人精水神渐来附人。七年肠化为筋，髓化为骨，火不能烧，水不能漂，居在水中，与水同色；在水底，与地无异。居山泽间，远视之者独如山雷。此服黄黑水法。用水法，井泉清流悉得用之。雷字疑。

服水大例法：

经曰：凡服水以死为期，必得无疑，信因信果，正真其心，闻法欢喜，不生疑惑。

又曰：凡服水讫，男先举左足，向阳左行；女先举右足，向阴右行，男奇女偶。

凡服水法：

立饮之，不得坐饮。欲细细而缓，不得粗粗而急。杯受一升，每一服必三杯，服辄一回徐行，三杯三回。若少兼食者，杯受一升，如是三杯。

凡服水，上行一百三十步，中行一百二十步，下行六十步。水重难得气力，善将其宜而不失其所者，一百日水定，周年水盈，四十年气二百倍，游形自在，高原陆地与水等无差异，颜色皎然。四十年肠化为筋，髓化为骨。

凡服水，八十以下十岁以上皆得服之。若小者当加枣栗。枣栗法，上根者从初七至四七止，中根者从初七至八七止，下根者从初七至十七乃至十七、十二七止。后有中下根者，一周晬将补乃始休息。

上利根之人，一服如甘露；中根之人，再服如甘露；下根之人，四服如甘露；极下根者，六服如甘露。上利根者，一服二七日；中根者，过七日乃至十日；下根者，服日再服七日。

又有上利根者延日三倍，中利根者延日一倍，下利根者才不当日。

又有上品人修戒定过去业强，中品人见在修业强，下品人以死为期。必得无疑，信向三宝。

中根有三品。中上品当闻知此宝法，欲长年服大升一石二石，即得不死。中中品修习其行，比智殖业，当服此药，广行誓愿。中下品少有嫉妒，及以惰慢，亦具五盖三毒，起罪心因。国土荒乱，人民饥馑，刀兵劫起，思服此药以免。

下根有三品。睡眠无觉想，不善音乐，亦玩博戏。又无聪惠，瞪瞢不了，须人教呵。中品人小复远人，下品人居大深山乃得服耳。

千金翼方卷第十四　退居

论曰：人生一世，甚于过隙，役役随物，相视俱尽，不亦哀乎！就中养卫得理，必免夭横之酷。若知进而不知退，知得而不知丧，嗜欲煎其内，权位牵其外，其于过分内热之损，胡可胜言？况乎身灭覆宗之祸，不绝于世哉。今撰退居养志七篇，庶无祸败夭横之事；若延年长生，则存乎《别录》。高人君子，宜审思之。

择地第一

山林深远，固是佳境，独往则多阻，数人则喧杂。必在人野相近，心远地偏，背山临水，气候高爽，土地良沃，泉水清美，如此得十亩平坦处便可构居。若有人功，可至二十亩，更不得广。广则营为关心，或似产业，尤为烦也。若得左右映带，岗阜形胜，最为上地。地势好，亦居者安，非他望也。

缔创第二

看地形向背，择取好处，立一正屋三间，内后牵其前梁稍长，柱令稍高，椽上著栈，栈讫上著三四寸泥。泥令平，待干即以瓦盖之。四面筑墙，不然堑垒，务令厚密，泥饰如法。须断风隙拆缝门窗，依常法开后门。若无瓦，草盖令厚二尺，则冬温夏凉。于檐前西间作一格子房以待客，客至引坐，勿令入寝室及见药房，恐外来者有秽气损人坏药故也。若院外置一客位最佳。堂后立屋两间，每间为一房，修泥一准正堂，门令牢固。一房著药，药房更造一立柜，高脚为之，天阴雾气，柜下安少火，若江北则不须火也；一房著药器，地上安厚板，板上安之。著地土气恐损，正屋东去屋十步造屋三间，修饰准上。二间作厨，北头一间作库，库内东墙施一棚，两层，高八尺，长一丈，阔四尺，以安食物。必不近正屋，近正屋则恐烟气及人，兼虑火烛，尤宜防慎。于厨东作屋二间，弟子家入寝处于正屋西北，立屋二间通之，前作格子，充料理晒曝药物，以篱院隔之。又于正屋后三十步外立屋二间，橡梁长壮，柱高间阔，以安药炉。更以篱院隔之，外人不可至也。西屋之南立屋一间，引檐中隔著门，安功德，充念诵入静之处。中门外水作一池，可半亩余，深三尺。水常令满，种芰荷菱芡，绕池岸种甘菊。既堪采食，兼可悦目怡闲也。

服药第三

人非金石，况犯寒热雾露，既不调理，必生疾疬。常宜服药，辟外气和脏腑也。平居服五补七宣丸、钟乳丸，量其性冷热虚实，自求好方常服。其红雪三黄丸、青木香丸、理中丸、神明膏、陈元膏、春初水解散、天行茵陈丸散，皆宜先贮之，以防疾发，忽有卒急，不备难求。腊日合一剂乌膏、楸叶膏，以防痈疮等。若能服食，尤是高人。世有偶学合炼，又非真好，或身婴朝绂，心迫名利，如此等辈，亦何足言？今退居之人，岂望不死羽化之事？但免外物逼切，庶几全其天年。然小小金石事，又须闲解神精丹，防危救急所不可缺耳。伏火丹砂，保精养魂，尤宜长服；伏火石硫黄，救脚气，除冷癖，理腰膝，能食有力；小还丹，愈疾去风；伏火磁石，明目坚骨；火炼白石英、紫石英，疗结滞气块，强力坚骨；伏火水银，压热镇心；金银膏，养精神、去邪气。此等方药，固宜留心功力，各依《本草》。其余丹火，以冀神助，非可卒致。有心者亦宜精恳，倘遇其真。

饮食第四

身在田野，尤宜备赡，须识罪福之事，不可为食损命。所有资身，在药菜而已。料理如法，殊益于人。枸杞、甘菊、术、牛膝、苣蕡、商陆、白蒿、五加，服石者不宜吃。商陆以上药，三月以前苗嫩时采食之。

或煮，或齑，或炒，或腌，悉用土苏咸豉汁加米等色为之，下饭甚良。蔓菁作齑最佳。不断五辛者，春秋嫩韭，四时采薤，甚益。曲虽拥热，甚益气力，但不可多食，致令闷愦。料理有法，节而食之。百沸馎饦、蒸饼及糕、索饼、起面等法在《食经》中。白粳米、白粱、黄粱、青粱米，常须贮积支料一年。炊饭煮粥亦各有法，并在《食经》中。绿豆、紫苏、乌麻亦须宜贮，俱能下气。其余豉酱之徒，食之所要，皆须贮蓄。若肉食者，必不得害物命，但以钱买，犹愈于杀。第一戒慎勿杀。若得肉必须新鲜，似有气息则不宜食。烂脏损气，切须慎之，戒之。料理法在《食经》中。

食后将息法：

平旦点心饭讫，即自以热手摩腹，出门庭行五六十步，消息之。中食后，还以热手摩腹，行一二百步，缓缓行，勿令气急，行讫还床偃卧，四展手足，勿睡，顷之气定，便起正坐。吃五六颗苏煎枣，啜半升以下人参、茯苓、甘草等饮，觉似少热，即吃麦门冬、竹叶、茅根等饮。量性将理，食饱不得急行。及饥，不得大语远唤人，嗔喜卧睡，觉食散后随其事业。不得劳心劳力。觉肚空，即须索食，不得忍饥。必不得食生硬粘滑等物，多致霍乱。秋冬间暖裹腹，腹中微似不安，即服厚朴生姜等饮。如此将息，必无横疾。

养性第五

鸡鸣时起，就卧中导引，导引讫栉漱即巾。巾后正坐，量时候寒温，吃点心饭若粥等。若服药者，先饭食服吃药酒。消息讫，入静烧香静念。不服气者亦可念诵，洗雪心源，息其烦虑。良久事讫即出，徐徐步庭院间散气，地湿即勿行。但屋下东西步令气散，家事付与儿子，不得关心，所营退居，去家百里五十里，但时知平安而已。应缘居所要，并令子弟支料顿送。勿令数数往来惯闹也。一物不得，在意营之，平居不得嗔，不得大语、大叫、大用力，饮酒至醉，并为大忌。四时气候和畅之日，量其时节寒温，出门行三里二里，及三百二百步为佳，量力行，但勿令气乏气喘而已。亲故邻里来相访问，携手出游百步，或坐，量力，宜谈笑简约其趣，才得欢适，不可过度耳。人性非合道者，焉能无闷。闷则何以遣之？还须蓄数百卷书。《易》、《老》、《庄子》等，闷来阅之，殊胜闷坐。衣服但粗缦可御寒暑而已，第一勤洗浣，以香沾之，身数沐浴，务令洁净，则神安道胜也。浴法具《养生经》中。所将左右供使之人，或得清净弟子，精选小心少过谦谨者，自然事闲，无物相恼，令人气和心平也。凡人不能绝嗔，得无理之人易生嗔喜，妨人道性。

种造药第六

种枸杞法：

拣好地，熟䎫加粪讫，然后逐长开垅，深七八寸令宽。乃取枸杞连茎剉长四寸许，以草为索慢束，束如羹碗许大，于垅中立种之。每束相去一尺。下束讫，别调烂牛粪稀如面糊，灌束子上令满，减则更灌。然后以肥土拥之满讫。土上更加熟牛粪，然后灌水。不久即生，乃如剪韭法，从一头起首割之。得半亩，料理如法，可供数人。其割时与地面平，高留则无叶，深剪即伤根。割仍避热及雨中，但早朝为佳。

又法：

但作束子作坑，方一尺，深于束子三寸。即下束子讫，著好粪满坑填之，以水浇，粪下即更著粪填，以不减为度。令粪上束子一二寸即得。生后极肥，数锄拥，每月加一粪尤佳。

又法：

但畦中种子，如种菜法，上粪下水，当年虽瘦，二年以后悉肥。勿令长苗，即不堪食，如食不尽，即剪作干菜，以备冬中常使。如此从春及秋，其苗不绝。取甘州者为真，叶厚大者是。有刺叶小者是白棘。不堪服食，慎之。

又法：

枸杞子于水盆挼令散讫，曝干，䎫地作畦。畦中去却五寸土勾作垅，缚草作稕以臂长短，即以泥涂稕上令遍，以安垅中。即以子布泥上一面，令稀稠得所，以细土盖上令遍，又以烂牛粪盖子上令遍。又布土一重，令与畦平。待苗出，时时浇溉。及堪采，即如蔎韭法。更不要煮炼，每种用二月初。一年但五度蔎，不可过此也。凡枸杞生西南郡谷中及甘州者，其子味过于葡萄。今兰州西去邺城、灵州、九原并多，根茎尤大。

种百合法：

上好肥地加粪熟斸讫，春中取根大者，擘取瓣于畦中，种如蒜法。五寸一瓣种之，直作行，又加粪灌水。苗出，即锄四边，绝令无草。春后看稀稠得所，稠处更别移亦得。畦中干即灌水。三年后甚大如芋，然取食之。又取子种亦得。或一年以后二年以来始生，甚迟。不如种瓣。

种牛膝法：

秋间收子，至春种，如种菜法。上加粪水溉，苗出堪采，即如蔎菜法，常须多留子。秋中种亦好。其收根者，别留子，取三亩肥地熟耕。更以长锹深掘，取其土虚长也。土平讫，然下子。荒即耘草，旱则溉。至秋子成，高刈取茎，收其子。九月末间，还用长锹深掘取根，如法料理。

种合欢法萱草也：

移根畦中稀种，一年自稠，春蔎苗食，如枸杞，夏秋不堪食。

种车前子法：

收子，春中取土地，加粪熟斸水溉，蔎取如上法。此物宿根，但耘灌而已，可数岁也。

种黄精法：

择取叶参差者是真，取根擘破，稀种，一年以后极稠，种子亦得。其苗甚香美，堪吃。

种牛蒡法：

取子畦中种，种时乘雨即生。若有水，不要候雨也。地须加粪灼然肥者。旱即浇水，蔎如上法。菜中之尤吉，但多种，食苗及根并益人。

种商陆法：

又取根紫色者、白色者良。赤及黄色者有毒。根擘破畦中作行种，种子亦得。根苗并堪食。色紫者味尤佳，更胜白者。净洗熟蒸，不用灰汁煮炼，并无毒，尤下诸药。服丹砂、乳石等人不宜服。

种五加法：

取根深掘肥地二尺，埋一根令没旧痕，甚易活。苗生从一头翦取，每翦讫锄土拥之。

种甘菊法：

移根最佳。若少时折取苗，乘雨中湿种便活。一年之后，子落遍地。长服者及冬中收子，翦如韭法。

种苜蓿法：

老圃多解，但肥地令熟，作垄种之。极益人。还须从一头翦，每一翦加粪锄土拥之。

种莲子法：

又八月九月取坚黑子，瓦上磨尖头，直令皮薄。取塥土作熟泥封如三指大，长二寸。使蒂头兼重；令磨须尖。泥欲干时掷置池中，重头向下，自能周正。薄皮上易生，数日即出。不磨者卒不可生。

种藕法：

春初掘取根三节无损处，种入深泥。令到硬土，当年有花。

种青蘘法**即胡麻苗也**：

取八稜者畦中如菜法种之。苗生采食，秋间依此法种之。甚滑美。

种地黄法：

十二月耕地，至正月可止三四遍。细耙讫，然后作沟。沟阔一尺，两沟作一畦。畦阔四尺。其畦微高而平，硬甚不受雨水。苗未生间得水即烂。畦中又拨作沟，沟深三寸。取地黄切长二寸种于沟中讫，即以熟土盖之。其土可厚三寸以上。每种一亩用根五十斤。盖土讫，即取经冬烂穰草覆之。候稍芽出，以火烧其草令烧去其苗。再生者叶肥茂，根叶益壮。自春至秋凡五六遍耘，不得用锄。八月堪采根，至冬尤佳。至时不采，其根大盛。春二月当宜出之。若秋采讫，至春不须更种。其种生者犹得三四年，但采讫耙之，明年藕耘而已。参验古法，此为最良。按《本草》二月八月采，殊未穷物性也。八月残叶犹在，叶中精气未尽归根，二月新叶已生，根中精气已滋于叶，不如正月九月采殊妙，又与蒸曝相宜。古人云二月八月非为种者，将谓野生当须见苗耳。若食其叶，但露散后摘取旁叶，勿损中心正叶，甚益人，胜诸菜。

造牛膝法：

八月中，长锹掘取根，水中浸一宿，密置筛中，手挼去上皮齐头，曝令稍干，屈令直，即作束子。又曝令极干，此看端正。若自用者不须去皮，但洗令净便曝。殊有气力。

造干黄精法：

九月末掘取根，拣取肥大者，去目熟蒸，微曝干又蒸。曝干食之如蜜。可停。

造生干地黄法：

地黄一百斤，拣择肥好者六十斤，有须者去之。然后净洗漉干，曝三数日令微皱；乃取拣退四十斤者，净洗漉干，于柏木臼中熟捣绞取汁，汁如尽，以酒投之更捣绞，即引得余汁尽。用拌前六十斤干者，于日中曝干，如天阴即于通风处薄摊之，夜亦如此，以干为限。此法比市中者气力数倍。顿取汁恐损，随日捣绞用，令当日尽佳。

造熟干地黄法：

斤数拣择一准生法，浸讫，候好晴日便早蒸之，即曝于日中，夜置汁中，以物盖之，明朝又蒸。古法九遍止，今但看汁尽色黑，熟蒸三五遍亦得。每造皆须春秋二时，正月九月缘冷寒气方可宿浸，二月八月拌而蒸之，不可宿浸也。地黄汁经宿恐醋，不如日日捣取汁用。凡曝药，皆须以床架，上置薄箄等，以通风气。不然，日气微弱则地气止津也。于漆盘中曝最好。箄多汗又损汁。

藕粉法：

取粗藕不限多少，灼然净洗，截断浸三宿，数换水。看灼然净讫，漉出，碓中碎捣，绞取汁，重捣，绞取浓汁尽为限。即以密布滤粗恶物，澄去清水。如稠难澄，以水搅之，然后澄，看水清即泻去。一如造米粉法。

鸡头粉取新熟者，去皮，熟捣实如上法。

菱角粉去皮如上法。

葛根粉去皮如上法，开胃口止烦热也。

蒺藜粉捣去上皮，簸取实如上法。此粉去风轻身。

茯苓粉剉如弹子，以水浸去赤汁，如上法。

栝楼根粉去皮如上法。

种树法须望前种。十五日后种少实。

种杏法：

杏熟时，并肉核埋粪中。凡薄地不生，生且不茂。至春生后即移实地栽之，不移即实小味苦。树下一岁不须耕，耕之即肥而无实也。

种竹法：

欲移竹，先掘坑令宽，下水，调细土作泥如稀煎饼泥，即掘竹须，四面凿断，大作土科，连根以绳周下抨舁之。勿令动著竹，动则损根多不活。掘讫，舁入坑泥中，令泥周匝总满。如泥少更添土著水。以物匀搅令实。其竹根入坑，不得埋过本根。若竹稍长者，以木深埋入土架缚之。恐风摇动即死。种树亦如此。竹无时，树须十二月以后三月以前，宜去根尺五寸留栽。来年便生笋。泥坑种，动摇必不活。

种栀子法：

腊月折取枝长一尺五寸以来，先凿坑一尺阔五寸，取枝屈下拗处如球杖，却向上。令有叶处坑向上，坑口出五寸，一边约著土实讫。即下肥土实筑。灼然坚讫，自然必活。二年间即有子。

作篱法：

于地四畦掘坑深二尺、阔二尺，坑中熟斸酸枣。熟时多收取子，坑中概种之。生后护惜勿令损。一年后高三尺。间去恶者，一尺以下留一茎稀稠，行伍端直，来春剥去横枝留距，不留距，恐疮大，至冬冻损。剥讫编作笆篱，随宜夹缚，务令缓舒。明年更编高七尺，便定。利榆柳并同法，木槿、木芙蓉更堪看。

种枳法：

秋收取枳实破作四片，于阴地熟斸加粪。即稠种之，至春生。隔一冬高一尺。然后移栽。每一尺种一，栽至高五尺。以物编之，甚可观也。

杂忌第七

屋宇宅院成后，不因崩损，辄有修造，及妄动土，二尺以下即有土气，慎之为佳。初造屋成，恐有土木气，待泥干后于庭中醮祭讫，然后择良日入居。居后明日，烧香结界发愿。愿心不退，转早悟道，法成功德，药无败坏。结界如后：平旦以清水漱口，从东南方左转诵言紧沙迦罗，又到西南角言你自受殃，又从东南角言紧沙迦罗，又到西南角言你自受殃。一一如是，满七遍，盗贼皆便息心，不能为害矣。或入山野，亦宜作此法。或在道路逢小贼作障难，即定心作降伏之意。咒言紧沙迦罗、紧沙迦罗，一气尽为度，亦自坏散也。此法秘妙，是释门深秘，可以救护众生大慈悲。故不用令孝子、弋猎鱼捕之人入宅。不用辄大叫唤。每栽树木，量其便利，不须等闲漫种，无益。柴炭等并年支，不用每日令人出入门巷，惟务寂然。

论曰：看此论，岂惟极助生灵，亦足以诚于贪荣之士，无败祸之衅。庶忠义烈士味之而知止足矣。

千金翼方卷第十五　补益

叙虚损论第一

论曰：凡人不终眉寿或致夭殁者，皆由不自爱惜，竭情尽意，邀名射利，聚毒攻神，内伤骨髓，外败筋肉。血气将亡，经络便壅。皮里空疏，惟招蠹疾。正气日衰，邪气日盛。不异举沧波以注熛火，颓华岳而断涓流，语其易也，又甚于此。然疾之所起，生自五劳，五劳既用，二脏先损，心肾受邪，腑脏俱病。故彭祖论别床异被之戒，李耳陈黄精钩吻之谈，斯言至矣，洪济实多。令具录来由，并贯病状，庶智者之察微，防未萌之疾也。

五劳者，一曰志劳，二曰思劳，三曰心劳，四曰忧劳，五曰疲劳。

即生六极，一曰气极：气极令人内虚，五脏不足，外受邪气，多寒湿痹，烦满吐逆，惊恐头痛。二曰血极：血极令人无色泽，恍惚喜忘，善惊少气，舌强喉干，寒热，不嗜食，苦睡，眩冒喜瞋。三曰筋极：筋极令人不能久立，喜倦拘挛，腹胀，四肢筋骨疼痛。四曰骨极：骨极令人酸削，齿不坚劳，不能动作，厥逆，黄疸，消渴，痈肿疽发，膝重疼痛，浮肿如水状。五曰精极：精极令人无发，发肤枯落，悲伤喜忘，意气不行。六曰肉极：肉极令人发痊，如得击不复得言，甚者致死复生。

七伤者，一曰阴寒，二曰阴痿，三曰里急，四曰精连连而不绝，五曰精少囊下湿，六曰精清，七曰小便苦数，临事不卒，名曰七伤。七伤为病，令人邪气多，正气少，忽忽喜忘而悲伤不乐，夺色鼍黑，饮食不生肌肤，色无润泽，发白枯槁，牙齿不坚，目黄泪出，远视眈眈，见风泪下，咽焦消渴，鼻衄唾血，喉仲介介不利，胸中噎塞，食饮不下。身寒汗出，肌肉酸痟，四肢沉重，不欲动作。膝胫苦寒，不能远行，上重下轻，久立腰背苦痛，难以俯仰，绕脐急痛。饥则心下虚悬，唇干口燥，腹里雷鸣，胸背相引痛，或时呕逆不食，或时变吐，小便赤热，乍数时难，或时伤多，或如针刺，大便坚涩，时泄下血。身体瘙痒，阴下常湿，黄汗自出。阴痿消小，临事不起，精清而少，连连独泄，阴端寒冷，茎中疼痛，小便余沥，卵肿而大，缩入腹中。四肢浮肿，虚热烦疼，乍热乍寒，卧不安席。心如杵春，惊悸失脉，呼吸乏短。时时恶梦，梦与死人共食入冢，此由年少早娶，用心过差，接会汗出，脏皆浮满，当风卧湿，久醉不醒，及坠车落马僵仆所致也。

故变生七气，积聚坚牢如杯，留在腹内，心痛烦冤，不能饮食，时来时去，发作无常。寒气为病，则吐逆心满；热气为病，则恍惚闷乱，长如眩冒，又复失精；喜气为病，则不能疾行，不能久立；怒气为病，则上气不可当，热痛上冲心，短气欲死，不能喘息；忧气为病，则不能苦作，卧不安席；恚气为病，则聚在心下，不能饮食；愁气为病，则平居而忘，置物还取，不记处所，四肢浮肿，不能举止。五劳六极，力乏气蓄，变成寒热气痓，发作有时，受邪为病。凡有十二种风，风入头则耳聋；风入目则远视䀮䀮；风入肌肤则身体瘾疹筋急；风入脉则动，上下无常；风入心则心痛烦满悸动，喜腹䐜胀；风入肺则咳逆短气；风入肝则眼视不明，目赤泪出，发作有时；风入脾则脾不磨，肠鸣胁满。风入肾则耳鸣而聋，脚疼痛，腰尻不随，甚者不能饮食；入胆则眉间疼痛，大小便不利，令人疼痹。

五劳六极七伤七气积聚变为病者，甚则令人得大风缓急，湿痹不仁，偏枯筋缩，四肢拘挛，关节隔塞，经脉不通，便生百病。羸瘦短气，令人无子。病欲及人，便即夭逝。劳伤血气，心气不足所致也。若或触劳风气，则令人角弓反张，举身皆动。或眉须顿落，恶气肿起。魂去不足，梦与鬼交通。或悲哀不止，恍惚恐惧。不能饮食，或进或退，痛无常处。至此为疗，不亦难乎？十二种风元不足。

大补养第二

论一首 方八首

论曰：病患已成，即须勤于药饵，所以立补养之方。此方皆是五石三石大寒食丸散等药，自非虚劳成就偏枯著床，惟向死近无所控告者，乃可用之。斯诚可以起死人耳。平人无病，不可造次著手，深宜慎忌。

张仲景**紫石寒食散**治伤寒已愈不复，方：

紫石英　白石英　赤石脂　钟乳炼　栝楼根　防风　桔梗　文蛤　鬼臼　太一余粮各二两半　人参　干姜　附子炮，去皮　桂心各一两

右一十四味，捣筛为散，酒服三方寸匕。

损益草散　常用之佳。主男子女人老少虚损，及风寒毒冷，下痢癖饮，咳嗽消谷。助老人胃气，可以延年。又主霍乱。酒服二方寸匕，愈。又主众病休息下痢，垂命欲死，服之便瘥。治人最为神验，方：

人参　附子炮去皮，各三分　干姜　桂心各五分　防风一两半　牡蛎熬　黄芩　细辛各三分　桔梗　椒去目、闭口者，汗　茯苓　秦艽　白术各一两

右一十三味，各捣筛为散，更秤如分，乃合之治千杵，旦以温酒服方寸匕，老人频服三剂，良。兼主虚劳。

草寒食散　治心腹胁下支满，邪气冲上。又心胸喘悸不得息，腹中漉漉雷鸣，吞酸，噫生食臭，食不消化，时泄时闭，心腹烦闷，不欲闻人声，好独卧，常欲得热，恍惚喜忘，心中忧惕如恐怖状，短气呕逆，腹中防响。五脏不调。如此邪在于内，而作众病，皆生于劳苦。若极意于为乐，从风寒起，治之皆同。服此药，旦未食时，以淳美酒服二方寸匕，不耐者减之。去巾帽薄衣力行，方：

钟乳炼　附子炮去皮　栝楼根　茯苓　牡蛎各一分，熬　桔梗　干姜　人参　防风各一两　细辛　桂心各五分　白术三两半

右一十二味，各捣筛治千杵，以酒服之二匕，建日服之至破日止，周而复始。

又方说状所主同前：

钟乳炼粉　人参　茯苓　附子炮，各三分　栝楼根　牡蛎熬　细辛各半两　干姜　桂心各五分　白术　防风　桔梗各一两

右一十二味，捣筛为散，服之一如前方。有冷加椒，有热加黄芩各三分。

大草乌头丸　主寒冷虚损，五十年心腹积聚，百病邪气往来，厥逆抢

心，痹顽赢瘦骨立，不能食，破积聚，方：

乌头十五分，炮，去皮　人参五分　生姜二两　前胡　蜀椒去目、闭口者，汗　黄芩
白术　半夏洗　黄连　吴茱萸　龙骨　白头翁　干姜　细辛　桔梗　紫菀　芎䓖　厚朴
炙　女萎　矾石烧　桂心　甘草炙，各一两

右二十二味，捣筛为末，炼蜜和丸如梧子大，酒服十丸，日三夜一，以知为度。

草乌头丸　破积聚，治积结冷聚，阳道弱，大便有血，妇人产后出血不止，方：

乌头十五分，炮，去皮　大黄　干姜　厚朴炙　吴茱萸　芍药　前胡　芎䓖　当归
细辛　桂心各五分　蜀椒三分，去目、闭口者，汗　白薇半两　黄芩　白术　人参　紫菀
甘草炙，各一两

右一十八味，捣筛为末，炼蜜和丸如梧子大，酒服十丸，日三服，渐渐加之。

大理中露宿丸　主风劳四十年癖绝冷，并主咳逆上气，方：
人参　桂心　吴茱萸　乌头炮，炮，去皮　礜石烧，等分

右五味，捣筛为末，炼蜜和丸如梧子大，酒服三丸，日再，以知为度。

匈奴露宿丸　主毒冷方：
矾石烧　桔梗　皂荚炙，去皮子　干姜　附子炮，去皮　吴茱萸等分

右六味，捣筛为末，炼蜜和丸如梧子大，饮服三丸，日再。稍加，以知为度。

解散发动第三

论一首　方三十五首　与第二十二卷通

论曰：既得药力，诸病并遣。石忽发动，须知解方。故次立解散方焉。一一依其诊候而用之，万不失一。夫脉或洪或实，或断绝不足，欲似死脉，或细数，或弦快，其所犯非一故也。脉无常投，医不能识也。热多则弦快，有癖则洪实，急痛则断绝。凡寒食药热率常如是，自无所苦，非

死候也。动从节度，则不死矣。不从节度，则死矣。欲服散者，宜诊脉审正其候，尔乃毕愈。脉沉数者难发，难发当数下之。脉浮大者易发也。人有服散两三剂不发者，此人脉沉难发，发不令人觉，药势已行。不出形于外，但以药治于内。欲候知其力：人进食多，一候也；颜色和悦，二候也；头面身体瘙痒，三候也；洒洒恶风，四候也；厌厌欲寐，五候也。诸有此证候者，皆药内发五脏，但如方法服药，宜数下之，内虚自当发也。

人参汤 主散发，诸气逆，心腹绞痛，不得气息，命在转烛，方：

人参 枳实炙 甘草炙，各九分 栝楼根 干姜 白术各一两半

右六味，㕮咀，以水九升，煮取三升，分三服。若短气者，稍稍数服，无苦也。能如方者佳。冬月温食，胸腹热者便冷食；夏月冷食，以水服药。冷食过多腹冷者，作汤即自解便止。

鸭通汤 主散发，热攻胸背，呕逆烦闷，卧辄大睡乘热，觉四肢不快，寒热往来，大小便难，方：

白鸭通新者 大黄二两 石膏碎 知母各一两 豉一升 麻黄三两，去节 葱白二七茎 栀子仁二七枚 黄芩一两半 甘草三分，炙

右一十味，㕮咀，以汤一斗二升淋鸭通，乃以汁煮药取三升半，去滓。然后纳豉，更煮三沸。去豉，未食前服一升。

治气汤 主散家患气不能食若气逆，方：

人参 茯苓 桂心 厚朴炙 半夏洗 甘草炙，各一两 麦门冬去心 生姜各三两，切 大枣二十枚，擘

右九味，㕮咀，以水八升，煮取二升六合，分服七合。

主散发，头欲裂，眼疼欲出，恶寒骨肉痛，状如伤寒，鼻中清涕出，方：

以香豉五升，熬令烟出，以酒一斗投之。滤取汁，任性饮多少，欲令小醉便解，更饮之，取解为度。亦主时行。寒食散发，或口噤不可开，肠满胀急欲决，此久坐温衣生食所为。皇甫云：口不开，去齿，下此酒五合热饮之，须臾开。能者多饮至醉益佳，不能者任性，腹胀满不通，导之令下。

善服散家痰饮，心胸客热，闷者吐之，方：

甘草五两，生用

右一味，㕮咀，以酒五升煮取二升半，空腹分再服之。服别相去如行五六里，快吐止。

主散发黄，胸中热，气闷，方：

胡荽一把，切

右一味，以水七升，煮取二升半，分再服便愈。如不瘥，更作。亦主通身发黄者，浓煮大黄叶令温，自洗渍尤良。并主热毒及胸中毒气相攻。若不尽复，烦闷或痛饮如故，亦主新热下痢。

解散主诸石热毒，方：

白鸭通五升，新者

右一味，汤一斗渍之，澄清候冷饮之。任性多少，以瘥为度。

三黄汤 主解散发，腹痛胀满卒急，方：

大黄 黄连 黄芩各三两

右三味，㕮咀，以水七升，煮取三升，分为三服。一方作丸。

散发时行兼有客热，下血痢不止而烦者，**黄连汤方：**

黄连 黄檗各四两 栀子十五枚，擘 阿胶一两，炙 干姜 芍药 石榴皮各二两。一方用枳实

右七味，㕮咀，以水一斗，煮取三升，分三服一方以水六升煮之。

乳石发，头痛寒热，胸中塞，日晡手足烦疼，方：

生麦门冬四两，去心 葱白半斤，切 豉三升

右三味，熟汤八升，煮取三升，分三服。

散发虚羸，不能食饮，大便不通，调脏腑，方：

麦门冬去心 黄芩 人参各二两 竹茹一升 大枣十四枚，擘 茯神 半夏洗 生姜切 甘草各三两，炙 桂心半两

右一十味，㕮咀，以水一斗，煮取三升，分三服。

散发四肢肿，方：

甘遂一两 木防己 茯苓 人参 白术各三两 麻黄二两，去节 甘草一两半，炙

右七味，㕮咀，以水七升，煮取二升八合，分三服。

散发口疮方：

龙胆三两　子檗四两　黄连二两　升麻一两

右四味，㕮咀，以水四升，先煮龙胆、黄连，取二升，别取子檗冷水淹浸，投汤中令相得，绞取汁，热含冷吐，瘥止。

散发如淋热方：

葵子三升　茯苓　大黄　通草各三两　葱白七茎　当归　石韦去毛　芒硝各二两　桂心一两

右九味，㕮咀，以水一斗，煮葵子取六升，去滓，纳药，更煮取三升，去滓，纳芒硝，更煮一沸。令消尽。分为四服，日三夜一。

散发大便秘涩不通方：

大黄四两　桃仁三十枚，去皮尖双仁，碎

右二味，切，以水六升，煮取二升，分再服。

又大便不通方：

生地黄汁五合　大黄　甘草炙，各半两

右三味，㕮咀，以水三升，煮取一升，下地黄汁。又煮三沸，分二服。

单服硫黄发为疮方：

以大醋和豉，研熟如膏，以涂疮上，燥辄易之。甚良。

礜石发亦作疮，状如疖子；紫石多发于腹背或着四肢，直以酥摩便瘥，仍用**荠苨汤**，方：

荠苨　麦门冬各三两，去心　干姜三两半　麻黄去节　人参　黄芩　桔梗　甘草炙，各二两

右八味，㕮咀，以水九升，煮取三升，分三服，从旦至晡乃尽。日日合服，以瘥为度。非但礜石，凡诸石发，皆用此方。

散发痢血方：

黄连　干姜各三两　黄芩半两　鹿茸二两　瓜子一升　芍药　芎䓖　生竹皮　桂心　甘草炙，各一两

右一十味，以水一斗，煮竹皮取八升，去滓，纳药煮取二升，分三服，一日尽。

靳邵大黄丸　主寒食散成痰饮澼水气，心痛，百节俱肿，方一名 细丸：

大黄　葶苈熬　豉各一两　巴豆去心皮，熬　杏仁去皮尖、双仁，熬，各三十枚

右五味，各捣大黄、豉为末，别捣巴豆、杏仁如脂，炼蜜相和令相得，又更捣一千杵，空腹以饮服如麻子一丸，日再。不知，增至二丸，强人服丸如小豆大。

硝石大丸　主男子女人惊厥口干，心下坚，羸瘦不能食，喜卧，坠堕血瘀，久咳上气胸痛，足胫不仁而冷，少腹满而痛，身重目眩，百节疼痛，上虚下实。又主女人乳余疾带下，五脏散癖伏热大如碗，坚肿在心下，胸中津液内结，浮肿膝寒，蛊毒淫跃，苦渴大虚等，方：

硝石十二两，熬之令干　蜀椒一升二合，去目、闭口，汗　水蛭一百枚，熬　虻虫二两半，去翅足，熬　大黄一斤　茯苓六两　柴胡八两，去苗　苦劳五两　蛴螬三十枚，熬

右九味，捣筛为末，炼蜜和，更捣万杵，丸如梧子大。空腹以饮服五丸，日三服。五日进十丸。此皆不下。自此以后任意加之。一日可数十丸。与羊臛自补。若利当盆下之，勿于圊，尤慎风冷。若女人月经闭，加桃仁三十枚去皮尖，双仁，熬。一方以酒服十五丸，日三，不知可稍增，当下如豆汁长虫，腹中有病皆除。

解散雷氏千金丸，方：

硝石三分，熬　大黄四两　巴豆一分，去心皮，熬

右三味，捣筛为末，炼蜜和丸如小豆许，饮服一丸，日二，以利为度。

细辛丸　主散发五脏六腑三焦，冷热不调，痰结胸中强饮，百处不安，久服强气，方：

细辛　杏仁去皮尖、双仁，熬　泽泻　干姜　白术　茯苓　桂心　甘草炙，各二两　附子炮，去皮　蜀椒去目、闭口者，汗　大黄　木防己各五分　芫花　甘遂各一两

右一十四味，各捣筛为末，别治杏仁如脂，合捣百杵，炼白蜜和，更捣五千杵，丸如梧子大，以酒服二丸。日再服。不能者如大豆二丸，以知为度。散家困于痰澼服药患困者，参服此丸，暨相发助，又不令越逸，消饮去结澼。令胸膈无痰无逆寒之患。又令人不眩满迷闷。

大青丸　主积年不解，不能食，羸瘦欲死，方：

大青　麦门冬去心　香豉各四两　石膏研　葶苈子熬　栀子　栝楼根　枳实炙　芍

药 知母 茯苓 大黄 黄耆 黄芩 甘草炙，各二两

右一十五味，捣筛为末，炼蜜和丸如梧子大，以饮服五丸，日二丸。五日不知，则更服之。以知为度。

下药法：凡散数发热无赖，当下去之。诸丹及金石等用此方下之。

黍米三升作糜，以成煎猪脂一斤合和之使熟。宿不食，明旦早食之，令饱。晚当下，药煎随下出，神良。下药尽者后不复发，若发更服之。

又方：

肥猪肉五斤 葱白 薤白各半斤

右三味，合煮之，旦不食啖之。一顿令尽为度。

压药发动，数数患热，用求下却之，方：

取猪肾脂，勿令中水，尽取以火炙之，承取脂，适寒温，一服二三合。一日一夜可五六升，药稍稍随大便去。甚良。

又方：

肥猪肉作臛一升，调和如常法。平旦空腹一顿食之。须臾间腹中雷鸣，鸣定便下，药随下出，以器承取，以水淘汰取石。不尽更作，如前服之。

凡散发疮肿膏方：

生胡粉 芜菁子熬，别捣 杏仁去皮尖、双仁，别捣 黄连捣末 水银 猪脂

右六味，并等分，惟水银倍之，以脂和研令相得。更以水银治疮上，日三。

有发赤肿者，当摩之以膏，方：

生地黄五两 大黄一两 杏仁二十枚，去皮尖两仁 生商陆根二两

右四味，切，以醋渍一宿，以猪脂一升煎商陆黑，去滓膏成。日三摩之。

散发有生细疮者，此药主热至捷，方：

黄连 芒硝各五两

右二味，以水八升，煮黄连取四升，去滓。纳芒硝令烊，以布涂贴著上，多少皆著之。

洗疮汤方：

黄连 黄芩 苦参_{各八两}

右三味，切，以水三斗，煮取一斗，去滓极冷，乃洗疮，日三。

治发疮痛痒不可堪忍，方：

取冷石，捣，下筛，作散粉之，日五六度，乃燥，疮中自净，无不瘥。良。

凡服散之后，身体浮肿，多是取冷所致。宜服**槟榔汤**，方：

大槟榔_{三十五枚}

右一味，先出于捣作末，细筛，然后㕮咀其皮，以汤七升煮取二升，纳子末，分为再服。服尽当下即愈。

解散大麦䴾，方：

取大麦，炒令汗出，燥便止，勿令太焦。舂去皮，净淘蒸令熟，曝干，熬令香。细末，绢下，以冷水和服三方寸匕，日再。有赤肿者，当摩之。入蜜亦佳。

补五脏第四

方四十五首

补心汤 主心气不足，惊悸汗出，心中烦闷短气，喜怒悲忧，悉不自知，咽喉痛，口唇黑，呕吐，舌本强，水浆不通，方：

紫石英 紫苏 茯苓 人参 当归 茯神 远志_{去心} 甘草_{炙，各二两} 赤小豆_{五合} 大枣_{三十枚，擘} 麦门冬_{一升，去心}

右一十一味，㕮咀，以水一斗二升，煮取三升，分四服，日二夜一。

补心汤 主心气不足，多汗心烦，喜独语，多梦不自觉，喉咽痛，时吐血，舌本强，水浆不通，方：

麦门冬_{三两，去心} 茯苓 紫石英 人参 桂心 大枣_{三十枚，擘} 赤小豆_{二十枚} 紫菀 甘草_{炙，各一两}

右九味，㕮咀，以水八升，煮取二升五合，分为三服。宜春夏服之。

远志汤 主心气虚，惊悸喜忘，不进食，补心方：

远志_{去心} 黄耆 铁精 干姜 桂心_{各三两} 人参 防风 当归 芎藭 紫石英

茯苓　茯神　独活　甘草_{炙，各二两}　五味子_{三合}　半夏_洗　麦门冬各四两，_{去心}　大枣
十二枚，_擘

右一十八味，㕮咀，以水一斗三升，煮取三升五合，分为五服，日三
夜二。

定志补心汤　主心气不足，心痛惊恐，方：

远志_{去心}　菖蒲　人参　茯苓_{各四两}

右四味，㕮咀，以水一斗煮取三升，分三服。

伤心汤　主心伤不足，腰脊腹背相引痛，不能俯仰，方：

茯苓　远志_{去心}　干地黄_{各二两}　大枣_{三十枚，擘}　饴糖_{一升}　黄芩　半夏_洗　附
子炮，_{去皮}　生姜_切　桂心_{各二两}　石膏_碎　麦门冬_{各四两，去心}　甘草_炙　阿胶_{熬，各一}
两

右一十四味，㕮咀，以水一斗五升，煮取三升半，去滓，纳饴糖阿胶
更煎。取三升二合，分三服。

镇心丸　主男子女人虚损，梦寐惊悸失精，女人赤白注漏，或月水不
通，风邪鬼疰。寒热往来，腹中积聚，忧恚结气，诸疾皆悉主之方：

紫石英　茯苓　菖蒲　苁蓉　远志_{去心}　麦门冬_{去心}　当归　细辛　卷柏　干姜
大豆卷　防风　大黄_{各五分}　䗪虫_{十二枚，熬}　大枣_{五十枚，擘}　干地黄_{三两}　人参　泽
泻　丹参　秦艽_{各一两半}　芍药　石膏_研　乌头_{炮，去皮}　柏子仁　桔梗　桂心_{各三分}
半夏_洗　白术_{各二两}　铁精　白薇　银屑　前胡　牛黄_{各半两}　薯蓣　甘草_{炙，各二两半}

右三十五味，捣筛为末，炼蜜及枣膏和之。更捣五千杵，丸如梧子。
饮服五丸，日三。稍稍加至二十丸，以瘥为度。

大镇心丸　所主与前方同。凡是心病皆悉服之，方：

干地黄_{一两半}　牛黄_{五分}　杏仁_{去皮尖、两仁，熬}　蜀椒_{去目、闭口者，汗，各三分}
桑螵蛸_{十二枚}　大枣_{三十五枚}　白薇　当归_{各半两}　泽泻　大豆卷　黄耆　铁精　柏子
仁　前胡　茯苓_{各一两}　独活　秦艽　芎䓖　桂心　人参　麦门冬_{去心}　远志_{去心}　丹参
阿胶_炙　防风　紫石英　干姜　银屑　甘草_{炙，各一两}

右二十九味，捣筛为末，炼蜜及枣膏和，更捣五千杵，丸如梧子，酒
服七丸，日三，加至二十丸。《千金》有薯蓣、茯神，为三十一味。

补肝汤　主肝气不足，两胁满，筋急不得太息，四肢厥，寒热偏瘫，

淋溺石沙，腰尻少腹痛，妇人心腹四肢痛，乳痈，膝胫热，转筋遗溺，消渴，爪甲青枯，口噤面青，太息，疝瘕，上抢心，腹中痛，两眼不明，悉主之，方后面注内二两字疑：

蕤仁 柏子仁各一两 茯苓二两半 乌头炮，四枚，去皮 大枣三十枚，擘 牛黄 石胆 桂心各一两 细辛 防风 白术 甘草炙，各三两

右一十二味，㕮咀，以水一斗，煮取二升八合，分三服。一方用细辛二两、茯苓二两，强人大枣二十枚，无牛黄，白术、石胆各一两。

补肝汤 主肝气不足，两胁下满，筋急，不得太息，四厥，疝瘕，上抢心，腹痛，目不明，方：

茯苓一两四铢 乌头四枚，炮，去皮 大枣二十四枚，擘 蕤仁 柏子仁 防风 细辛各二两 山茱萸 桂心各一两 甘草八升，炙，中者

右一十味，㕮咀，以水八升，煮取二升。分三服。常用。

泻肝汤 主肝气不足，目暗，四肢沉重，方：

人参 半夏洗 白术各三两 生姜六两，切 细辛一两 茯苓 黄芩 前胡 桂心 甘草炙，各二两

右一十味，㕮咀，以水八升，煮取三升，分三服，三五日后，次服后汤，方：

茯苓三两 吴茱萸一两 大枣三十枚，擘 桃仁去皮尖及双仁者 人参 防风 乌头炮，去皮 柏子仁 橘子皮 桂心 甘草炙，各二两

右一十一味，㕮咀，以水一斗煮取二升半，分三服。《千金》有细辛二两。

补肺汤 主肺气不足，病苦气逆，胸腹满，咳逆上气抢喉，喉中闭塞，咳逆短气，气从背起，有时而痛，惕然自惊，或笑或歌，或怒无常，或干呕心烦，耳闻风雨声，面色白，口中如含霜雪，言语无声，剧者吐血，方：

五味子三两 麦门冬四两，去心 白石英二两九铢 粳米三合 紫菀 干姜 款冬花各二两 桑根 白皮 人参 钟乳研 竹叶切，各一两 大枣四十枚，擘 桂心六两

右一十三味，以水一斗二升，煮桑白皮及八升，去滓，纳药煮取三升，分三服。

平肺汤 主肺气虚竭，不足乏气，胸中干，口中辟辟干，方：

麻黄去节 橘皮各二两 小麦一升

右三味，㕮咀，以水五升，煮取一升半，分再服。

肺伤汤 主肺气不足而短气，咳唾脓血，不得卧，方：

人参 生姜切 桂心各二两 阿胶炙 紫菀各一两 干地黄四两 桑根白皮 饴糖各一斤

右八味，㕮咀，以水一斗五升，煮桑根白皮二十沸，去滓纳药，煮取二升五合，次纳饴糖令烊，分三服。

伤中汤 主伤中，肺气不足，胁下痛，上气，咳唾脓血，不欲食，恶风，目视䀮䀮，足胫肿，方：

生地黄半斤，切 桑根白皮三升，切 生姜五累 白胶五挺 麻子仁 芎䓖各一升 紫菀三两 麦种 饴糖各一升 桂心二尺 人参 甘草炙，各一两

右一十二味，㕮咀，以水二斗，煮桑根白皮取七升，去滓，纳药煮取五升，澄去滓，纳饴糖煎取三升，分为三服。

温液汤 主肺痿，涎唾多，心中温温液液，方：

甘草三两

右一味，㕮咀，以水三升，煮取一升半，分三服。

治肺痈咳，胸中满而振寒，脉数，咽干不渴，时时出浊唾腥臭，久久吐脓如粳米粥者，方：

桔梗三两 甘草二两

右二味，㕮咀，以水三升，煮取一升服，不吐脓也。

补肺散 主肺气不足，胸痛牵背，上气失声，方：

白石英 五味子各五分 桂心二两 大枣五枚，擘 麦门冬去心 款冬花 桑白皮 干姜 甘草炙，各一两

右九味，捣筛为散，以水一升煮枣取八合，及热投一方寸匕，服日三。亦可以酒煮，以知为度。

补肺丸 主肺气不足，失声胸痛，上气息鸣，方：

麦门冬去心 款冬花 白石英 桑根白皮 桂心各二两 五味子三合 钟乳五分，研为粉 干姜一两 大枣一百枚

右九味，捣筛为末，以枣膏和为丸如梧子大，以饮下十五丸，日三。

泻肺散 主醉酒劳窘，汗出当风，胸中少气，口干喘息胸痛，甚者吐逆致吐血，方：

款冬花 桂心 附子炮，去皮 蜀椒去目、闭口者，汗 五味子 紫菀 苁蓉 杏仁去皮尖、双仁，熬 桃仁去皮尖、双仁，各五分，熬 当归 续断 远志去心 茯苓 石斛各一两 细辛 干姜各一两半 百部 甘草炙，各二两

右一十八味，捣筛为散，酒服方寸匕，日三。

泻脾汤 主脾脏气实，胸中满，不能食，方：

茯苓四两 厚朴四两，炙 桂心五两 生姜八两，切 半夏一升，洗去滑 人参 黄芩 甘草炙，各二两

右八味，㕮咀，以水一斗，煮取三升，分三服。又主冷气在脾脏，走在四肢，手足流肿，亦逐水气。

治脾气实，其人口中淡甘，卧愦愦痛无常处，及呕吐反胃，并主之，方：

大黄六两

右一味，破，以水六升，煮取一升，分再服。又主食即吐并大便不通者，加甘草二两，煮取二升半，分三服。

泻脾汤 主脾气不足，虚冷注下腹痛，方：

当归 干姜 黄连 龙骨 赤石脂 人参各三两 橘皮 附子炮，去皮 秦皮 大黄各二两 半夏五两，洗

右一十一味，㕮咀，以水一斗，煮取三升一合，分四服。

补脾汤 主不欲食，留腹中，或上或下，烦闷，得食辄呕欲吐，吐已即胀满不消，噫腥臭发热，四肢肿而苦下身重，不能自胜，方：

麻子仁三合 禹余粮二两 桑根白皮一斤 大枣一百枚，擘 黄连 干姜 白术 甘草炙，各三两

右八味，㕮咀，以水一斗煮取半，去滓，得二升九合，日一服，三日令尽。老小任意加减。

建脾汤 主脾气不调，使人身重如石，欲食即呕，四肢酸削不收，方：

生地黄 黄耆 芍药 甘草各一两，炙 生姜二两 白蜜一升

右六味，㕮咀，以水九升，煮取三升，去滓纳蜜，搅令微沸，服八合，日三夜一。

柔脾汤 主脾气不足，下焦虚冷，胸中满塞，汗出胁下支满，或吐血及下血，方：

干地黄三两 黄耆 芍药 甘草炙，各一两

右四味，切，以酒三升渍之，三斗米下蒸。以铜器承取汁，随多少服之。

温脾汤 主脾气不足，虚弱下痢，上入下出，方：

干姜 大黄各三两 人参 附子炮，去皮 甘草炙，各二两

右五味，㕮咀，以水八升，煮取二升半，分三服。

温脾汤 主脾气不足，水谷下痢，腹痛食不消，方：

半夏四两，洗 干姜 赤石脂 白石脂 厚朴炙 桂心各三两 当归 芎藭 附子炮，去皮 人参 甘草炙，各二两

右一十一味，㕮咀，以水九升，煮取三升，分三服。

泻脾丸 主脾气不调有热，或下闭塞，调五脏，治呕逆食饮，方：

大黄六两 杏仁四两，去皮尖及双仁，熬 蜀椒去目、闭口者，汗 半夏洗 玄参 茯苓 芍药各三分 细辛 黄芩各半两 人参 当归 附子炮，去皮 干姜 桂心各一两

右一十四味，捣筛为末，炼蜜和丸如梧子，饮服六丸，日三。增至十丸。

泻脾丸 主毒风在脾中，流肿腹满短气，食辄防响不消，时时微下，方：

干姜 当归 桂心 葶苈各三分，熬 狼毒 大黄 芎藭 蜀椒去目及闭口，汗 白薇 附子炮，去皮 甘遂 吴茱萸各半两

右一十二味，捣筛为末，炼蜜和丸如梧子，饮服三丸，日三。

大温脾丸 主脾中冷，水谷不化，胀满，或时寒极，方：

法曲 大麦蘖 吴茱萸各五合 枳实三枚，炙 干姜三两 细辛三两 桂心五两 桔梗三两 附子炮，去皮，二两 人参 甘草炙，各三两

右一十一味，捣筛为末，炼蜜和丸如梧子，酒服七丸，日三。加至十五丸。

转脾丸 主大病后至虚羸瘦，不能食，食不消化，方：

小麦曲四两 蜀椒一两，去目及闭口，汗 干姜 吴茱萸 大黄各三两 附子炮，去皮 厚朴炙 当归 桂心 甘草炙，各二两

右一十味，捣筛为末，炼蜜和丸如梧子，酒服十五丸，日三。

温脾丸 主胃气弱，大腹冷则下痢，小腹热即小便难，防响腹满，喘气虚乏，干呕不得食，温中消谷，治脾益气，方：

法曲 小麦糵各五合 吴茱萸三合 枳实三枚，炙 人参 桔梗 麦门冬去心 干姜 附子炮，去皮 细辛各二两 桂心 厚朴炙 当归 茯苓 甘草炙，各三两

右一十五味，捣筛为末，炼蜜和丸如梧子，空腹饮服七丸，日三，亦可加大黄二两。

平胃汤 主胃中寒热呕逆，胸中微痛，吐如豆羹汁，或吐血，方：

阿胶炙 芍药各二两 干地黄 干姜 石膏碎 人参 黄芩 甘草炙，各一两

右八味，㕮咀，以水酒各三升，煮取三升，分三服。

胃胀汤 主胃气不足，心气少，上奔胸中，愤闷，寒冷腹中绞痛，吐痢宿汁，方：

人参一两 茯苓 橘皮 干姜 甘草炙，各二两

右五味，捣筛为末，炼蜜和，更捣五百杵，丸如梧子，以水二升铜器中，火上煮二十丸一沸，不能饮者服一升，日三。可长将服。一名胃服丸。又名补脏汤。

和胃丸 主胃痛，悁烦噫逆，胸中气满，腹胁下邪气，寒热积聚，大小便乍难。调六腑，安五脏，导达肠胃，令人能食，并主女人绝产，方：

大黄 细辛 黄连 蜀椒去目、闭口者，汗 皂荚炙，去皮子 当归 桂心各一分 杏仁去皮尖双仁，熬 黄芩各一两半 葶苈熬 阿胶炙 芒硝各半两 厚朴二分，炙 甘遂一两 半夏五分，洗

右一十五味，捣筛为末，炼蜜和丸如梧子，空腹酒服五丸，日三，稍加至十丸。

试和丸 主呕逆，腰以上热，惕惕惊恐，时悲泪出，时复喜怒，妄语梦寤，洒洒渐渐，头痛少气，时如醉状，不能食，噫闻食臭欲呕，大小便不利，或寒热，小便赤黄，恶风，目视眈眈，耳中凶凶，方：

防风 泽泻 白术 蛇床子 吴茱萸 细辛 菖蒲 乌头炮，去皮 五味子各一分 当归 远志去心 桂心各半两 干姜三分

右一十三味，捣筛为末，炼蜜和丸，空腹吞五丸如梧子，日三，加至十丸，华佗方。

补肾汤 主肾气不足，心中忙忙而闷，目视眈眈，心悬少气，阳气不足，耳聋，目前如星火，消渴疽痔，一身悉痒，骨中疼痛小弱，拘急乏气，难咽咽干，唾如胶色黑，方：

磁石 生姜切 五味子 防风 牡丹皮 玄参 桂心 甘草炙，各二两 附子一两，炮，去皮 大豆二十四枚

右一十味，㕮咀，以水一斗二升，铜器中扬之三百遍，纳药煮取六升，去滓更煎，得二升八合，分为三服。

肾著汤 主腰以下冷痛而重，如带五千钱，小便不利，方：
茯苓 白术各四两 干姜二两 甘草一两，炙

右四味，㕮咀，以水六升，煮取三升，分三服。

治肾间有水气，腰脊疼痛，腹背拘急绞痛，方：
茯苓 白术 泽泻 干姜各四两

右四味，㕮咀，以水八升，煮取三升，分三服。

又方：
茯苓 白术各四两 饴糖八两 干姜 甘草炙，各二两

右五味，㕮咀，以水一斗，煮取三升，纳饴糖煎之令烊，分为四服。

大补肾汤 主肾气腰背疼重，方：
磁石 石斛 茯苓 橘皮 麦门冬去心 芍药 牛膝 棘刺 桂心各三两 地骨皮三升 人参 当归 五味子 高良姜 杜仲各五两，炙 紫菀 干姜各四两 远志一两半，去心 干地黄六两 甘草二两，炙

右二十味，㕮咀，以水四升，煮取一升，分十服。

肾气丸 主五劳七伤，脏中虚竭，肾气不足，阴下痒，小便余沥，忽忽喜忘，悲愁不乐，不嗜食饮，方：

薯蓣 石斛各三分 苁蓉 黄耆各三两 羊肾一具 茯苓 五味子 远志去心 当归 泽泻 人参 巴戟天 防风 附子炮，去皮 干姜 天雄炮，去皮 干地黄 独活

桂心 棘刺 杜仲炙 菟丝子各二两

右二十二味，捣筛为末，炼蜜和丸如梧子，空腹酒服十丸，日三。稍加至二十丸。

肾沥散 主五劳男子百病，方：

防风 黄芩 山茱萸 白蔹 厚朴炙 芍药 薯蓣 麦门冬去心 天雄炮，去皮 甘草炙，各五分 独活 菊花 秦艽 细辛 白术 枳实炙 柏子仁各一两 当归 芎䓖 菟丝子 苁蓉 桂心各七分 石斛 干姜 人参各二两 钟乳研 蜀椒汗，去目、闭口者 附子炮，去皮 白石英各一两 乌头三分，炮，去皮 羊肾一具 黄耆二两半

右三十二味，捣筛为散，酒服方寸匕，日二，加至二匕，日三。

泻肾散 主男女诸虚不足肾气乏，方：

硝石 矾石各八分

右二味，捣筛为散，以粳米粥汁一升，纳一方寸匕，搅令和调，顿服之，日三。不知，稍增。

五脏气虚第五

方九首

五补汤 主五脏内虚竭，短气咳逆伤损，郁郁不足，下气，复通津液，方：

麦门冬去心 小麦各一升 粳米三合 地骨皮 薤白各一斤 人参 五味子 桂心 甘草炙，各二两 生姜八两，切

右一十味，㕮咀，以水一斗二升，煮取三升，分三服。口干，先煮竹叶一把减一升，去滓，纳药煮之。

人参汤 主男子五劳七伤，胸中逆满，害食乏气，呕逆，两胁下胀，少腹急痛宛转欲死，调中平脏气理伤绝，方：

人参 茯苓 芍药 当归 白糖 桂心 甘草炙，各二两 蜀椒去目及闭口，汗 生姜 前胡 橘皮 五味子各一两 枳实三分，炙 麦门冬三合，去心 大枣十五枚，擘

右一十五味，㕮咀，以东流水一斗五升渍药半日，以三岁陈芦微微煮取四升，去滓，纳糖令消。二十以上六十以下服一升，二十以下六十以上

服七八合，久羸者服七合，日三夜一。

治手足厥寒，脉为之细绝，其人有寒者，**当归茱萸四逆汤**方：

当归 芍药 桂心各三两 吴茱萸二升 生姜半斤，切 细辛 通草 甘草各二两，炙 大枣二十五枚，擘

右九味，㕮咀，以酒水各四升，煮取三升，分四服。

治下痢清谷，内寒外热，手足厥逆，脉微欲绝，身反恶寒，其人面赤，或腹痛干呕，或咽痛，或痢止，脉不出，**通脉四逆汤**方：

甘草一两，炙 大附子一枚，生去皮，破八片 干姜三两，强人可四两

右三味，㕮咀二味，以水三升，煮取一升二合，分再服，脉即出也。面赤者，加葱白九茎；腹痛者，去葱白，加芍药二两；呕者，加生姜二两；咽痛者，去芍药，加桔梗一两；痢止脉不出者，去桔梗，加人参二两。

复脉汤 主虚劳不足，汗出而闷，脉结，心悸，行动如常，不出百日，危急者二十一日死，方：

生地黄一斤，细切 生姜三两，切 麦门冬去心 麻子仁各三两 阿胶三两，炙 大枣三十枚，擘 人参 桂心各二两 甘草四两，炙

右九味，㕮咀，以水一斗煮取六升，去滓，分六服，日三夜三。若脉未复，隔日又服一剂，力弱者三日一剂，乃至五剂十剂，以脉复为度，宜取汗。越公杨素因患失脉，七日服五剂而复。仲景名炙甘草汤，一方以酒七升，水八升，煮取三升，见伤寒中。

大建中汤 主五劳七伤，小肠急，脐下彭亨，两胁胀满，腰脊相引，鼻口干燥，目暗眄眄，愦愦不乐，胸中气逆，不下食饮，茎中策然痛，小便赤黄，尿有余沥，梦与鬼神交通失精，惊恐虚乏，方：

人参 龙骨 泽泻 黄耆各三两 大枣二十枚 芍药四两 远志去心 甘草炙，各二两 生姜切 饴糖各八两

右一十味，㕮咀，以水一斗，煮取二升半，去滓，纳饴糖令消，一服八合。相去如行十里久。《千金》有当归三两。

小建中汤所主与前方同：

芍药六两 桂心三两 生姜三两，切 饴糖一升 甘草二两，炙 大枣十二枚，擘

右六味，㕮咀，以水七升，煮取三升，去滓，纳饴糖，一服一升，日三服。已载伤寒中，此再见之。

茯苓汤 主虚损短气，喉咽不利，唾如稠胶凝塞，方：

茯苓 前胡 桂心各二两 麦门冬五两，去心 大枣四十枚，擘 人参 干地黄 芍药 甘草各一两，炙

右九味，㕮咀，以水一斗，煮麦门冬及八升，除滓，纳药，煮取三升，分三服。三剂永瘥。一名凝唾汤。

黄耆汤 主虚劳不足，四肢顿瘵，不欲食饮，食即汗出，方：

黄耆 当归 细辛 五味子 生姜切 人参 桂心 甘草各二两，炙 芍药三两 前胡一两 茯苓四两 半夏八两，洗 麦门冬二两，去心 大枣二十枚，擘

右一十四味，㕮咀，以水一斗四升，煮取三升，去滓，一服八合。日三。

补虚丸散第六

方二十二首

菴蕳散 主风劳湿痹，痿厥少气，筋挛关节疼痛，难以屈伸，或不能行履，精衰目瞑，阴阳不起，腹中不调，乍寒乍热，大小便或涩，此是肾虚所致，主之方：

菴蕳子 酸枣仁 大豆卷 薏苡仁 车前子 蔓荆子 菥蓂子 冬瓜子 菊花 秦椒汗，去子并闭目者，各一升 阿胶一斤，炒

右一十一味，各捣，绢下为散，合和捣令相得，食后服三合，日再。若苦筋挛骨节痛，难以屈伸，倍酸枣仁，菴蕳、菥蓂、瓜子各三升，久服不老，益气轻身，耳目聪明。

大五补丸 主五脏劳气七伤，虚损不足，冷热不调，饮食无味。

薯蓣 石龙芮 覆盆子 干地黄 五味子各二两 石楠 秦艽 五加皮 天雄炮，去皮 狗脊 人参 黄耆 防风 山茱萸 白术 杜仲炙 桂心各一两 麦门冬去心 巴戟天各一两半 远志二两半，去心 石斛 菟丝子 天门冬各七分，去心 蛇床子 萆薢各半两 茯苓五分 干姜三分 肉苁蓉三两

右二十八味，捣筛为末，炼蜜和丸如梧子，空腹以酒服十丸，日三，稍加至三十丸。

瞿平薯蓣丸 补诸虚劳损，方：

薯蓣 牛膝 菟丝子 泽泻 干地黄 茯苓 巴戟天 赤石脂 山茱萸 杜仲炙，各二两 苁蓉四两 五味子一两半

右一十二味，捣筛为末，炼蜜和丸如梧子，酒服二十丸，日一夜一。瘦者加敦煌石膏二两，健忘加远志二两，少津液加柏子仁二两。慎食蒜、醋、陈、臭等物。

薯蓣散 补虚风劳，方：

薯蓣 牛膝 续断 巴戟天 菟丝子 茯苓 枸杞子 五味子 杜仲各一两，炙 蛇床子 山茱萸各三分 苁蓉一两

右一十二味，捣筛为散，酒服方寸匕，日二夜一。惟禁蒜醋。健忘加远志、茯神，体涩加柏子仁，各二两。服三剂，益肌肉，亦可为丸。

薯蓣散 主头面有风，牵引眼睛疼痛，偏视不明，方：

薯蓣五两 细辛一两半 天雄炮，去皮 秦艽各二两 桂心 羌活 山茱萸各二两半

右七味，捣筛为散，酒服方寸匕，日三。

十味肾气丸 主补虚，方：

桂心 牡丹皮 泽泻 薯蓣 芍药各四两 玄参 茯苓 山茱萸各五两 附子三两，炮去皮 干地黄八两

右一十味，捣筛为末，炼蜜和丸如梧子，以酒服二十丸，稍加至三十丸，以知为度。

张仲景八味肾气丸方：

干地黄八两 泽泻二两 桂心二两 薯蓣四两 山茱萸四两 牡丹皮 茯苓各三两 附子炮，去皮，二两

右八味，捣筛为末，炼蜜和丸如梧子，以酒服七丸，日三。稍加至十丸，久长可服。

常服**大补益散**方：

肉苁蓉 干枣肉 石斛各八两 枸杞子一斤 菟丝子 续断 远志各五两，去心 天雄三两，炮，去皮 干地黄十两

右九味，捣筛为散，酒服方寸匕，日二。无所忌。

补虚主阳气断绝不起，方：

白石英 阳起石 磁石 苁蓉 菟丝子 干地黄各二两半 五味子 石斛 桔梗 白术各二两 巴戟天 防风各五分 蛇床子半两 桂心

右一十四味，捣筛为末，炼蜜和丸如梧子，酒服十五丸，日三。稍加至二十丸，以知为度。

小秦艽散 主风虚疥瘙痒，方：

秦艽三两 茯苓 牡蛎熬 附子炮，去皮 黄芩各半两 人参三分 干姜 细辛各五分 白术三两半 蜀椒去目、闭口者，汗 桔梗 防风 桂心各一两

右一十三味，捣筛为散，酒服方寸匕，日再。

治阳气衰微，终日不起，方：

蛇床子三分 菟丝子草汁二合

右二味，和如泥，涂上日五遍，三日大验。

又方：

车前根叶

右一味，曝干，捣为散，酒服方寸匕，日三服。

又方：

原蚕蛾末连者一升

右一味，阴干，去头足翅，捣筛为末，炼蜜和丸如梧子，夜卧服一丸。

又方：

蛇床子 菟丝子 杜仲各五分，炙 五味子一两 肉苁蓉二两

右五味，捣筛为末，炼蜜和丸如梧子，酒服十四丸，日二夜一。

又方：

阳起石

右一味，以酒三斗渍二七日，服三合，日三夜一。

又方：

特生礜石火炼一伏时

右一味，捣末酒渍二七日，服五合，日三夜一。

淮南八公石斛散 主风湿痹疼，腰脚不遂，方：

石斛 防风 茯苓 干姜 细辛 云母 杜仲炙 远志去心 菟丝子 天雄炮，去皮 人参 苁蓉 萆薢 桂心 干地黄 牛膝 蛇床 薯蓣 巴戟天 续断 山茱萸 白术各一两 菊花 附子炮去皮 蜀椒去目、闭口者，汗 五味子各二两

右二十六味，捣筛为散，酒服方寸匕，日再。

琥珀散 主虚劳百病，阴痿精清，力不足，大小便不利如淋，脑间寒气结在关元，强行阴阳，精少余沥。治腰脊痛，四肢重，咽干口燥，饮食无味，乏气少力，远视䀮䀮，惊悸不安，五脏气虚，上气闷满，方：

琥珀二两 石韦 干姜 滑石 牡丹皮 茯苓 芎䓖 石斛 续断 当归 人参 远志去心 桂心各三两 苁蓉 千岁松脂 牡蒙 橘皮各四两 松子 柏子仁 荏子各三升 车前子 菟丝子 菴蕳子各一升 枸杞子一两 牛膝三两 通草十四两 胡麻子 芜菁子 蛇床子 麦门冬各一升，去心

右三十味，各异捣，合捣两千杵，重绢下合和，盛以韦囊，先食服方寸匕，日三夜一。用牛羊乳煎令熟，长服令人志性强，轻身益气力，消谷能食。耐寒暑，百病除愈。久服老而更少，发白更黑，齿落更生矣。

秃鸡散方：

蛇床子 菟丝子 远志去心 五味子 巴戟天 防风各半两 苁蓉三分 杜仲一分，炙

右八味，捣筛为散，酒服方寸匕，日一服。

三仁九子丸 主五劳七伤补益，方：

酸枣仁 柏子仁 薏苡仁 蛇床子 枸杞子 五味子 菟丝子 菊花子 菴蕳子 蔓荆子 地肤子 乌麻子 干地黄 薯蓣 桂心

右一十五味各二两，加苁蓉二两，捣筛为末，炼蜜和丸如梧子，酒服二十丸，日二。大主肾虚劳。

疗气及虚方《千金方》云：治气及补五劳七伤，无所不治。明目，利小便。

白石英十两，成炼者 石斛 苁蓉各一两半 菟丝子三两 茯苓 泽泻 橘皮各一两

右七味，先取白石英无多少，以铁锤砧上细打，去闇者及恶物黡翳，惟取向日看明澈者，捣，绢筛于铜盘中，水研之，如米粉法。三度研讫澄

之，渐渐却水，曝令浥浥然，看上有不净之物去之，取中心好者，在下有恶物亦去之。所得好者，更研令熟，以帛练袋盛置瓷瓮合上，以三斗米下蒸之，饭熟下，悬袋日中干之。取出更研，然后捣诸药下筛，总于瓷器中研令相得，酒服方寸匕，日二，不得过之。忌猪、鱼、鹅、鸭、蒜、生冷、醋、滑。

治腰痛方：

鹿角末，酒服方寸匕，日二服。

千金翼方卷第十六　中风上

诸酒第一

方二十首

独活酒　主八风十二痹，方：

独活　石楠各四两　防风三两　茵芋　附子去皮　乌头去皮　天雄去皮，各二两

右七味，切，以酒二斗渍六日，先食服，一服半合，以知为度。

牛膝酒　主八十三种风著人头，面肿痒，眉发陨落，手脚拘急，不得行步，梦与鬼神交通，或心烦恐怖，百脉自惊，转加羸瘦，略出要者，不能尽说，方：

牛膝　石楠　乌头去皮　天雄去皮　茵芋各二两　细辛五分

右六味，切，以酒一斗二升渍之，春秋五日，夏三日，冬七日。初服半合，治风癫宿澼，服之即吐下，强人日三，老小日一。不知稍加。唯禁房室及猪肉等。

茵芋酒　主新久风，体不仁，或垂曳，或拘急肿，或枯焦。施连方：

茵芋　狗脊　乌头去皮　附子各二两，去皮　踯躅　天雄去皮，各一两

右六味，切，以酒一斗渍八九日，服半合，以知为度。

金牙酒　主积年八风五注，举身弹曳，不得转侧，行步跛躠，不能收摄，又暴口噤失音，言语不通利，四肢脊筋皆急，肉疽，血脉曲挛掣，痱膈起，肿痛流走无常处，劳冷积聚少气，或寒或热，三焦脾胃不磨，饮游结实，逆害饮食，醋咽呕吐，食不生肌，医所不能治者，悉主之。方：

金牙烧，碎之如粳米大　细辛　地肤子若无子，用茎代之　地黄　附子去皮　防风　蜀椒去目、闭口者，汗　茵芋　蒴藋根各四两　羌活一斤

右一十味切，以瓷罂中清酒四斗渍之，密泥封勿泄，春夏三四宿，秋冬六七宿，去滓服一合，此酒无毒及可小醉，不尽一剂，病无不愈矣。又令人肥健，尽自可加诸药各三两，唯蜀椒五两，用酒如法，勿加金牙也。

此酒胜针灸，治三十年诸风弹曳神验。冷加干姜四两。一方用升麻四两，人参三两，石斛、牛膝五两。又一方用蒺藜四两，黄耆三两。又一方有续断四两。《千金》用莽草，无茵芋。

马灌酒 主除风气通血脉，益精气，定六腑，明耳目，悦泽颜色，头白更黑，齿落更生。服药二十日力势倍，六十日志气充强，八十日能夜书，百日致神明，房中盈壮如三十时，力能引弩。有人服药，年七八十，有四男三女。陇西韩府君，筋急两膝不得屈伸，手不得带衣，起居增剧，恶风寒冷，通身流肿生疮。蓝田府君，背痛不能立，面目萎黄，服之二十日，身轻目明，房室盈壮。病在腰膝，药悉主之。常山太守方：

天雄去皮 茵芋各三两 蜀椒去目、闭口者，汗 踯躅各一升 白蔹三两 乌头去皮 附子去皮 干姜各二两

右八味，切，以酒三斗渍之，春夏五日，秋冬七日，去滓。初服半合为始，稍加至三合。曝滓为散，服方寸匕，日三，以知为度。夏日恐酒酸，以油单覆，下垂井中近水，不酸也。《千金》有桂心、商陆，为十味。

茛青酒 主百病风邪狂走，少腹肿，症瘕霍乱，中恶飞尸遁注，暴症伤寒，中风湿冷，头痛身重诸病，寒热风虚及头风。服酒当从少起，药发当吐清汁一二升，方：

茛青 巴豆去皮心，熬 斑蝥各三十枚，去翅足，熬 附子去皮 踯躅 细辛 乌头去皮 干姜 桂心 蜀椒去目、闭口者，汗 天雄去皮 黄芩各一两

右一十二味，切，以酒一斗渍十日，每服半合，日二。应苦烦闷，饮一升水解之，以知为度。

蛮夷酒 主久风枯挛，三十年着床，及诸恶风，眉毛堕落，方：

独活 乌头去皮 干姜 地黄 礜石烧 丹参各一两 白芷二两 芫荑 芫花 柏子仁各一两 人参 甘遂 狼毒 苁蓉 蜀椒去目、闭口者，汗 防风 细辛 矾石烧，汁尽 牛膝 寒水石 茯苓 金牙烧 麻黄去节 芍药 当归 柴胡 枸杞根《千金》作狗脊 天雄去皮 乌喙去皮，各半两 附子去皮，二两 薯蓣 杜仲炙 石楠 牡蛎熬 山茱萸 桔梗 牡荆子 款冬各三两 白术三分 石斛二分 桂心一分 苏子一升 赤石脂二两半

右四十三味，切，以酒二斗渍之，夏三日，春秋六日，冬九日。一服

半合，当密室中合药，勿令女人六畜见之。二日清斋，乃合药。加麦门冬二两，大枣四十枚更佳也。《千金》有芎䓖。

又**蛮夷酒** 主八风十二痹，偏枯不随，宿食虚冷，五劳七伤，及女人产后余疾，月水不调，方：

远志去心 矾石烧，汁尽，各二两 石膏二两半 蜈蚣二枚，炙 狼毒 礜石烧 白术 附子去皮 半夏洗 桂心 石楠 白石脂 续断 龙胆 芫花 玄参 白石英 代赭 茵茹 石韦去毛 天雄去皮 寒水石 防风 桔梗 藜芦 卷柏 山茱萸 细辛 乌头去皮 踯躅 蜀椒去目、闭口者，汗 秦艽 菖蒲 白芷各一两

右三十四味，切，以酒二斗渍四日，一服一合，日再。十日后沥去滓。曝干，捣筛为散，酒服方寸匕，日再，以知为度。

鲁公酒 主百病风眩心乱，耳聋目瞑泪出，鼻不闻香臭，口烂生疮，风齿瘰疬，喉下生疮，烦热厥逆上气。胸胁肩髀痛，手不上头，不自带衣，腰脊不能俯仰，脚酸不仁，难以久立。八风十二痹，五缓六急，半身不遂，四肢偏枯，筋挛不可屈伸。贼风咽喉闭塞，哽哽不利。或如锥刀所刺，行人皮肤中无有常处，久久不治。入人五脏，或在心下，或在膏肓。游行四肢，偏有冷处，如风所吹，久寒积聚风湿。五劳七伤，虚损万病，方：

细辛半两 茵芋 乌头去皮 踯躅各五分 木防己 天雄去皮 石斛各一两 柏子仁 牛膝 山茱萸 通草 秦艽 桂心 干姜 干地黄 黄芩一作黄耆 茵陈 附子去皮 瞿麦 王荪一作王不留行 杜仲炙 泽泻 石楠 防风 远志各三分，去心

右二十五味，切，以酒五斗渍十日，一服一合，加至四五合，以知为度。一方加甘草三分。

附子酒 主大风冷痰澼，胀满诸痹，方：

大附子一枚重二两者，亦云二枚，去皮，破

右一味，用酒五升渍之，春五日，一服一合，以痹为度，日再服，无所不治。勿用蛀者陈者，非者不瘥病。

紫石酒 主久风虚冷，心气不足，或时惊怖，方：

紫石英一斤 钟乳研 防风 远志去心 桂心各四两 麻黄去节 茯苓 白术 甘草炙，各三两

右九味，切，以酒三斗渍如上法，服四合，日三，亦可至醉，常令有酒气。

丹参酒 主恶风疼痹不仁，恶疮不瘥，无痂，须眉秃落，方：

丹参 前胡 细辛 卷柏 天雄去皮 秦艽 茵芋 干姜 牛膝 芫花 白术 附子去皮 代赭 续断 防风 桔梗 蔄茹 矾石烧，汁尽 半夏洗 白石脂 石楠 狼毒 桂心 菟丝子 芍药 龙胆 石韦 恒山 黄连 黄芩 玄参 礜石烧 远志去心 紫菀 山茱萸 干地黄 苏 甘草炙，各一两 石膏二两 杏仁二十枚，去皮尖、双仁 麻黄去节 大黄各五分 菖蒲一两半 白芷一两 蜈蚣二枚，赤头者，炙

右四十五味，切，以酒四斗渍五宿，一服半合，增至一二合，日二。以瘥为度。

杜仲酒 主腰脚疼痛，不遂风虚，方：

杜仲八两，炙 羌活四两 石楠二两 大附子三枚，去皮

右四味，切，以酒一斗渍三宿，服二合，日再。

杜仲酒 主腕伤腰痛，方：

杜仲八两，炙 干地黄四两 当归 乌头去皮 芎䓖各二两

右五味，切，酒一斗二升渍，服之如上法。

枳茹酒 主诸药不能瘥者方：

枳茹，枳上青皮，刮取其末，欲至心止，得茹五升，微火熬去湿气。以酒一斗渍，微火暖，令得药味。随性饮之。主口僻眼急，神验。主缓风急风，并佳。

杜仲酒 主风劳虚冷，腰脚疼屈弱，方：

杜仲炙 蛇床各八两 当归 芎䓖 干姜 附子去皮 秦艽 石斛 桂心各三两 蜀椒去目、闭口者，汗 细辛 茵芋 天雄去皮，各二两 独活 防风各五两

右一十五味，切。以酒三斗渍五宿，一服三合，日三。一方加紫石英五两。

菊花酒 主男女风虚寒冷，腰背痛。食少羸瘦无色，嘘吸少气，去风冷，补不足，方：

菊花 杜仲各一斤，炙 独活 钟乳研 萆薢各八两 茯苓二两 紫石英五两 附子去皮 防风 黄耆 苁蓉 当归 石斛 桂心各四两。

右一十四味，切，以酒七斗渍五宿，一服二合，稍渐加至五合，日三。《千金》有干姜。

麻子酒 主虚劳百病，伤寒风湿，及女人带下，月水往来不调，手足疼痹着床，方：

麻子一石 法曲一斗

右二味，先捣麻子成末，以水两石著釜中蒸麻子极熟，炊一斛米顷出，去滓，随汁多少如家酝法，酒熟取清，任性饮之，令人肥健。

黄耆酒 主大风虚冷，痰澼偏枯，脚弱肿满百病方：

黄耆 独活 山茱萸 桂心 蜀椒去目、闭口者，汗 白术 牛膝 葛根 防风 芎䓖 细辛 附子去皮 甘草炙，各三两 大黄一两 干姜二两半 秦艽 当归 乌头去皮，各二两

右一十八味，切，以酒三斗渍十日，一服一合，日三，稍加至五合，夜二服，无所忌。大虚加苁蓉二两，葳蕤二两，石斛二两；多忘加菖蒲二两，紫石英二两；心下水加茯苓二两，人参二两，薯蓣三两。服尽，复更以酒三斗渍滓。不尔可曝干作散，酒服方寸匕，日三。

地黄酒：

生地黄汁一石，煎取五斗，冷渍曲发，先淘米曝干，欲酿时，别煎地黄汁，如前法渍米一宿，漉干炊酿，一如家酝法，拌馈亦以余汁。酘酘皆然。其押出地黄干滓，亦和米炊酿之，酒熟讫封七日押取，温服一盏，常令酒气相接。慎猪鱼，服之百日，肥白，疾愈。

诸散第二

方九首 论一首

九江太守散 主男女老少未有不苦风者，男子五劳七伤，妇人产后余疾，五脏六腑诸风，皆悉主之，方：

知母 人参 茯苓各三分 蜀椒半两，汗，去目、闭口者 栝楼一两半 防风 白术各三两 泽泻二两 干姜 附子炮，去皮 桂心各一两 细辛一两

右一十二味，捣筛为散，以酒服方寸匕，日再。饮酒常令有酒色，勿

令大醉也，禁房室、猪鱼生冷，无病常服益佳，延年益寿，轻身明目，强筋骨，愈折伤。

吴茱萸散 主风跛蹇偏枯，半身不遂，昼夜呻吟，医所不能治，方：

吴茱萸 干姜 白蔹 牡桂 附子炮，去皮 薯蓣 天雄炮，去皮 干漆熬 秦艽各半两 狗脊一分 防风一两

右一十一味，捣筛为散，以酒服方寸匕，日三服。

山茱萸散 主风跛痹，治法如前，方：

山茱萸 附子炮，去皮 薯蓣 王荪 牡桂 干地黄 干漆熬 秦艽 天雄炮，去皮 白术各半两 狗脊

右一十一味，捣筛为散，先食酒服方寸匕，日三，药走皮肤中淫淫，服之一月，愈。

万金散 主头痛眩乱耳聋，两目泪出，鼻不闻香臭，口烂恶疮，鼠漏瘰疬，喉咽生疮，烦热咳嗽胸满，脚肿，半身偏枯不遂，手足筋急缓，不能屈伸，贼风猥退，蜚尸蛊注。江南恶气，在人心下，或在膏肓。游走四肢，针灸不及。积聚僻戾，五缓六急，湿痹，女人带下积聚，生产中风，男女五劳七伤，皆主之，方：

石斛 防风 巴戟天 天雄炮，去皮 干地黄 石楠 远志去心 踯躅 乌头炮，去皮 干姜 桂心各一两半 蜀椒半升，汗，去目、闭口者 瞿麦 茵陈 秦艽 茵芋 黄耆 蔷薇 独活 细辛 牛膝各一两 柏子 泽泻 杜仲各半两，炙 山茱萸 通草 甘草各三分

右二十七味，捣筛为散，鸡未鸣时冷酒服五分匕，日三，加至一匕。

人参散 主一切诸风，方：

人参 当归各五分 天雄炮，去皮 前胡 吴茱萸 白术 秦艽 乌头炮，去皮 细辛各二分 附子一两，炮，去皮 独活一分 防风 麻黄去节 莽草 蜀椒去目、闭口者，汗 桔梗 天门冬去心 五味子 白芷各三两 芎劳一两

右二十味，捣筛为散，酒服方寸匕，日三服，中热者加减服之，若卒中风，伤寒鼻塞者，服讫覆取汗即愈。

防风散 主风所为，卒起眩冒不知人，四肢不知痛处，不能行步，或身体偏枯不遂，口吐涎沫出，手足拘急，方：

防风　蜀椒去目、闭口者，汗　麦门冬各一两，去心　天雄炮，去皮　附子炮，去皮
人参　当归各五分　五味子　干姜　乌头炮，去皮　细辛　白术各三两　柴胡　山茱萸
莽草　麻黄去节　桔梗　白芷各半两

右一十八味，捣筛为散，酒服方寸匕。日三，不知稍增之，以知为
度。

八风十二痹散　主五劳七伤，风入五脏，手脚身体沉重，或如邪气，时
闷汗出，又蛊尸遁注相染易。或少气腹满，或皮肤筋痛，项骨相牵引无常
处，或咽中有气，吞之不入，吐之不出，皆主之，方：

细辛　巴戟　黄耆　礜石烧　厚朴炙　白蔹　桂心　黄芩　牡荆　山茱萸　白术
女萎　菊花　人参　天雄炮，去皮　防风　草薢　石斛　蜀椒各一两，汗，去目、闭口者
芎䓖　龙胆　芍药　苁蓉各半两　紫菀　秦艽　茯苓　菖蒲　乌头炮去皮　干姜各一两
附子炮，去皮　薯蓣　五味子各一两半　桔梗　远志各二两半，去心

右三十四味，捣筛为散，酒服方寸匕，日二，稍增至二匕，主万病。

又**八风十二痹散**　主风痹呕逆，不能饮食者，心痹也；咳满腹痛，气逆
唾涕白者，脾痹也；津液唾血腥臭者，肝痹也；阴痿下湿者，痿痹也；腹
中雷鸣，食不消，食即气满，小便数起，胃痹也；两膝寒不能行者，湿痹
也；手不能举，肿痛而逆，骨痹也；烦满短气，涕唾青黑，肾痹也，并悉
主之，方：

远志去心　黄耆　黄芩　白蔹　附子炮，去皮　龙胆　薯蓣　厚朴炙　蜀椒各半两，
去目及闭口者，汗　牡荆子　天雄炮，去皮　细辛　菊花　狗脊　山茱萸　防风　芎䓖
桂心各三分　五味子　巴戟天各一分　茯苓　芍药　秦艽　乌头炮，去皮　芫菁　菖蒲
萎蕤各一两

右二十七味，捣筛为散，食后饮服方寸匕，日三。宁从少起，稍渐增
之。

秦王续命大八风散　主诸风五缓六急，或浮肿，嘘吸微痹，风虚不足，
并补益脏气，最良。其说甚多，略取其要，方：

秦艽二两，主风不仁　防风二两，去风疼，除湿痹　附子二两，炮，去皮。主风湿，坚
肌骨，止痛　菖蒲二两，主风湿痹拘急　茯苓二两，主安中下气，消水　牛膝二两，去胫，虚
损烦疼，填骨髓　桔梗二两，主惊悸，和肠胃　细辛一两，主留饮，逐风邪　乌头二两，炮

去皮。主逐风，上气除邪 薯蓣—两，主益气，补五脏 芎劳—两，主风寒，温中 远志二两半，去心，主益气力，定心志 天雄—两。炮，主留饮，逐风邪 石龙芮—两，主风，补气除满 蜀椒—两去目及闭口者，汗。主温中，逐风邪 石斛二两，主风益气，嗜食 白芷—两，主风邪，除虚满 龙胆—两，主风肿，除风热 白术—两，主风肿，消水气 山茱萸—两，主风邪湿气 桂心—两，主温筋，利血脉，除邪气 菊花—两，主风湿，补脏益气 女萎—两，主温中，逐风邪 厚朴—两，炙。主温中除冷，益气除满 巴戟天—两，主下气，坚肌肤 萆薢—两，主风湿，止悸痛 牡荆子—两，主风益气，无用柏子仁 干漆—两，熬。主坚体，和少腹 肉苁蓉—两，主虚续伤，腰背痛 五味子—两半，主益气，除寒热 芍药—两，止痛，散血气 黄芩—两，主除虚热，止痛 白矾—两，烧汁尽。主除寒热，破积下气 续断—两，主风虚伤绝 白蔹—两，主风，益气力 黄耆—两半，主虚羸，风邪目黄

右三十六味，皆新好，以破除日合捣筛为散，温清酒和服方寸匕，日三服，不知，稍增之，可至二三匕，以知为度。若苦心闷者，饮少冷水，禁生鱼、猪肉、菘菜，能断房室百日，甚善。此方疗风消胀满，调和五脏，便利六腑，男女有患，悉可合服，常用甚良。患心气不足短气，纳人参、甘草各一两，若腹痛是肾气不足，纳杜仲、羊肾各二两，随病增减。

论曰：此等诸散，天下名药，然热人不可用，唯旧冷者大佳。

诸膏第三

方三首

苍梧道士陈元膏 主风百病方：

当归 丹砂各三两，研 细辛 芎劳各二两 附子去皮，二十二铢 桂心—两二铢 天雄去皮，三两二铢 干姜三两七铢 乌头去皮，三两七铢 雄黄三两二铢，研 松脂半斤 大醋二升 白芷—两 猪肪脂十斤 生地黄二斤，取汁

右一十五味，切，以地黄汁、大醋渍药一宿，猪肪中合煎之十五沸，膏成去滓，纳丹砂等末熟搅。无令小儿、妇人、六畜见之，合药切须禁之。

有人苦胸胁背痛，服之七日，所出如鸡子汁者二升即愈。

有人胁下积气如杯，摩药十五日愈。

有人苦脐旁气如手，摩之，去如瓜中黄穰一升许，愈。

有人患腹切痛，时引胁痛数年，摩膏下如虫三十枚，愈。

有女人苦月经内塞，无子数年，膏摩少腹，并服如杏子大一枚，十日下崩血二升，愈，其年有子。

有患风瘙肿起，累累如大豆，摩之五日愈。

有患膝冷痛，摩之五日，亦愈。

有患头项寒热，瘰疬，摩之皆愈。

有患面目黧黑消瘦，是心腹中疾，服药下如酒糟者二升，愈。

丹参膏 主伤寒时行，贼风恶气在外，肢节痛挛，不得屈伸，项颈咽喉，痹塞，噤闭。入腹则心急腹胀，胸中呕逆，药悉主之。病在腹内服之，在外摩之。缓风不遂，湿痹不仁，偏枯拘屈，口面㖞斜，耳聋齿痛，风颈肿痹，脑中风痛，石痛结核瘰疬，坚肿未溃，傅之取消。及赤白瘾疹，诸肿无头作痛疽者，摩之令消。风结核在耳后，风水游肿疼痛瘤瘤。针之黄汁出，时行温气，服之如枣大一枚，小儿以意减之，方：

丹参 蒴藋根各四两 秦艽三两 羌活 蜀椒汗，去目、闭口者 牛膝 乌头去皮 连翘 白术各二两 踯躅 菊花 莽草各一两

右一十二味，切，以苦酒五升，麻油七升，合煎苦酒尽，去滓。用猪脂煎成膏，凡风冷者用酒服，热毒单服，齿痛绵沾嚼之。

赤膏 主一切火疮、灸疮、金疮、木石伤损，不可瘥者，医所不能疗，令人忧惧，计无所出，以涂上一宿，生肌肉即瘥，方：

生地黄汁二升 生乌麻脂二两 熏陆香末 丁香末各二钱匕 黄丹四钱 蜡如鸡子黄二枚

右六味，先极微火煎地黄汁、乌麻脂三分减一，乃下丁香、薰陆香，煎三十沸，乃下黄丹，次下蜡，煎之使消。以匙搅之数千回，下之停凝用之。

㖞僻第四

方四首

治心虚寒风，半身不遂，骨节离，缓弱不用，便利无度，口面㖞斜。

干姜附子汤方：

干姜 附子炮，去皮，各八两 芎藭三两 麻黄去节 桂心各四两

右五味，㕮咀，以水一斗煮取三升，分三服，三日复进一剂。

治中风面目相引偏僻，牙车急，舌不转，方：

牡蛎熬 矾石烧 附子生，去皮 伏龙肝等分

右四味，捣筛为散，以三岁雄鸡血和药傅上。预候看，勿令太过，偏右涂左，偏左涂右，正则洗去之。

乌头膏 主贼风身体不遂，偏枯口僻，及伤寒其身强直，方：

乌头去皮，五两 野葛 莽草各一斤

右三味，切，以好酒二斗五升淹渍再宿三日，以猪膏五斤煎成膏，合药，作东向露灶，以苇火煎之，三上三下，膏药成。有病者向火摩三千过，汗出即愈。若触寒雾露鼻中塞，向火膏指头摩人鼻孔中，即愈，勿令入口眼。

治风著人面，引口偏著耳，牙车急，舌不得转，方：

生地黄汁 竹沥各一升 独活三两，切

右三味，合煎取一升，顿服之，即愈。

心风第五

方一十四首

茯神汤 主五邪气入人体中，见鬼妄语，有所见闻，心悸跳动，恍惚不定，方：

茯神 人参 茯苓 菖蒲各二两 赤小豆四十枚

右五味，㕮咀，以水一斗煮取二升半，分三服。

人参汤 主风邪鬼气，往来发作有时，或无时节，方：

人参 防风 乌头炮，去皮 黄芩 附子炮，去皮 远志去心 桔梗 秦艽 五味子 前胡 牡蛎熬 细辛 石膏碎 芎藭 蜀椒汗，去目、闭口者 牛膝 泽泻 桂心 山茱萸 竹皮 橘皮 桑根白皮各三两 干姜 泽兰 狗脊 石楠各半两 白术一两半 大枣十六枚，擘 麻黄一两，去节 茯苓 独活 甘草炙，各五分

右三十二味，㕮咀，以水六升，酒六升合煮，取四升，分五服，日三夜二服。

补心汤 主奄奄忽忽，朝瘥暮剧，惊悸，心中憧憧，胸满不下食饮，阴阳气衰，脾胃不磨，不欲闻人声。定志下气，方：

人参 茯苓 龙齿炙 当归 远志去心 甘草炙，各三两 桂心 半夏洗，各五两 生姜六两，切 大枣二十枚，擘 黄耆四两 枳实炙 桔梗 茯神各二两半

右一十四味，㕮咀，以水一斗二升，先煮粳米五合，令熟，去滓纳药，煮取四升，每服八合，日三夜二服。

镇心丸 主风虚劳冷，心气不足，喜忘恐怖，神志不定，方：

防风五分 甘草二两半，炙 干姜半两 当归五分 泽泻一两 紫菀半两 茯神二分 大黄五分 秦艽一两半 菖蒲三两 白术二两半 桂心三两 白蔹一两 远志去心，二两 附子二两，炮，去皮 桔梗三分 大豆卷四两 薯蓣二两 石膏三两，研 茯苓一两 人参五分 大枣五十枚，擘 麦门冬去心，五两

右二十三味，末之，炼蜜和为丸，酒服如梧子大十丸，日三服，加至二十丸。

续命汤 治大风，风邪入心，心痛达背，背痛达心，前后痛去来上下，或大腹胀满微痛，一寒一热，心中烦闷，进退无常，面或青或黄，皆是房内太过，虚损劳伤，交会后汗出，汗出未除，或因把扇、或出当风而成劳，五俞大伤，风因外入，下有水，因变成邪。虽病如此，然于饮食无退，坐起无异，至卒不知。是五内受气故也，名曰行尸。宜预备此方：

麻黄六分，去节 大枣十枚，擘 桂心 防风 细辛 芎䓖 甘草炙 芍药 人参 秦艽 独活 黄芩 防己 附子炮，去皮 白术各三分 生姜五分

右一十六味，切，以水一斗三升，先煮麻黄一沸，去上沫，纳诸药，煮取五升，去滓。纳枣煎取三升，分为三服。老小久病，服五合取汗，忌生葱、海藻、菘菜、生菜、猪肉、冷水、桃李、雀肉等。

镇心丸 治胃气厥实，风邪入脏，喜怒愁忧，心意不定，恍惚喜忘，夜不得寐，诸邪气病悉主之，方：

秦艽 柏实 当归 干漆熬 白蔹 杏仁去皮尖双仁，熬 芎䓖各三分 泽泻一两 干地黄六分 防风 人参各四分 甘草一两，炙 白术 薯蓣 茯苓 干姜各二分 麦门

冬去心，二两　前胡四分

右一十八味，捣下筛，炼蜜和为丸，如桐子，先食饮服十丸，日三，不知稍增之。忌海藻、菘菜、芜荑、桃李、雀肉、醋物等。

定志小丸　主心气不定，五脏不足，忧悲不乐，忽忽遗忘，朝瘥暮极，狂眩，方：

远志去心　菖蒲各二两　茯苓　人参各三两

右四味，捣筛为末，炼蜜和丸如梧子，饮服二丸，日三，加茯神为**茯神丸**，散服亦佳。

补心治遗忘方：

菖蒲　远志去心　茯苓　人参　通草　石决明各等分

右六味，捣筛为散，食后水服方寸匕，日一服，酒亦佳。

槐实益心智方：

以十月上辛日，令童子于东方采两斛槐子，去不成者，新瓦盆贮之，以井华水渍之，令淹渍，合头密封七日，去黄皮，更易新盆，仍以水渍之，密封二七日，去其黑肌，择取色黄鲜者，以小盆随药多少，以密布次其黄夏密布，其上以盆合头密封，纳暖马粪中三七日，开视结成，捣丸如梧子，日服三丸，大月加三丸，小月减三丸，先斋二七日乃服，三十日有验，百日日行二百里，目明视见表里，白发更黑，齿落再生，面皱却展，日记千言，寻本知末，除六十四种风，去九漏冷癥癖虫毒魔魅。

开心肥健方：

人参五两　大猪肪八枚

右二味，捣人参为散，猪脂煎取凝，每服以人参一分、猪脂十分，以酒半升和服之。一百日骨髓充溢，日记千言，身体润泽，去热风冷风头心风等，月服二升半，即有大效。

孔子枕中散方：

龟甲炙　龙骨　菖蒲　远志去心，各等分

右四味，为散，食后水服方寸匕，日三，常服不忘。

镇心省睡益智方：

远志五十两，去心　益智子　菖蒲各八两

右三味捣筛为散，以淳糯米酒服方寸匕，一百日有效，秘不令人知。

止睡方：

龙骨　虎骨炙　龟甲炙

右三味，捣筛为散，水服方寸匕，日二，以睡定即止。

治多睡，欲合眼则先服以止睡，方：

麻黄去节　白术各五两　甘草一两，炙

右三味，以日中时南向捣筛为散，食后以汤服方寸匕，日三服。

风眩第六

方二十七首

治风眩屋转，眼不得开，**人参汤**方：

人参　防风　芍药　黄耆各二两　独活　桂心　白术各三两　当归　麦门冬各一两，去心

右九味，㕮咀，以水一斗煮取三升五合，分四服。

治风眩倒屋转，吐逆，恶闻人声，**茯神汤**方：

茯神四两　黄耆　生姜切　远志各三两，去心　附子一枚，炮，去皮　防风五两　人参　独活　当归　牡蛎熬　苁蓉　白术　甘草炙，各二两

右一十三味，㕮咀，以水一斗二升，煮取三升，分六服，每服五合，日三夜三。一方无白术。

防风散　主头面风，在眉间，得热如虫蚁行，或头眩目中泪出。

防风五两　天雄炮，去皮　细辛　干姜　乌头炮，去皮　朱砂研　桂心各三两　莽草　茯苓各一两　附子炮，去皮　人参　当归各二两

右一十二味，捣筛为散，酒服方寸匕，日三服。

防风散　主头眩恶风，吐冷水，心闷，方：

防风　干姜各二两　桂心一两半　泽兰　附子炮，去皮　茯苓　人参《千金》作天雄　细辛　薯蓣　白术各一两

右一十味，捣筛为散，酒服方寸匕，常令有酒气醺醺，则脱巾帽解发，前却梳头一百遍，复投一升酒，便洗手足，须臾头面热，解发以粉粉

之，快卧便愈，可洗头行步如服寒食散，十日愈。

治头风方：

捣葶苈子末，以汤淋取汁，洗头良。

治卒中恶风头痛方：

捣生乌头去皮，以醋和涂故布上，薄痛上，须臾痛止，日夜五六薄之。

防风散 主头面身肿，方：

防风二两 白芷一两 白术三两

右三味，捣筛为散，酒服方寸匕，日二服。

小三五七散 主头面风，目眩耳聋，亦随病所在两攻，方：

天雄炮，去皮，三两 山茱萸五两 薯蓣七两

右三味，捣筛为散，以酒服五分匕，日三。不知稍增，以知为度。

大三五七散 主口㖞目斜耳聋，面骨疼，风眩痛，方：

天雄炮，去皮 细辛各三两 山茱萸 干姜各五两 薯蓣 防风各七两

右六味，捣筛为散，以酒服五分匕，日再。不知稍增，以知为度。

治头面风眼睏鼻塞，眼暗冷泪，方：

杏仁三升捣末，水煮四五沸，洗头，冷汗尽。三度，瘥。

又方：

熟煮大豆，纳饭瓮中作浆水，日日温洗头面发，不净加少面，勿用水濯，不过十洗。

治头中白屑如麸糠，方：

立截楮木作枕，六日一易新者。

沐头主头风方：

五月五日取盐一升，水一升，合煮，并纳三匕蛇床，以陈芦烧之三沸，以沐头讫，急结密巾之，四五日以水沃之，神良。

又方：

吴茱萸三升

右一味，以水五升煮取三升，以绵拭发根，良。

入顶散 主三十六种风，偏枯不遂，方：

天雄炮，去皮　山茱萸各一两半　麻黄一两，去节　薯蓣二两　细辛　石楠　牛膝　莽草各半两　蜀椒去目、闭口者，汗　白术　乌头炮，去皮　桔梗　防风　甘草炙，各四两

右一十四味，捣筛为散，以酒服方寸匕，日三。《千金》有芎、独活、附子、通草、菖蒲，为十九味。

治遍身风方：

石楠三两，纯青黑斑者佳。

右一味，捣筛为散，酒服三大豆，日三。至食时，当觉两鬓如虫行状，亦如风吹从头项向臂脊腰脚至膝下，骨中痛。痛遍，即脐下顽风尽止。若风愈，即能饮酒肥健，忌如药法，日一服。

风痹散 主三十年恶风湿痹，发秃落，瘾疹生疮，气脉不通，抓搔不觉痛痒，方：

附子炮，去皮　干姜　白术各四两　石斛半两　蜀椒去目，一分，汗及闭口者　天雄炮，去皮　细辛　踯躅　白敛　乌头炮，去皮　石楠　桂心各三分

右一十二味，捣筛为散，酒服五分匕，以少羊脯下药，日再。勿大饱食，饥即更服，常令有酒势，先服吐下药，后乃服之。以韦袋贮药勿泄，忌冷水、房室百日。

千金翼方卷第十七　

中风第一

方三十五首　灸法二首　论四首

小续命汤方：

麻黄去节　防己　人参　桂心　黄芩　芍药　芎劳　杏仁去尖皮、两仁　甘草炙，各一两　附子炮，一枚，去皮　防风一两半　生姜五两，切

右一十二味，㕮咀，以水一斗，先煮麻黄，去上沫，纳诸药，煮取三升，分三服。有风预备一十剂。

大续命汤方：

麻黄八两，去节　大杏仁四十枚，去皮尖、两仁　桂心　芎劳各二两　石膏四两，碎　黄芩　干姜　当归　甘草炙，各一两　荆沥一升

右一十味，㕮咀，以水一斗，先煮麻黄，去上沫，下药煮取四升，下荆沥煮取三升，分四服。能言，未瘥，后服小续命汤。

又**小续命汤**方：

麻黄二两，去节　生姜五两，切　防风一两半　芍药　白术　人参　芎劳一两　附子炮，去皮　黄芩　防己各一两　桂心　甘草炙，各二两

右一十二味，㕮咀，以水一斗，先煮麻黄，去上沫，纳诸药，煮取三升，分三服。

西州续命汤方：

麻黄六两，去节　石膏四两，碎　桂心二两　杏仁三十枚，去皮尖、双仁　芎劳　干姜　黄芩　当归　甘草炙，各一两

右九味，㕮咀，以水一斗二升，先煮麻黄，去上沫，下诸药煮取四升，分四服。

续命汤　主久风卧在床，起死人，神方：

麻黄去节　人参　桂心　附子炮，去皮　茯苓各一两　防己　防风　黄芩各一两半

生姜六两，切　半夏五两，洗　枳实二两，炙，上气闷者加之　甘草一两，炙

　　右一十二味，㕮咀，以水一斗，先煮麻黄取九升，去上沫，停冷去滓，纳药煮取三升，分三服。若不须半夏，去之，加芍药三两。

　　大续命散　主八风十二痹，偏枯不仁，手足拘急疼痛，不得伸屈，头眩不能自举，起止颠倒，或卧忽惊如堕树状，盗汗，临事不兴，妇人带下无子。风入五脏，甚者恐怖鬼来收录，或与鬼神交通，悲啼哭泣，忽忽欲走，方：

　　乌头炮，去皮　防风　麻黄去节　人参　杏仁去皮尖、两仁，熬　芍药　石膏研　干姜　芎䓖　茯苓　黄芩　桂心　蜀椒去目、闭口者，汗　甘草炙，各一两　当归二两

　　右一十五味，捣筛为散，酒服方寸匕，日二。稍增，以知为度。

　　排风汤方：

　　白藓皮　白术　芍药　芎䓖　当归　独活　杏仁去皮尖及双仁，熬　防风　桂心　甘草炙，各二两　茯神一作茯苓　麻黄去节，各三两　生姜四两，切

　　右一十三味，㕮咀，以水一斗，先煮麻黄，去上沫，纳诸药，煮取三升，分三服，取汗，可服两三剂。

　　大排风汤　主半身不遂，口不能言及诸偏枯，方：

　　白鲜皮　附子炮，去皮　麻黄去节　杏仁去皮尖，熬　白术　防风　葛根　独活　防己　当归　人参　茯神　甘草炙，各三两　石膏六两，碎　桂心二两　白芷一两

　　右一十六味，㕮咀，以水一斗七升，先煮麻黄，取一升半，去沫，澄清，纳药煮取四升，分四服，日三夜一服。

　　又**排风汤**　主诸毒风邪气所中，口噤闷绝不识人，身体疼烦，面目暴肿，手足肿，方：

　　犀角屑　羚羊角屑　贝子　升麻

　　右四味，各一两，别捣成末，合和，以水二升半，纳方寸匕，煮取一升，去滓，服五合。杀药者以意加之，若肿，和鸡子更胜一敷上，日三。老小以意增减，神良。

　　大岩蜜汤　主贼风，腹中绞痛，并飞尸遁注，发作无时，发则抢心，腹胀满，胁下如刀锥刺，并主少阴伤寒，方：

　　栀子十五枚，擘　干地黄　干姜　细辛　当归　青羊脂　吴茱萸　茯苓　芍药　桂

心 甘草炙，各一两

右一十一味，㕮咀，以水八升，煮取三升，去滓，纳羊脂令消，分温三服。

小岩蜜汤 主恶风，角弓反张，飞尸入腹，绞痛闷绝，往来有时，筋急，少阴伤寒，口噤不利，方：

雄黄研 青羊脂各一两 大黄二两 吴茱萸三两 当归 干姜 芍药 细辛 桂心 干地黄 甘草炙，各一两

右一十一味，㕮咀，以水二斗，煮取六升，分六服。重者加药，用水三斗煮取九升，分十服。

乌头汤 主八风五尸恶气，游走心胸，流出四肢，来往不住，短气欲死，方：

乌头炮，去皮 芍药 当归 干姜 桂心 细辛 干地黄 吴茱萸 甘草炙，各一两

右九味，㕮咀，以水七升，煮取二升半，分三服。

大八风汤 主毒风顽痹瘅曳，或手脚不随。身体偏枯；或毒弱不任；或风入五脏，恍恍惚惚，多语喜忘，有时恐怖；或肢节疼痛，头眩烦闷；或腰脊强直，不得俯仰，腹满不食，咳嗽；或始遇病时卒倒闷绝，即不能语，便失瘖，半身不随。不仁、沉重，皆由体虚，恃少不避风冷所致，方：

乌头炮，去皮 黄芩 芍药 远志去心 独活 防风 芎䓖 麻黄去节 秦艽 石斛 人参 茯苓 石膏碎 黄耆 紫菀各二两 当归二两半 升麻一两半 大豆两合 五味子五分 杏仁四十枚，去皮尖、双仁 干姜 桂心 甘草炙，各二两半

右二十三味，㕮咀，以水一斗三升，酒二升，合煮取四升，强人分四服，少力人分五六服。《深师》同。

芎䓖汤 主卒中风，四肢不仁，喜笑不息，方：

芎䓖一两半 杏仁二十枚，去皮及尖、双仁 麻黄去节 黄芩 桂心 当归 石膏碎秦艽 干姜 甘草炙，各一两

右一十味，㕮咀，以水九升，煮服三升，分三服。

仓公当归汤 主贼风口噤，角弓反张，身体强直，方：

当归　细辛　防风各一两半　独活三分　麻黄二两半，去节　附子一枚，炮，去皮

右六味，㕮咀，以酒八升，水四升，合煮取四升，分四服。口不开者，挍口下汤，一服当开，二服小汗，三服大汗。

芎䕡汤　主风癫引胁痛，发作则吐，耳中如蝉鸣，方：

芎䕡　藁本　莔茹各五两

右三味，切，以淳酒五升，纳药，煮取三升，顿服，羸者二服，取大汗。

治风癫狂及百病：方：

大麻子四升，上好者

右一味，以水六升，猛火煮令芽生，去滓，煎取七升，旦空肚顿服。或不发，或多言语，勿怪之，但使人摩手足，须臾即定。凡进三剂无不愈，令人身轻，众邪皆去。

防己汤　主风历节，四肢痛如锤锻，不可忍者：

防己　茯苓　生姜切　桂心各四两　乌头七枚，去皮　人参三两　白术六两　甘草三两，炙

右八味，㕮咀，以水一斗，煮取二升半，服八合，日三。当熠熠微热痹，勿怪；若不觉，复更合之，以觉乃止。凡用乌头皆去皮，熬令黑，乃堪用，无毒。

三黄汤　主中风，手足拘挛，百节疼痛，烦热心乱，恶寒，经日不欲饮食，方：

麻黄五分，去节　独活一两　黄芩三分　黄耆半两　细辛半两

右五味，㕮咀，以水五升，煮取二升，去滓，分二服，一服小汗，两服大汗。心中热，加大黄半两；腹满，加枳实一枚；气逆，加人参三分；心悸，加牡蛎三分；渴，加栝楼三分；先有寒，加八角附子一枚。此仲景方，神秘不传。

黄耆汤　主八风十二痹，手脚疼痛，脏气不和，不能食饮，方：

黄耆　当归　桂心　甘草炙，各三两　白术　乌头炮，去皮　芎䕡　防风　干地黄各二两　生姜四两，切　前胡一两半

右一十一味，㕮咀，以水一斗一升，煮取三升半，分四服。此汤和而

补，有气者，加半夏四两。

白蔹汤 主中风痿僻拘挛，不可屈伸，方：

白蔹 干姜 薏苡仁 酸枣 牛膝 桂心 芍药 车前子 甘草炙，各四一升 附子三枚，炮，去皮

右一十味，㕮咀，以酒二斗，渍一复时，煮三沸，服一升，日三服，扶杖而起。不能酒者，服五合。

防己汤 主风湿，四肢疼痹，挛急浮肿，方：

木防己三两 茯苓一两 桑白皮切，二升 桂心三两 芎䓖三两 甘草一两半，炙 大枣十二枚，擘 芍药二两 麻黄二两，去节

右九味，㕮咀，以水一斗二升，煮麻黄，减一升，纳药煮取三升，分三服，渐汗出，令遍身以粉粉之，慎风冷。一方茯苓四两，麻黄三两。

治三十年风方：

松叶一斤，切，以酒一斗，煮取二升，顿服，取汗出，佳。

治一切风虚方常患头痛欲破者：

杏仁九升，去皮尖、两仁者，曝干

右一味，捣作末，以水九升研滤如作粥法，缓火煎，令如麻浮上，匙取和羹粥，酒纳一匙服之，每食即服，不限多少，服七日后大汗出，二十日后汗止。慎风冷、猪、鱼、鸡、蒜、大醋。一剂后，诸风减，瘥。春夏恐醋，少作服之。秋九月后煎之。此法神妙，可深秘之。

治中风发热方：

大戟 苦参等分

右二味，捣筛药半升，以醋浆水一斗，煮三沸，洗之，从上至下，立瘥，寒乃止。小儿三指撮，醋浆水四升，煮如上法。

羌活饮治风方：

羌活三两 茯神 薏苡仁用羌活去薏苡仁 防风各一两

右三味，㕮咀，以水三升，煮取一升，纳竹沥三合，煮一沸，分再服。

猪苓煮散 主下痢多而小便涩，方：

猪苓 茯苓 泽泻 黄连 白术各四两 防己 羌活 黄芩 人参 丹参 防风

牛膝 升麻 犀角屑 杏仁去皮尖、双仁，熬 秦艽 榖皮 紫菀 石斛 生姜各三两，切 橘皮二两 附子五两，炮，去皮 桑根白皮六两

右二十三味，捣筛为散，以水一升半，煮五方寸匕，取一升，顿服，日再，不能者一服。十月后二月末以来，可服之。

论曰：人不能用心谨慎，遂得风病，半身不随，言语不正，庶事皆废，此为猥退病，得者不出十年。宜用此方，瘥后仍须将慎。不得用未病之前，当须绝于思虑，省于言语，为于无事，乃可永愈。若还同俗类，名利是务，财色为心者，幸勿苦事医药，徒劳为疗耳，宜于此善以意推之。凡人忽中生风，皆须依此次第用汤即得愈也。学者仔细寻思，明然可见。

凡初得风，四肢不收，心神昏愦，眼不识人，言不出口。凡中风多由热起，服药当须慎酒、面、羊肉、生菜、冷食、猪、鱼、鸡、牛、马肉、蒜，乃可瘥。得患即服此**竹沥汤**。方：

竹沥二升 生姜汁三合 生葛汁一升

右三味，相和，温暖分三服，平旦、日晡、夜各一服。服讫，若觉四体有异似好，以次进后方：

麻黄去节 防风各一两半 杏仁四十枚，去皮尖及双仁 羚羊角二两，屑 生姜四两，切 生葛汁五合，一云地黄汁 竹沥一升 石膏六两，绵裹 芎䓖 防己 附子炮，去皮 芍药 黄芩 人参 桂心 甘草炙，各一两

右一十六味，㕮咀，以水七升，煮取一半，乃下沥汁煮取二升七合，分温三服，五日更服一剂，频进三剂，慎如上法，渐觉稍损，次进后方：

麻黄去节 防风 升麻 桂心 芎䓖 独活 羚羊角屑，各二两 竹沥二升 防己一两

右九味，㕮咀，以水四升，并沥，煮取三升，分三服，两日进一剂，频进三剂。若手足冷者，加生姜五两、白术二两。若未除，次进后方：

麻黄去节 芍药 防风各一两半 羚羊角屑，二两 生姜二两，切 附子炮，三分，去皮 石膏二两，碎 防己 黄芩 芎䓖 白术 人参 独活 升麻 桂心 甘草炙，各一两 竹沥一升

右一十七味，㕮咀，以水八升，煮减半，下沥，煮取二升半，分三

服，相去如人行十里，再服。有气加橘皮、牛膝、五加皮各一两，若除退迄，可常将服后煮散方：

防风 独活 秦艽 黄耆 芍药 人参 茯神 白术 芎藭 山茱萸 薯蓣 桂心 天门冬去心 麦门冬去心 厚朴炙 升麻 丹参 羚羊角屑 五加皮 防己 牛膝 石斛 地骨皮 甘草炙，各四两 麻黄去节 附子炮，去皮 远志去心 橘皮各三两 生姜二两，切 甘菊花 薏苡仁各二升 石膏研 干地黄各六两

右三十三味，捣筛为散，每煮以水三升，纳散三两，煮取一升，绵滤去滓，顿服之，日别一服。若觉心下烦热，以竹沥代水煮之。《千金》有黄芩、槟榔、藁本、杜仲、犀角，无山茱萸、薯蓣、甘菊、麦门冬、附子。

凡患风，人多热，宜服**荆沥方**：

荆沥 竹沥 生姜汁各五合

右三味，相和，温为一服，每日旦服煮散，午后当服此荆沥，常作此将息。

论曰：夫得风之时，则依此次第疗之，不可违越，若不依此，当失机要，性命必危。

防风汤 主偏风。甄权处治安平公方：

防风 芎藭 白术 狗脊 萆薢 牛膝 白芷各一两 薏苡仁 葛根 杏仁去皮尖、两仁 人参 羌活各二两 麻黄四两，去节 生姜五两，切 桂心 石膏各三两，碎

右一十六味，㕮咀，以水一斗二升，煮取三升，分三服，服一剂觉好，更服一剂，一剂一度针之，服九剂汤九度针之。针风池一穴、肩髃一穴、曲池一穴、支沟一穴、五枢一穴、阳陵泉一穴、巨虚下廉一穴，合七穴，即瘥。

仁寿宫备身患脚，奉敕针环跳、阳陵泉、巨虚下廉、阳辅，即起行。

大理赵卿患风，腰脚不随，不得跪起，针上髎二穴、环跳二穴、阳陵泉二穴、巨虚下廉二穴，即得跪起。

治猥退风方：

苍耳子五升，苗亦得用 羊桃切 蒴藋切 赤小豆各二升半 盐二升

右五味，以水二石五斗，煮取五斗，适寒温，纳所患脚渍，深至绝骨，勿过之，一度炊五斗米顷，出之，慎风冷，汗从头出。

论曰：圣人以风是百病之长，深为可忧，故避风如避矢，是以防御风邪，以汤药针灸蒸熨，随用一法皆能愈疾。至于火艾，特有奇能，虽曰针汤散，皆所不及，灸为其最要。昔者华佗，为魏武帝针头风，华佗但针即瘥。华佗死后数年，魏武帝头风再发。佗当时针讫即灸，头风岂可再发？只由不灸，其本不除。所以学者不得专恃于针及汤药等，望病毕瘥，既不苦灸，安能拔本塞源？是以虽丰药饵，诸疗之要，在火艾为良。初得之时，当急下火，火下即定，比煮汤熟，已觉眼明，岂非大要？其灸法：先灸百会，次灸风池，次灸大椎，次灸肩井，次灸曲池，次灸间使，各三壮；次灸三里五壮。其炷如苍耳子大，必须大实作之，其艾又须大熟，从此以后，日别灸之，至随年壮止。凡人稍觉心神不快，即须灸此诸穴各三壮，不得轻之。苟度朝夕，以致殒毙。戒之哉，戒之哉！

又论曰：学者凡将欲疗病，先须灸前诸穴，莫问风与不风，皆先灸之。此之一法，医之大术，宜深体之，要中之要，无过此术。是以常预收三月三日艾，拟救急危。其五月五日亦好，仍不及三月三日者。又有卒死之人，及中风不得语者，皆急灸之。夫卒死者是风入五脏，为生平风发，强忍怕痛不灸，忽然卒死，谓是何病？所以皆必灸之，是大要也。

脚气第二

论一首 方二十一首

论曰：治脚气顺四时，若春秋二时，宜兼补泻；夏则疾成，专须汗利；十月以后，少用补药。虽小变，不越此法。

治脚气初发，从足起至膝胫肿，骨疼者，方：

取胡麻叶，切，捣，蒸，薄裹，日二易即消。若冬月取蒴藋根切，捣，和糟三分，根一分，合蒸令热，裹如前法。

遍身肿，小便涩者，用**麻豆汤**主之，方：

大麻二升，熬，研 乌豆一斗，以水四斗煮取汁一斗半，去豆 桑白皮切，五升右三味，以豆汁纳药，煮取六升，一服一升，日二服，三日令尽。

又方：

乌牛尿，一服一升，日二，肿消止。羸瘦者，二份尿，一份牛乳，合煮，乳浮结，乃服之。

又方：

生猪肝一具，细切，以淡蒜虀食尽，不可尽者，分再食之。

治腰脚疼方：

胡麻子一斗，新者

右一味，熬令香，捣筛，若不数筛当脂出不下，日服一小升，日三服。尽药汁一斗，即永瘥。酒饮、羹汁、蜜汤，皆可服之。

大下之后而四体虚寒，脚中羸弱，腰挛痛，食饮减少，皮肉虚疏，**石斛酒**方：

生石斛一斤　秦艽　远志各五两，去心　橘皮　白术各三两　丹参　茯神　五加皮各六两　桂心四两　牛膝八两

右一十味，㕮咀，以酒三斗，渍七日，一服六合，稍加至七八合，以知为度。

调利之后未平复，间为外风伤，脚中痛酸，转为脚气，补虚**防风汤**方：

防风　石斛　杜仲炙　前胡各四分　薏苡仁半斤　秦艽　丹参　五加皮　附子炮，去皮　橘皮　白术　白前各三分　防己二分　麻仁一升，熬取脂

右一十四味，㕮咀，以水一斗二升，煮取三升，分三服。

服汤已脚气仍不止，**防风丸**方：

防风二两　秦艽二两　石斛二两　丹参一两　薏苡仁三合　前胡　橘皮　杜仲炙　附子炮，去皮　白术各一两　桂心一两半　麻仁一升，熬取脂

右一十二味，捣筛为末，炼蜜和丸如梧子，酒服二十九，日二服。

治脚气，常作**穀白皮粥**防之法，即不发，方：

穀白皮五升，切，勿取斑者，有毒

右一味，以水一斗，煮取七升，去滓，煮米粥常食之。

温肾汤　主腰脊膝脚浮肿不遂，方：

茯苓 干姜 泽泻各二两 桂心三两

右四味，㕮咀，以水六升，煮取二升，分三服。

竹沥汤 主两脚痹弱，或转筋，或皮肉胀起如肿，而按之不陷，心中恶，不欲食，或患冷气，方：

甘竹沥五升 葛根 防风各二两 麻黄六两，去节 升麻五分 桂心一两 附子一枚，炮，去皮 秦艽 细辛 木防己 黄芩 干姜 白术 甘草炙，各一两

右一十四味，㕮咀，以水七升，纳甘竹沥五升，合煮取三升，分四服，取汗。《千金》有茯苓、杏仁，无白术。

大竹沥汤 主卒中恶风，口噤不能言，四肢弹缓，偏挛急痛，风经五脏，恍惚喜怒无常，手足不遂，皆悉主之，方：

甘竹沥一斗四升 人参 细辛 石膏各一两，碎 生姜五两，切 乌头三枚，炮，去皮 防风 独活 芍药 黄芩 茵芋 麻黄去节 葛根 木防己 桂心 茯苓 甘草炙，各二两 芎䓖一两

右一十八味，㕮咀，以竹沥煮取四升，分三服。一方以水五升，《千金》有白术。

又竹沥汤 主风气入腹，短气心下烦热不痛，手足烦疼，四肢不举，口噤不能言，方：

竹沥一斗 当归 秦艽 防风 葛根各二两 人参 芍药 木防己 附子炮，去皮 细辛 茯苓一作茯神 通草 桂心 白术 甘草炙，各一两

右一十五味，㕮咀，以竹沥渍半日，煮取四升，分三服，不耐者四服。《千金》有芎䓖、生姜、黄芩、升麻、蜀椒、麻黄，无芍药、防己、通草。

大鳖甲汤 主脚弱风毒挛痹气上，皆主之，方：

鳖甲炙 防风 麻黄去节 半夏洗 白术 茯苓 芍药 杏仁去皮尖、双仁 麦门冬去心 生姜切 人参 石膏碎 羚羊角屑 甘草炙，各一两 犀角一分，屑 雄黄半两，研 青木香二两 吴茱萸半升 大黄一分半 麝香三分 薤白十四枚，切 乌梅 贝齿各七枚 大枣二十枚，擘 赤小豆二十四枚

右二十五味，㕮咀，以水二斗，煮取四升，分四服，日二夜一服。

大投杯汤 主脚弱，举体肿满，气急，日夜不得眠，方：

麻黄去节 杏仁去皮尖及双仁 桂心 黄芩 橘皮 石膏各二两，碎 生姜六两，

切 半夏洗 厚朴炙 枳实炙，各三两 茯苓四两 秦艽一两半 大戟 细辛各一两 大枣二十枚，擘 甘草二两，炙

　　右一十六味，哎咀，以水一斗二升，煮取四升，分五服，日三夜二。

　　独活汤 主脚气风，疼痹不仁，脚中沉重，行止不遂，气上，方：

　　独活 桂心 半夏洗，各四两 麻黄去节 芎䓖 人参 茯苓各二两 八角附子一枚，炮，去皮 大枣十二枚，擘 防风 芍药 当归 黄耆 干姜 甘草炙，各三两

　　右一十五味，哎咀，以水一斗五升，酒二升，煮取三升半，分为五服。

　　硫黄煎 主脚弱连屈虚冷，方：

　　硫黄五两 牛乳五升

　　右二味，以水五升合煮及五升，硫黄细筛纳之，煎取三升，一服一合，不知至三合。

　　硫黄散 主脚弱，大补，面热风虚，方：

　　硫黄研 钟乳粉 防风各五两 干姜一两 白术 人参 蜀椒汗，去目及闭者 细辛 附子炮，去皮 天雄炮，去皮 茯苓 石斛 桂心 山茱萸各三分

　　右一十四味，捣筛为散，旦以热酒服方寸匕，日三，加至二匕。

　　青丸 主脚风、皮肉身体诸风，方：

　　乌头一两，炮，去皮 附子三两，炮，去皮 麻黄四两，去节

　　右三味，捣筛为末，炼蜜和丸如梧子大，酒服五丸，日三服。

　　硫黄丸 主膈痰滞澼，逐脚中风水，方：

　　硫黄五两

　　右一味，细粉，以牛乳三升，煮令可丸，如梧子大，曝令干，酒服三十丸，日三。不知，渐加至百丸。

　　石硫黄丸 主脚风弱，胸腹中冷结，方：

　　石硫黄半两 桂心四两 礜石烧 附子炮，去皮 天雄炮，去皮 乌头各二两，炮，去皮

　　右六味，捣筛为末，炼蜜和丸如梧子大，空腹酒服五丸，日三服。

瘾疹第三

石楠汤 主瘾疹方：

石楠 干姜 黄芩 细辛 人参各一两 桂心 当归 芎劳各一两半 甘草二两 干地黄三分 食茱萸五分 麻黄一两半，去节

右一十二味，㕮咀，以酒三升，水六升，煮取三升，分三服，取大汗，慎风冷，佳。

又方：

酪和盐热煮摩之，手下消。

又方：

白芷根叶煎汤洗之。

治风瘙瘾疹烦心闷乱，方：

天雄炮，去皮 牛膝 知母各一两 栝楼五分 白术二两 人参半两 干姜 细辛 桂心各三分 防风一两半

右一十味，捣筛为散，酒服半钱匕，日再夜一，以知为度，稍增至一钱匕。

治大人小儿风疹方：

白矾二两，末之

右一味，以酒三升，渍令消，拭上愈。

又方：

吴茱萸一升

右一味，以酒五升，煮取一升半，拭上。

治风瘙瘾疹方：

大豆三升 酒六升

右二味，煮四五沸，服一杯，日三。

治风瘙瘾疹洗汤，方：

蛇床子二升 防风 生蒺藜各二斤

右三味，切，以水一斗，煮取五升，以绵拭上，日四、五度。

又洗汤方：

黄连 黄芩 白术各二两 戎盐 矾石各半两 细辛二两 芎劳 茵芋各一两

右八味，切，以水一斗，煮取三升，洗之，日三度。

又洗汤方：

马兰一作马兰子 蒴藋 茺蔚子 矾石 蒺藜 茵芋 羊桃根 篇蓄各二两

右八味，切，以醋酱二斗，煮取一斗二升，纳矾石洗之，日三度。

治暴风气在上，表皮作瘾疹疮，方：

煮槐枝叶以洗之。灸疮、火疮亦愈。

青羊脂膏 主风热赤疹痒，搔之逐手作疮，方：

青羊脂四两 芍药 黄芩 黄耆 白芷 寒水 石各一两 竹叶一升，切 石膏一斤，碎 白及 升麻 防风 甘草炙，各三分

右一十二味，切，先以水一斗，煮石膏、竹叶，取五升，合渍诸药，以不中水猪脂二升合煎，白芷黄，膏成，以敷之。

灸法：

以一条艾蒿长者，以两手极意寻之，着壁立，两手并蒿竿拓着壁，伸十指，当中指头，以大艾炷灸蒿竿上，令蒿竿断，即上灸十指，瘥。于后重发，更依法灸，永瘥。

枫香汤 主瘾疹方：

枫香一斤 芎劳 大黄 黄芩 当归 人参 射干 甘草炙，各三两 升麻四两 蛇床仁二两

右一十味，切，以水二斗，煮取七升，适冷暖分以洗病上，日三夜二。

地榆汤 主瘾疹发疮，方：

地榆三两 苦参八两 大黄 黄芩各四两 黄连 芎劳各二两 甘草六两，炙

右七味，切，以水六斗，煮取三斗，洗浴之，良。

又方：

大黄 当归 升麻 防风 芍药 青木香 黄芩 甘草炙，各二两 枫香五两 黄檗 芒硝各三两 地黄汁一升

右一十二味，切，以水一斗，煮取三升半，去滓，纳芒硝令烊，帛揾病上一炊久，日四五夜二三，主瘾疹痛痒，良。

治瘾疹痛痒，搔之逐手肿方：

当归 芎䓖 大戟 细辛 芍药 附子_{去皮} 芫花 踯躅 椒_{各一两} 莽草_{半两}

右一十味，切，以苦酒浸药一宿，以猪膏二升半煎，三上三下，膏成，去滓，敷病上，日三夜一。

疬疡第四

方一十四首 灸法一首

治白癜、白驳、浸淫、疬疡，著颈及胸前，方：

大醋于瓯底磨硫黄令如泥，又以八角附子截一头使平，就瓯底重磨硫黄使熟，夜卧先布拭病上令热，乃以药敷之，重者三度。

又方：

硫黄 水银 矾石 灶墨

右四味，等分，捣下筛，以葱涕和研之，临卧以敷病上。

又方：

石硫黄_{三两} 附子_{去皮} 铁精_{各一两}

右三味，并研捣，以三年醋和，纳瓷器中密封七日，以醋泔净洗，上拭干，涂之，干即涂一两日，慎风。

灸法：

五月五日午时，灸膝外屈脚当纹头，随年壮，两处。灸一时下火，不得转动。

治头项及面上白驳，浸淫渐长，有似于癣，但无疮，方：

干鳗鲡鱼炙脂涂之，先洗拭驳上，外把刮之，令小碜痛，拭燥，然后以鱼脂涂之，一涂便愈，难者不过三涂之，佳。

又方：

取生木空中水洗之，食顷止。

又方：

桂心末唾和，敷驳上，日三。

又方：

白及一作白蔹 当归 附子炮，各一两，去皮 天雄炮，去皮 黄芩各一两 干姜四两 踯躅一升

右七味，捣筛为散，酒服五分匕，日三服。

凡人身有赤痣方：

常以银揩令热，不久渐渐消灭瘢痕。

治疣赘疵，去痣方：

雄黄 硫黄 真珠 矾石熬 藚茹 巴豆去皮心 藜芦各一两

右七味，捣筛为散，以漆和令如泥，涂贴病上，须成疮，及去面上黑子，点之即去。

治皮中紫赤疵痣，去魇秽方：

干漆熬 雌黄 矾石各三两 雄黄五两 巴豆五十枚，去皮 炭皮一斤

右六味，为散，以鸡子白和涂故帛，贴病上，日二易之，即除。

九江散 主白癜及二百六十种大风，方：

当归七分 石楠一两半 秦艽 踯躅 菊花 干姜 防风 麝香 雄黄研 丹砂研 斑蝥各一两 蜀椒去目及闭口者，汗 连翘 知母 鬼箭 石长生各二两 附子炮，去皮 王不留行 人参 鬼臼 莽草 木防己 石斛 乌头炮 天雄炮，去皮 独活各三两 地胆 虻虫各十枚 蜈蚣三枚 水蛭一百枚

右三十味，诸虫皆去足羽，熬炙，合捣为散，酒服方寸匕，日再服，其白癜入头令发白，服之百日，白发还黑也。

芎䕡汤 主面上及身体风瘙痒，方：

芎䕡 白术 山茱萸 防风 羌活 枳实各三两，炙 麻黄二两半，去节 薯蓣二两 蒺藜子 生姜各六两，切 乌喙炮 甘草炙，各二两

右一十二味，㕮咀，以水九升，煮取二升七合，分三服。

又洗方：

蒴藋根 蒺藜子 景天叶各切二升 蛇床子五两 玉屑半两

右五味，切，以水一斗半，煮取一斗，稍稍洗身面上，日三夜一，慎风。

大黄汤 主风瘙肿痒在头面，方：

大黄 芒硝各一两 莽草 黄芩各二两 蒺藜子半升

右五味，切，以水七升，煮取三升半，去滓，纳芒硝令烊，以帛揾肿上数百遍。日五夜三，勿令近眼。一方有黄连。

千金翼方卷第十八 杂病上

霍乱第一

方二十七首

理中丸 主霍乱临时方：

人参 白术 干姜 甘草炙，各一两

右四味，捣筛为末，炼蜜和丸如弹丸，取汤和一丸服之，日十服。吐多痢少者取枳实三枚炙，四破，水三升，煮取一升，和一丸服之；吐少痢多者，加干姜一累；吐痢干呕者，取半夏半两，洗去滑，水二升，煮取一升，和一丸服之；若体疼痛，不可堪者，水三升，煮枣三枚，取一升，和一丸服之；若吐痢大极转筋者，以韭汁洗腹肾从胸至足踝，勿逆即止；若体冷微汗，腹中寒，取附子一枚，炮，去皮，四破，以水二升，煮一升和一丸服；吐痢悉止，脉不出体犹冷者，可服诸汤补之。

厚朴汤 主霍乱面烦，方：

厚朴炙 高良姜 桂心各三两

右三味，㕮咀，以水六升，煮取二升，分再服。

四顺汤 主霍乱吐下，腹痛，手足逆冷，方：

大附子一枚，去皮，破八片 干姜三两 人参 甘草炙，各一两

右四味，㕮咀三味，以水五升，煮取一升半。分三服。

治霍乱吐痢、呕逆**龙骨汤**方：

龙骨 黄连 干姜 赤石脂 当归各三两 枳实五枚，炙 半夏一升，洗 附子炮，去皮，破 人参 桂心 甘草炙，各二两

右一十一味，㕮咀，以水九升煮取三升，分三服。

治霍乱困笃不识人，方：

鸡苏一大把

右一味，以水一斗，煮取三升，分再服。

治霍乱转筋，两臂及脚、胸胁诸转筋并主之，方：

盐一升五合，煮作汤，渍洗转筋上，按灸，良。

又方：

大麻子一升，捣，以水三升，煮取一升，尽服之。

又方：

香薷一把，水煮令极浓，服二三升即瘥。青木香亦佳。

治霍乱止吐方：

丁香十四枚，以酒五合，煮取二合，顿服之，用水煮之亦佳。

治霍乱吐痢，心烦不止，方：

猪粪如鸡子大一枚，为末，以沸汤一升和之，顿服，良，不瘥更作。

又方：

粱米粉五合，水一升半和之如粥，顿服，须臾即止。

治霍乱转筋入腹方：

鸡屎白末，以水六合，煮取汤，服方寸匕。

治大便不通，哕，数口谵语，方：

厚朴二两，炙　大黄四两　枳实五枚，炙

右三味，㕮咀，以水四升，煮取一升二合，分再服，当通；不通，尽服之。

竹茹汤　主哕，方：

竹茹一升　橘皮　半夏洗，各三两　生姜四两，切　紫苏一两　甘草一两，炙

右六味，㕮咀，以水六升，煮取二升半，分三服。

治中风客热哕方：

竹茹四两　生米五合

右二味，以水六升，煮米熟服之。

治呕哕方：

芦根五两

右一味，切，以水五升，煮取三升，分三服，兼服小儿尿三合，良。

又方：

饮大豆汁一升，止。

又方：

常服白羊乳一升。

治气厥，呕哕不得息，又主霍乱，**大豉汤**方：

香豉一升 半夏洗 生姜各二两，切 前胡 桂心 人参 甘草炙，各一两

右七味，㕮咀，以水五升，煮取二升，分三服，勿使冷。

伤寒哕而满者，宜视其前后，知在何部不利，利之愈。哕而不利，此汤主之，方：

橘皮一升 甘草一尺

右二味，㕮咀，以水五升，煮取一升，顿服之。

哕橘皮汤 主之方：

橘皮 通草 干姜 桂心 甘草炙，各二两 人参一两

右六味，㕮咀，以水六升，煮取二升，分三服。

小半夏汤 主心下痞坚，不能饮食，胸中喘而呕哕，微寒热，方：

生姜八两，切，以水三升，煮取一升 半夏五合，洗，以水五升，煮取一升

右二味，合煎取一升半，稍稍服之即止。

又方：

橘皮四两 生姜八两

右二味，切，以水七升，煮取二升五合，分三服，下喉即瘥，未瘥更合。

又方：

羚羊角屑 前胡 人参 橘皮 甘草炙，各一两

右五味，㕮咀，以水六升，煮取二升，分三服。

卒哕，爪眉头，亦可针，此主实哕。实哕者，醉饱得之；虚哕者，吐下得之。又失血虚后亦得之，方：

炭末蜜和，细细咽少许，即瘥。

又方：

男哕，女人丁壮气盛者，嘘其肺腧；女子，男子嘘之。

痎疟第二

方二首　禳法十二首　针灸法七首

蜀漆丸　主痎疟连年不瘥，服三七日定瘥，方：

蜀漆　知母　白薇　地骨皮　麦门冬_{去心}　升麻各五分　恒山一两半　石膏二两，研　香豉一合　萎蕤　乌梅肉　鳖甲各一两，炙　甘草炙，三分

右一十三味，捣筛为末，炼蜜和丸如梧子，空腹饮服十丸，日再；加至二三十丸。

陵鲤汤　主疟疾、江南瘴疟，方：

陵鲤甲十四枚，炙　鳖甲一枚，炙　乌贼鱼骨　附子炮，各一两，去皮　恒山三两

右五味，㕮咀，以酒三升渍一宿，未发前稍稍啜之，勿绝吐之，并涂五心，一日断食，过时久乃食。

肝疟：令人色苍苍然，太息，其状若死，刺足厥阴见血。

心疟：令人心烦甚，欲得清水，寒多不甚热，刺足少阴，是谓神门。

脾疟：令人病寒，腹中痛，热则肠中鸣，鸣已汗出，刺足太阴。

肺疟：令人心寒甚热，间善惊，如有见者，刺手太阴阳明。

肾疟：令人悽悽，腰脊痛宛转，大便难，目眴眴然，手足寒，刺足太阳少阴。

胃疟：令人旦病寒，善饥而不能食，支满腹大，刺足阳明太阴横脉出血。

黄帝问岐伯曰：疟多方少，愈者何？岐伯对曰：疟有十二种。

黄帝曰：疟鬼字何，可得闻乎？岐伯对曰：但得疟鬼字便愈，不得其字，百方不愈。

黄帝曰：疟鬼十二时，愿闻之。岐伯对曰：

寅时发者，狱死鬼所为，治之以疟人著窑上灰火，一周不令火灭即瘥。

卯时发者，鞭死鬼所为，治之以五色衣烧作灰三指撮，著酒中，无酒清水服之。

千金翼方校注

一二八五

辰时发者，堕木死鬼所为，治之令疟人上木高危处，以棘塞木奇间即瘥。

巳时发者，烧死鬼所为，治之令疟人坐，师以周匝燃火即瘥。

午时发者，饿死鬼所为，治之令疟人持脂火于田中无人处，以火烧脂令香，假拾薪去，即瘥。

未时发者，溺死鬼所为，治之令疟人临发时三渡东流水即瘥。

申时发者，自刺死鬼所为，治之令疟人欲发时，以刀刺冢上，使得姓字，咒曰：若瘥，我与汝拔却，即瘥。

酉时发者，奴婢死鬼所为，治之令疟人碓梢上、棒上卧，莫令人道姓字，即瘥。

戌时发者，自绞死鬼所为，治之左索绳，系其手脚腰头，即瘥。

亥时发者，盗死鬼所为，治之以刀子一口、箭一只、灰一周，刀安疟人腹上，其箭横着底下，即瘥。

子时发者，寡妇死鬼所为，治之令疟人脱衣，东厢床上卧，左手持刀，右手持杖，打令声不绝，瓦盆盛水著路边，即瘥。

丑时发者，斩死鬼所为，治之令疟人当产前卧，头东向，血流头下即瘥。

疟，医并不能救者方：

以绳量病人脚，围绕足跟及五指一匝讫，截断绳，取所量得绳，置项上，著反向背上，当绳头处中脊骨上灸三十壮，即定。候看复恶寒，急灸三十壮，即定，比至过发一炊久候之，虽饥勿与食尽曰，此法神验，男左女右。

黄疸第三

论三首 方二十八首 针灸二十法

论曰：凡遇时行热病，多必内瘀著黄，但用瓜丁散纳鼻中，令黄汁出，乃愈。即于后不复病黄者矣。常须用心警候，病人四肢身面微似有黄气，须用瓜丁散，不得令散漫，失候必大危矣。特忌酒面，犯者死。

黄疸，目黄不除，**瓜丁散**方：

瓜丁细末，如一大豆许，纳鼻中，令病人深吸取入，鼻中黄水出，瘥。

凡人无故忽然振寒，便发黄，皮肤黄曲尘出，小便赤少，大便时闭，气力无异，食饮不妨，已服诸汤，余热不除，久黄者，**苦参散**主之。方：

苦参 黄连 黄檗 黄芩 大黄 瓜丁 葶苈_熬，各一两

右七味，捣筛为散，饮服方寸匕，当大吐，吐者日一服；不吐者，日再，亦得下。服药五日，知，可消息；不知，可更服之。

小半夏汤 治黄疸，小便色不异，欲自利，腹满而喘，不可除热，热除必哕，哕者：

半夏_{一升，洗去滑} 生姜_{半斤}

右二味，切，以水一斗，煮取二升，分再服。_{一法以水七升煮取一升半。}

黄疸身目皆黄，皮肉曲尘出，方：

茵陈_{一把，切} 栀子仁_{二十四枚} 石膏_{一斤}

右三味，以水五升，煮二味，取二升半，去滓，以猛火烧石膏令赤，投汤中，沸定，服一升，覆取汗，周身以粉粉之，不汗更服。

黄疸腹满，小便不利而赤，自汗出，此为表和里实，当下之，宜**大黄汤**方：

大黄 黄檗 硝石_{各四两} 栀子_{十五枚，擘}

右四味，㕮咀，以水六升，煮取二升，去滓，下硝石，煮取一升，先食顿服之。

茵陈汤 主时行黄疸，结热，面目、四肢通黄，干呕，大便不通，小便赤黄似檗汁，腹痛心烦，方：

茵陈 半夏_{洗，各二两} 生姜_{四两，切} 大黄_{二两半} 芍药 白术_{各一两半} 栀子_擘前胡_{各三两} 枳实_炙 厚朴_炙 黄芩 甘草_{炙，各一两}

右一十二味，㕮咀，以水四斗，煮取九升七合，分十服。

又方：

黄蒸汁三升，顿服即瘥。

又方：

蔓菁子五升，末服方寸匕，日三，数日验。

又方：

黄蒸 麦面 猪矢各一升

右三味，以水五升，渍一宿，旦绞去滓，服一升，覆取汗出。

大茵陈汤 主内实热盛发黄，黄如金色，脉浮大滑实紧数者。夫发黄者，多是酒客，劳热食少，胃中热，或湿毒内热者，故黄如金色，方：

茵陈一两半 大黄 茯苓 前胡 白术各三两 黄檗一两半 栀子仁二十枚 黄芩 栝楼 枳实炙 甘草炙，各二两

右一十一味，㕮咀，以水九升，煮取三升，分服一升，得快下，三四日愈。

治黄疸病五年以上不瘥，但是汤药服之即瘥，瘥已还发者方：

茵陈二斤，净择去恶草，切之

右一味，以水二斗，煮取五升，空腹一服二升，日三夜一，隔日更服之，取瘥止，神验。

黄疸变成黑疸，医所不能治方：

土瓜根捣取汁，一升

右一味，顿服之，病当从小便出。

黄黑等疸方：

当归三两 桂心六两 干枣一十七枚，去核 麦门冬一升，去心 大黄一两 茵陈 黄芩 黄耆一本无 干姜 茯苓 芍药 黄连 石膏碎 人参 甘草炙，各二两

右一十五味，㕮咀，以水一斗，煮取三升半，分四服。

赤苓散主黑疸，身皮、大便皆黑，方：

赤小豆三十枚 茯苓六铢，切 雄黄一铢 瓜丁四铢 女萎六铢 甘草二铢，炙

右六味，以水三升，煮豆、茯苓，取八合，捣四味为散，和半钱匕服之。须臾当吐，吐则愈，亦主一切黄。

茵陈丸 主黑疸，身体暗黑，小便涩，体重，方：

茵陈一两 甘遂一分 当归 蜀椒汗，各半两，去目、闭口 杏仁去皮尖、双仁、熬 大黄 半夏洗，各三分 葶苈熬 茯苓 干姜各一两 枳实㕮咀，熬黄 白术熬黄，各五分

右一十二味，捣筛为末，炼蜜和丸如梧子大，空腹以饮服三丸，日三。

湿疸之为病，始得之，一身尽疼发热，面色黑黄，七八日后壮热，热在里，有血，当下去之如豚肝状，其少腹满者，急下之。亦一身尽黄，目黄，腹满，小便不利，方：

矾石五两，烧　滑石五两，研如粉

右二味，捣筛为散，水服方寸匕，日三服，先食服之，便利如血已当汗出愈。《千金》以麦粥汁服。

风疸，小便数或黄或白，洒洒恶寒壮热，好睡不欲动，方：

生艾三月三日取一束，捣取汁，铜器中煎如漆，密封之，勿令泄　大黄　黄连　凝水石　苦参　葶苈子　栝楼各等分，熬

右六味，捣筛为散，以艾煎和为丸如梧子，先食饮服五丸，日三，可至二十九。有热加苦参，渴加栝楼，小便涩加葶苈，小便多加凝水石，小便黄白加黄连，大便难加大黄。

秦椒散　主膏疸，饮少溺多，方：

秦椒一分，汗　瓜丁半两

右二味，捣筛为散，水服方寸匕，日三。

秦王九疸散　方：

胃疸食多喜饮，栀子仁主之。

心疸烦心心中热，茜根主之。

肾疸唇干，葶苈子主之熬。

脾疸尿赤出少，惕惕恐，栝楼主之。

膏疸饮少尿多，秦椒、瓜蒂主之。椒，汗。"膏"一作"肺"。

舌疸渴而数便，钟乳主之。

肉疸小便白，凝水石主之研。

髓疸目眶深，多嗜卧，牡蛎泽泻主之。

肝疸胃热饮多，水激肝，白术主之。

右一十一味，等分，随病所在加半两，捣筛为散，饮服五分匕，日三，稍稍加至方寸匕。

论曰：夫酒疸，其脉浮者，先吐之，沉弦者，先下之。酒疸者或无热，静言了了，腹满欲吐者，宜吐之。酒疸心中热欲呕者，宜吐之。酒疸必小便不利，其候当心中热，足下热，是其候也。酒疸下之，久久为黑疸，目青面黑，心中如啖蒜齑，大便正黑，皮革搔之不仁，其脉浮弱，虽黑微黄，故知之也。

寒水石散 主肉疸，饮少小便多，白如汁色，此病得之从酒，方：

寒水石 白石脂 栝楼各五分 知母 菟丝子 桂心各三分

右六味，捣筛为散，麦粥服五分匕，日三，五日知，十日瘥。

酒疸，身黄曲尘出，**牛胆煎**方：

牛胆一枚 大黄八两 芫花一升，熬 荛花半升，熬 瓜丁三两

右五味，以酒一升，切四味，渍之一宿，煮减半，去滓，纳牛胆，微火煎，令可丸，丸如大豆，服一丸，日移六七尺，不知更服一丸。膈上吐，膈下利，或不吐利而痊。

酒疸，心中懊恼，或痛**栀子汤**方：

栀子十四枚，擘 枳实三枚，炙 大黄二两 豉半升

右四味，㕮咀，以水六升，煮取二升，服七合，日三。

茵陈汤 主黄疸、酒疸、身目悉黄，方：

茵陈三两 大黄 黄芩 黄连各二两 人参半两 栀子仁三七枚 甘草一两，炙

右七味，㕮咀，以水一斗，煮取三升五合，分四服。

半夏汤 主酒癖痃，胸心胀满，肌肉沉重，逆害饮食，小便赤黄，此根本虚劳，风冷饮食冲心，由脾胃客痰所致，方：

半夏一升，洗 生姜十两，切 黄芩一两 前胡 茯苓各三两 当归 茵陈各一两 枳实炙 大戟 白术 甘草炙，各二两

右一十一味，㕮咀，以水一斗，煮取三升，分三服。

宛转丸 凡患黄疸，足肿，小便赤，食少羸瘦，方：

干地黄 石斛 白术各二两 牡蛎熬 芍药 芎䓖 大黄 小草 甘草炙，各三两

右九味，捣筛为散，炼蜜和丸如梧子，饮服四丸，日三。

茯苓丸 主患黄疸，心下纵横结坚，小便赤，是酒疸，方：

茯苓 茵陈 干姜各一两 半夏洗 杏仁去皮尖、双仁，熬。各三分 商陆半两 甘

遂一分 枳实五分，炙 蜀椒二合，汗，去目、闭口 白术五分，切，熬令变色

右一十味，捣筛为末，炼蜜和丸如蜱豆三丸，以枣汤下之。夫患黄疸，常须服此，若渴欲饮水，即服五苓散。若妨满，宛转丸治之。五苓散见伤寒中。

治黄疸小便赤黄，方：

前胡 茯苓各一两半 椒目一两，熬 附子半分，炮去皮 茵陈二两半 菖蒲二两半

右六味，捣筛为散，食以前服一钱匕，日三服，此剂更参服上二药。

黄疸之为病，日晡所发热恶寒，少腹急，体黄额黑，大便黑，溏泄，足下热，此为女劳也，腹满者难疗，方：

滑石研 石膏研，各五两

右二味，为散。麦粥汁服方寸匕，日三，小便极利，瘥。

灸黄法二十六穴：

第十一椎下侠脊两边各一寸半，灸脾腧百壮。

两手小指端，灸手少阴，随年壮。

手心中，灸七壮。

胃管主身体痿黄，灸百壮。治十十瘥，忌针。

耳中在耳门孔上横梁，主黄疸。

上颚入口里边，在上缝赤白脉上是，针三铤。

舌下侠舌两边针铤。

颊里从口吻边入，往对颊里去口一寸铤。

上颚里正当人中及唇，针三分铤。

巨阙 上管

右二穴并七壮。狂言浪走者，灸之瘥。

寅门从鼻头直入发际，度取通绳分为三断，绳取一分入发际，当绳头铤。"铤"字未详，不敢刊正。

脊中椎上七壮。

屈手大指节理各七壮。

中管 大陵 劳宫 三里 然谷 大溪

右八穴，皆主黄疸。

论曰：黄疸之为病，若不急救，多致于死。所以具述古今汤药灸锭方法，按据此无不瘥也。有人患之，皆昏昧不识好恶，与茵陈汤一剂不解，亦有惺惺如常，身形似金色，再服亦然，隔两日一剂，其黄不变，于后与灸诸穴乃瘥，疮上皆黄水出。然此大慎面、肉、醋、鱼、蒜、韭、热食，犯之即死。

吐血第四

论三首 方三十首

论曰：凡吐血有三种，有内衄，有肺疽，有伤胃。内衄者，出血如鼻衄，但不从鼻孔出，是近心肺间津液出，还流入胃中，或如豆汁，或如衃血，凝停胃中，满闷便吐，或去数升乃至一斗，得之于劳倦饮食过常所为也；肺疽者，或饮酒之后闷吐，血从吐出，或一合半升；伤胃者，因饮食大饱之后，胃中冷则不能消化，便烦闷强呕，吐之物与气共上冲蹙，伤裂胃口，血色鲜赤，腹中绞痛，自汗出，其脉紧而数者，为难治也，吐之后，体中但奄奄然心中不闷者，辄自愈，假令烦躁，心中闷乱，纷纷欲吐，颠倒不安，医者又与黄土汤、阿胶散，益使闷乱，卒至不救，如此闷者，当急吐之。

吐方：

瓜蒂半两 杜蘅 人参各一分

右三味，捣筛为散，服一钱匕，水浆无在，得下而已，羸者小减之，吐去青黄或血二三升，无苦。

生地黄汤 主忧恚呕血，烦满少气，胸中痛，方：

生地黄二斤 大枣五十枚，擘 阿胶炙 甘草炙，各三两

右四味，㕮咀，以水六升，煮取四升，分为四服，日三夜一。

坚中汤 主虚劳内伤，寒热频连，吐血，方：

糖三斤 芍药 半夏洗 生姜各三两，切 大枣五十枚，擘 生地黄一斤

右六味，㕮咀，以水二斗，煮取七升，分七服，日三夜一。《千金》有甘草、桂心，无地黄。

治噎止唾血方：

石膏四两，碎　生姜切　麻黄去节　五味子各二两　小麦一升　厚朴炙　半夏洗　杏仁去皮尖、双仁，各三两

右八味，㕮咀，以水一斗煮麻黄，去上沫，纳诸药，煮取二升五合，分再服。

又方：

伏龙肝如鸡子大两枚　干姜　当归　桂心　芍药　白芷　阿胶预渍之　甘草炙，各二两　细辛半两　芎䓖一两　生地黄八两　吴茱萸二升

右一十二味，㕮咀，以清酒七升，水三升合煮取三升半，去滓，纳胶煎取三升，分三服，亦治衄血。《千金》名黄土汤，主吐血。

当归汤 主吐血，方：

当归　黄芩各三两　干姜　芍药　阿胶炙，各二两

右五味，㕮咀，以水六升，煮取二升，分三服，日二夜一。

伏龙肝汤 主吐血并衄血，方：

伏龙肝半升　干地黄　干姜　牛膝各二两　阿胶炙　甘草炙，各三两

右六味，㕮咀，以水一斗，煮取三升，去滓，纳胶，分三服。

泽兰汤 主伤中里急，胸胁挛痛，频呕血，时寒时热，小便赤黄，此伤于房者，方：

泽兰　糖各一斤　桑白皮三斤，根者　生姜五两，切　麻仁一升　人参　桂心各三两　远志二两，去心

右八味，㕮咀，以淳酒一斗五升，煮取七升，去滓，纳糖，未食服一升，日三夜一，勿劳动。

竹茹汤 主吐血、汗血、大小便出血，方：

淡竹茹二升　当归　黄芩　芎䓖　甘草炙，各两半　人参　芍药　桂心　白术各一两

右九味，㕮咀，以水一斗，煮取三升，分四服，日三夜一。

治吐血、唾血，或劳发，或因酒发，方：

当归　羚羊角屑　干地黄　小蓟根　柏枝炙　阿胶炙　干姜各三两　白芍药　白术各四两　伏龙肝如鸡子，研　乱发如鹅卵，烧　竹茹一升　蒲黄五合　甘草二两，炙

右一十四味，㕮咀，以水二斗，煮取五升五合，去滓，下胶消尽，下发灰、蒲黄，分五服。

吐血百治不瘥，疗十十瘥，神验不传，方：

地黄汁半升 大黄生末一方寸匕

右二味，煎地黄汁三沸，纳大黄末调和，空腹服之，日三，血即止，神良。

治吐血方：

服桂心末方寸匕，日夜可二十服。

治身体暴血，鼻、口、耳、目、九孔、皮肤中皆漏血，方：

取新生犊子未食草者，有屎曝干烧末，水服方寸匕，日四五服，立瘥。

生地黄汤 主衄血，方：

生地黄 黄芩各一两 柏叶一把 阿胶炙 甘草炙，各二两

右五味，㕮咀，以水七升，煮取三升，去滓，纳胶，煎取二升五合，分三服。

又方：

生地黄三斤，切 阿胶二两，炙 蒲黄六合

右三味，以水五升，煮取三升，分三服。

治鼻口沥血三升，气欲绝，方：

龙骨细筛一枣核许，微以气吹入鼻中即断，更出者再吹之，取瘥止。

又方：

细切葱白，捣绞取汁，沥鼻中一枣许，即断。慎酒、肉、五辛、热面、生冷等。

阿胶散 主衄血不止方：

阿胶炙 龙骨 当归 细辛 桂心各一两 蒲黄五合 乱发三两，烧灰

右七味，捣筛为散，先食饮服方寸匕，日三服，三剂瘥，亦可蜜丸酒服。

伏龙肝汤 主鼻衄，五脏热结，或吐血、衄血，方：

伏龙肝鸡子大一枚 生地黄一斤，切 生竹茹一升 芍药 当归 黄芩 芎䓖 桂

心 甘草炙，各二两

右九味，㕮咀，以水一斗三升煮竹茹，减三升，纳药，煮取三升，分三服。《千金》无桂心。

干地黄丸 主失血虚劳，胸腹烦满痛，血来脏虚不受谷，呕逆，不用食，补中治血，方：

干地黄三两 厚朴炙 干漆熬 枳实炙 干姜 防风 大黄 细辛 白术各一两 前胡一两半 人参 茯苓各五分 虻虫去翅足，熬 䗪虫熬，各十五枚 当归 黄芩 麦门冬去心 甘草炙，各二两

右一十八味，捣罗为末，炼蜜和丸如梧子，先食酒服五丸，日三。

论曰：凡下血者，先见血后见便，此为远血，宜服黄土汤；先见便，后见血，此为近血，宜服赤小豆当归散。人病虽一，得病之始不同，血气强弱、堪否次第，是以用药制方，随其浅深，取其能堪，为方不一，各取所宜也。

黄土汤方：

灶中黄土半升 甘草炙 干地黄 白术 附子炮，去皮 阿胶 黄芩各三两

右七味，㕮咀，以水八升，煮取二升，分温三服，亦主吐血。

赤小豆当归散方：

赤小豆三升，浸令芽出，曝干 当归三两

右二味，捣筛为散，浆服一方寸匕，日三。

续断止血汤 主先便后血，此为近血，方：

续断 当归 阿胶炙 桔梗 桂心各三两 芎䓖 干姜 干地黄各四两 蒲黄一升 甘草一两，炙

右一十味，㕮咀，以水一斗，煮取五升五合，去滓，下胶消尽，入蒲黄，分为三服。

伏龙肝汤 主先见血后便转，此为远血，方：

伏龙肝五合，研 干地黄五两 发烧屑二合 阿胶三两，炙 黄芩 干姜 牛膝 槲脉炙 甘草各二两，炙

右九味，㕮咀，以水一斗，煮取三升，去滓，下胶及发屑，消尽，分三服。

下血方：

牛角䚡炙　当归　龙骨　干姜　熟艾各三两　蜀椒一两，去目、闭口者，汗　黄连五合　升麻一两半　大枣二十枚，擘　附子炮，去皮一枚　黄檗　芎䓖　阿胶炙　厚朴炙　赤石脂　芍药　石榴皮　甘草炙，各二两

右一十八味，㕮咀，以水一斗五升，煮取四升，去滓，纳牛角䚡末、阿胶。消，以绵绞去滓，分七服，日四夜三。《千金》有橘皮。

治小便出血方：

龙骨细粉末之，温汤服方寸匕，日五六服。

又方：

以酒三升煮当归四两，取一升，顿服之。

治尿血方：

车前叶，切，五升，水一斗，煮百沸，去滓，纳米煮为粥服之。

凡忧恚绝伤、吐血、胸痛、虚劳，**地黄煎**方：

生地黄五斤，捣绞取汁

右一味，微火煎三沸，纳白蜜一升，又煎三沸，服之日三。

治亡血脱血，鼻头白色，唇白去血，无力者，方：

生地黄十斤

右一味，捣，以酒一斗，绞取汁令极尽，去滓，微火煎减半，纳白蜜五升，枣膏一升以搅之，勿止，令可丸下之，酒服如鸡子一丸，日三。久服不已，老而更少，万病除愈。

论曰：凡亡血、吐血、衄血愈后，必须用此二方补，服三四剂，乃可平复，不尔，恐有大虚。及妇人崩中血，亦同此方。

胸中热第五

方二十七首

寒水石汤　主身中大热，胸心烦满毒热，方：

寒水石五两　泽泻　茯苓　前胡　黄芩各三两　柴胡　牛膝　白术　甘草炙，各二两　杏仁二十粒，去皮尖、双仁

右一十味，㕮咀，以水一斗，煮取二升，分三服。

治热气上冲不得息，欲死不得眠，方：

白薇 槟榔 白石英研 枳实炙 白藓皮 麦门冬去心 郁李仁去皮 贝母各二两 天门冬去心 桃仁五分，去皮尖、双仁，熬 车前子 茯神各二两 人参 前胡 杏仁去皮尖、双仁，熬 橘皮各一两半 桂心半两

右一十七味，捣筛为末，炼蜜和丸如梧子大，竹叶饮下十丸，日二服，加至三十丸。

竹叶饮子方：

竹叶切 紫苏各一升 紫菀 白前 甘草炙，各二两 百部二两 生姜三两，切

右七味，㕮咀，以水一斗，煮取三升，温以下，丸尽更合。

龙胆丸 主身体有热，赢瘦不能食，方：

龙胆 苦参 黄连 黄芩各二两 大黄三两 黄檗 李子仁去皮 栝楼 青葙子各一两

右九味，捣筛为末，炼蜜和丸如梧子大，先食饮服七丸，日二，不知增之。

升麻汤 主强壮，身有大热，热毒流四肢，骨节急痛，不可忍，腹中烦满，大便秘涩无聊赖，方：

升麻 枳实炙 栀子仁 黄芩各三两 香豉一升 大黄四两 杏仁一升，去皮尖、双仁 生姜四两，切 生地黄十两 人参 甘草炙，各二两

右一十一味，㕮咀，以水一斗二升，煮豉三沸，去豉纳药，煮取三升半，分四服，日三夜一。又主历节肿。

又方：

升麻 大黄各四两 前胡 栀子各三两，擘

右四味，㕮咀，以水九升，煮取三升，分三服。

含消丸 主胸中热、口干，方：

茯苓 五味子 甘草炙，各一两 乌梅去核 大枣去核，各二七枚

右五味，捣筛为散，别捣梅枣令熟，乃合余药，更和捣五百杵，丸如弹子大，含之咽汁，日三夜二，任性分作小丸。

半夏汤 主胸中客热，心下烦满，气上，大小便难，方：

半夏洗 生姜各八两，切 前胡 茯苓各四两 白术五两 黄芩一两 杏仁去皮尖、双仁，熬 枳实炙，各三两 人参 甘草炙，各二两

右一十味，㕮咀，以水一斗，煮取三升，旦服。若胸中大烦热者，冷服，大便难涩者，加大黄三两。

前胡汤 主胸中逆气，痛彻背，少气不食，方：

前胡 半夏洗 芍药 甘草炙，各二两 桂心各一两 生姜三两，切 黄芩 人参 当归各一两 大枣三十枚，去核 竹叶一升，切

右一十一味，㕮咀，以水一斗，煮取三升，分三服。

又方：

前胡 人参 生姜切 麦门冬去心 饧各三两 桂心 黄芩 当归各一两 大枣三十枚，去核 半夏洗 茯苓 芍药 甘草炙，各二两

右一十三味，㕮咀，以水一斗四升，煮取三升，分三服。

前胡汤 主寒热呕逆少气，心下坚，彭亨，满不得食，寒热消渴，补不足，方：

前胡 朴硝 大黄 黄芩 甘草炙，各二两 茯苓 当归 半夏洗 芍药 滑石 石膏碎 栝楼 附子炮，去皮 麦门冬去心 人参各一两 生姜二两，切

右一十六味，㕮咀，以水一斗二升，煮取六升，分六服。

前胡建中汤 主大劳虚劣，寒热呕逆，下焦虚热，小便赤痛，客热上熏，头痛目赤，骨内痛及口干，皆悉主之，方：

前胡三两 芍药 当归 茯苓 桂心各四两 人参 生姜切 白糖 半夏洗 黄耆各六两 甘草一两，炙

右一十一味，㕮咀，以水一斗二升，煮取四升，去滓，纳糖，分为四服。

厚朴汤 主腹满，发热数十日，方：

厚朴八两，炙 枳实五枚，炙 大黄四两

右三味，㕮咀，以水一斗二升，煮取五升，纳大黄煮取三升，分三服，主腹中热，大便不利。

五石汤 主骨间热，热痛间不除，烦闷，口中干渴，方：

寒水石 滑石 龙骨 牡蛎熬 栝楼 赤石脂 黄芩 甘草炙，各五分 知母 桂

心 石膏 大黄各三分

右一十二味，捣粗筛之，以水七升，煮取三升，分四服，日三夜一。

竹叶汤 主五心热，手足烦疼，口干唇干，胸中热，方：

竹叶切 小麦各一升 人参一两半 石膏三两，碎 生姜五两，切 知母 黄芩 茯苓 麦门冬各二两，去心 栝楼 半夏洗 甘草炙，各一两

右一十二味，㕮咀，以水一斗二升，煮竹叶、小麦取八升，去滓，纳诸药，煮取三升，分三服。

犀角汤 主热毒流入四肢，历节肿痛，方：

犀角二两，屑 羚羊角一两，屑 豉一升 前胡 栀子擘 黄芩 射干各三两 大黄 升麻各四两

右九味，㕮咀，以水一斗煮取三升，分三服。

承气汤 主气结胸中，热在胃管，饮食呕逆，方：

前胡 栀子炙 桂心 寒水石 大黄 知母 甘草炙，各一两 硝石 石膏 栝楼各二两

右一十味，捣筛为散，以水二升，煮药五方寸匕，取一升五合，分儿服。

半夏汤 主逆气，心烦满，呕吐气，方：

半夏洗 生姜各一斤，切 茯苓 桂心各五两

右四味，㕮咀，以水一升，煮取三升，分三服，日三服。若少气，加甘草二两，一名小茯苓汤。

疗热骨蒸赢瘦，烦闷短气，喘息，两鼻孔张，日西即发，方：

龙胆 黄连 栝楼各一两 栀子二十枚 青葙子 苦参 大黄 黄芩 芍药 芒硝各半两

右一十味，捣筛为末，炼蜜和丸如梧子大，饮服十丸，日二，以知为度。

疗积年久患热风，方：

地骨皮 萎蕤 丹参 黄耆 泽泻 麦门冬各三两，去心 清蜜 姜汁各一合 生地黄汁二升

右九味，㕮咀，以水六升，煮药减一升，纳蜜、姜汁煮两沸，一服三

合，日再。大验。

又方：

羚羊角五两，屑　生葛　栀子各六两　豉一升，绵裹　黄芩　干姜　芍药各三两　鼠尾草二两

右八味，㕮咀，以水七升，煮取二升半，分三服。

又方：

枳实三两，炙　黄连二两　黄芩　芒硝各三两

右四味，捣筛为末，炼蜜和丸如梧子，饮服三十丸，日三，稍加至四十九。

生地黄煎　主热方：

生地黄汁四升　生地骨皮　生天门冬去心　生麦门冬汁　白蜜各一升　竹叶切　生姜汁各三合　石膏八两，碎　栝楼五两　茯神　葳蕤　知母各四两

右一十二味，㕮咀，以水一斗二升，先煮药取三升，去滓，纳地黄、麦门冬汁，微火煎五沸，次纳蜜、姜汁煎取六升下之，服四合，日二夜一，稍加至五六合。

治膈上热方：

茯苓　麦门冬去心　甘草各一斤，炙　生地黄六十斤，切

右四味，捣三味为散，纳地黄，合捣曝干，捣筛为散，酒服方寸匕，日三，候食了服之，久服补益明目。

治腹中虚热，舌本强直，颈两边痛，舌上有疮，不得咽食，方：

柴胡　升麻　栀子仁　芍药　通草各四两　黄芩　大青　杏仁各三两　生姜切　石膏各八两，碎

右一十味，㕮咀，以水一斗二升，煮取六升，分六服。

头痛身热及热风方：

竹沥　升麻各三升　防风　生姜切　杏仁去皮尖、双仁，各三两　芍药　柴胡各四两　石膏碎　生葛各八两

右九味，㕮咀，以水一斗，煮取四升，分四服，日三夜一服，以瘥为度。

治膈上热方：

苦参十两 玄参三两 麦门冬去心 车前子各三两

右四味，捣筛为末，炼蜜和丸如梧子，以饮服十五丸，日二，食后服。

压热第六

方一十三首 论一首

金石凌 主服金石热发，医所不制，服之立愈，方：

上朴硝一斤 上芒硝一斤 石膏四两 凝水石二两

右四味，熟沸水五升渍朴硝、芒硝令消，澄一宿，旦取澄硝，安铜器中粗捣，寒水石、石膏纳其中，仍纳金五两，微火煎之，频以箸头柱看，着箸成凌云，泻置铜器中，留着水盆中，凝一宿，皆成凌，停三日以上，皆干也，若热病及石发，皆以蜜水和服半鸡子大。

七水凌 主大热及金石发动，金石凌不制者，服之，方：

朴硝五斤 芒硝三斤，如雪者佳 滑石一斤半 玉泉石一斤 石膏一斤 卤碱五斤，如凌者 凝水石一斤，如雪者

右七味，各别捣粗筛。

冻凌水五升 霜水一升 雪水一升 露水五升半 寒泉水五升 雨水一升 东流水五升半

右七味，澄令清，铜器中纳上件七味散，极微火煎取七升，一宿澄清，纳磁坩中净处贮之，以重帛系口，一百二十日，皆如冻凌状，成如白石英，有八棱成就，或大如箸，有长一尺者，名曰七水凌。有人服金石发热者，以井花水和五分匕服之，一服极热即定；伤寒发热，服一刀圭；小儿发热，与麻子许，不可多用，神验。买药不得争价，皆上好者，合药以腊月腊日为上，合时以清净处，先斋七日，不履秽污丧孝产妇之家，及不得令鸡、犬、六畜、生妇、六根不完具及多口饶言人见之，不信敬人勿与服之，服药得热退之后七日，乃慎酒肉五辛等物，勿复喜恶口刑罚，仍七日斋戒，持心清净。

紫雪 主脚气毒遍，内外烦热，口生疮，狂叫走，及解诸石、草热药毒

发，卒热黄等瘴疫毒最良，方：

金一斤 寒水石 石膏 磁石各三斤，并碎

右四味，以水一石煮取四斗，去滓，纳后药。

升麻一升 玄参一斤 羚羊角屑 青木香 犀角屑 沉香各五两 丁香四两 甘草八两，炙

右八味，㕮咀，于汁中煮取一斗，去滓，纳硝石四升，朴硝精者四升，于汁中煎取七升，投木器中，朱砂粉三两，麝香粉半两，搅令相得，寒之二日，成于霜雪，紫色，强人服三分匕，服之当利热毒，老小以意增减用之，一剂可十年用之。

玄霜 主诸热风热气热瘴热，癥恶疮毒，内入攻心，热闷，服诸石药发动，天行时气，温疫热入腑脏，变成黄疸，蛇蝎虎啮狐狼毒所咬，毒气入腹，内攻心，热须利病出，用水三四合和一小两，搅令消，服之，两炊久，当快利两行即瘥，小儿热病服枣许大即瘥，方：

金五十两 寒水石六斤，研如粉 磁石三斤，碎 石膏五斤，碎

右四味，以两斛水煮取六斗，澄清。

升麻 玄参各一斤 羚羊角八两 犀角四两 青木香四两 沉香五两

右六味，切，纳上件汁中煮取二斗，澄清。

朴硝末 芒硝各六升 麝香当门子一两，后入

右三味，纳汁中，渍一宿，澄取清，铜器中微微火煎取一斗二升，以匙抄看，凝即成，下经一宿，当凝为雪，色黑耳。若犹湿者，安布上，日干之，其下水更煎，水凝即可停之如初。毕，密器贮之。此药无毒，又主毒风脚气，热闷赤热肿，身上热疮，水渍少许，绵贴取点上即瘥，频与两服。病膈上热，食后服；膈下热，空腹服之。卒热淋，大小便不通，服一两，原有患热者，皆宜服之。

论曰：凡诸霜雪等方，皆据曾服金石大药，药发猛热，非诸草药所能制者则用之，若非金石发者，则用草药等汤散方制之，不得雷同用霜雪方。若用之，则伤于太冷，于后腰脚疼痛，乃更后为所患，宜消息之。

虚烦心闷方

竹叶汤 主胃虚阳气外蒸，泄津液，口干，体吸吸苦渴，气喘呕逆，涎

沫相连，方：

竹叶切，五升　小麦一升　麦门冬一升，去心　知母　茯苓各三两　石膏四两，碎　芍药　栝楼　泽泻　人参　甘草炙，各二两

右一十一味，㕮咀，以水二斗，煮竹叶小麦取一斗，去滓，纳药煮取四升，分四服。

厚朴汤　主久积痰冷，胸胁痞满，不受食饮，浑浑欲吐，血室空虚，客阳通之，令脉紧数，重热水蒸，汗漏如珠，四肢烦痛，唇口干燥，渴升水浆，方：

厚朴炙　半夏洗　茯苓　白术各四两　枳实四枚，炙　芍药　黄耆各二两　生姜八两，切　麦门冬一升，去心　桂心五合　人参　甘草炙，各二两

右一十二味，㕮咀，以水一斗五升，煮取五升，分四服。

竹叶汤　主下气，胸中烦闷，闷乱气逆，补不足，方：

竹叶一把　粳米　麦门冬去心　半夏洗，各一升　人参　当归各二两　生姜一斤，切

右七味，㕮咀，以水一斗五升，煮竹叶、生姜取一斗，纳诸药煮取八升，分十服，日三夜二。一云：水八升煮取二升半，服八合。

乌梅汤　主下气消渴，止闷，方：

乌梅二七枚，大者　香豉一升

右二味，以水一斗，煮乌梅取五升，去滓，纳豉，煮取三升，分三服，可常用之。

大酸枣汤　主虚劳烦悸，奔气在胸中，不得眠，方：

酸枣仁五升　人参　茯苓　生姜切　芎䓖　桂心各二两　甘草炙，一两半

右七味，㕮咀，以水一斗二升，煮枣仁取七升，去滓，纳诸药，煮取三升，分三服。

大枣汤　主虚烦，短气，气逆，上热下冷，胸满，方：

大枣三十枚，擘　石膏三两，碎　白薇　前胡　人参　防风各二两　桂心　甘草各一尺，炙

右八味，㕮咀，以水七升，煮取三升，分三服。

竹根汤　主短气欲绝，不足以息，烦挠。益气止烦。方：

竹根一斤　小麦　粳米　麦门冬各一升，去心　大枣十枚，擘　甘草二两，炙

右六味，㕮咀，以水一斗煮米、麦令熟去之，纳诸药，煮取二升七合，分三服，日三。不能服者，以绵沥口中。

酸枣汤 主伤寒及吐下后，心烦乏气，不得眠，方：

酸枣仁四升 麦门冬一升，去心 干姜 芎䓖 茯苓 知母 甘草各二两，炙

右七味，㕮咀，以水一斗二升，煮枣仁，取一斗，去之，纳诸药，煮取三升，分三服。

白薇散 主虚烦方：

白薇 干姜 甘草各一两 栝楼二两 硝石三两

右五味，各别捣，先纳甘草臼中，次纳白薇，次纳干姜，次纳栝楼，次纳硝石，捣三千杵，筛和，冷水服方寸匕，日三。